细胞因子与结核病免疫

柳爱华　宝福凯　李冰雪　编著

科学出版社
北　京

内 容 简 介

结核病是严重威胁人类健康的三大传染病之一,细胞因子是一大类免疫调节分子,在结核病发生发展中发挥重要作用。本书系统总结了近年来国内外有关细胞因子与结核病关系的主要研究进展,内容包括与结核病相关的细胞因子的综合论述,细胞因子在结核病发生发展中的作用,细胞因子在结核病诊断中的应用,还分专题深度介绍了巨噬细胞移动抑制因子和白细胞介素-32与结核病相关性的系列研究成果。

本书可供临床医师、卫生防疫工作者、医学院校师生和科研人员参考使用。

图书在版编目(CIP)数据

细胞因子与结核病免疫 / 柳爱华,宝福凯,李冰雪编著. —北京:科学出版社,2017.11

ISBN 978-7-03-055154-2

Ⅰ. ①细… Ⅱ. ①柳… ②宝… ③李… Ⅲ. ①细胞因子–关系–结核病–研究 Ⅳ. ①Q249 ②R52

中国版本图书馆 CIP 数据核字(2017)第 269024 号

责任编辑:朱 华 / 责任校对:郭瑞芝
责任印制:赵 博 / 封面设计:陈 敬

版权所有,违者必究。未经本社许可,数字图书馆不得使用

科 学 出 版 社 出版
北京东黄城根北街 16 号
邮政编码:100717
http://www.sciencep.com

北京厚诚则铭印刷科技有限公司印刷
科学出版社发行 各地新华书店经销

*

2017 年 11 月第 一 版 开本:787×1092 1/16
2025 年 3 月第 四 次印刷 印张:12
字数:300 000
定价:98.00 元
(如有印装质量问题,我社负责调换)

前　言

结核病是由结核分枝杆菌（*Mycobacterium tuberculosis*，MTB）引起的人畜共患病，是国际公认的三大传染病之一。据估计，全世界有 1/3 的人口感染结核分枝杆菌，每年约有 200 万结核病患者死亡。在 2014 年结核病死亡 160 万人（110 万艾滋病毒阴性和 40 万艾滋病毒阳性）。世界卫生组织（WHO）估算我国 2016 年的新发肺结核人数为 90 万，次于印度（220 万）和印度尼西亚（100 万）而位居全球第三位。随着结核病的死灰复燃和严重流行，结核病的预防控制、诊断治疗受到广泛重视。

已知肺结核的发生发展与机体免疫水平有关。结核分枝杆菌在宿主的巨噬细胞内进行复制，机体发挥以 T 细胞免疫为主，多种细胞因子（cytokine，CK）协同参与的免疫应答。从免疫学观点看，结核病是一种与免疫反应密切相关的免疫紊乱性疾病。近年来，随着分子免疫学的进展，对细胞因子在结核病免疫发病中的作用进行了广泛而深入的研究，发现了多种与结核病密切相关的一些细胞因子如 IL-2、IL-4、IL-6、IL-10、IL-12、IL-18、TNF-α、IFN-γ 等，其中最重要的是 IFN-γ、TNF-α。细胞因子与结核病的关系已成为当今国内外学者关注的焦点。细胞因子的作用是复杂的，多方面的。有些细胞因子在对抗结核分枝杆菌感染的反应中有时表现为保护宿主，有时反而对机体有害。系统、全面地了解细胞因子的作用对于结核病发病机制探索和预防控制是十分必要的，并且为诊断和治疗此病提供了强有力的科学依据。

为此，我们结合自己的相关研究工作，总结了近年细胞因子与结核病研究的重要成果，编写了这部专著，为临床医学和预防医学相关专业人员提供了比较系统的参考资料。

本书的编写和出版受到国家自然科学基金项目（81060134，81371835，31560051，81560596）、云南省科技厅-昆明医科大学联合专项（2010CD221，2011FB244，2012FB011，2013FZ057，2014FA011，2014FB001，2017FE467-001）和云南省应用基础研究计划项目（2007C069M）的资助，也受到云南省公共卫生与疾病防控协同创新中心、云南省热带传染病示范型国际科技合作基地、云南省高校热带传染病重点实验室主任和昆明医科大学的大力支持，在此深表感谢。由于我们水平所限，本书可能存在许多缺点，敬请读者不吝指正。

编　者
2017 年 8 月

目 录

前言
第一章 概论 ·· 1
第二章 肿瘤坏死因子-α 与结核病 ·· 4
第三章 γ-干扰素与结核病 ·· 10
第四章 MIF 基因启动子多态性与疾病易感性 ··· 18
第五章 白细胞介素-32 与结核病 ·· 24
第六章 γ-干扰素释放试验与结核病诊断 ·· 28
　　第一节　γ-干扰素释放试验的建立与发展 ··· 28
　　第二节　γ-干扰素释放试验在结核病诊断中的应用 ····································· 30
　　第三节　γ-干扰素释放试验在结核病的治疗及转归过程中的作用 ···················· 32
第七章 流式细胞术微球阵列法检测肺结核患者血清细胞因子 ······························ 36
第八章 人血清 IL-32 与结核病的相关性研究 ·· 40
第九章 巨噬细胞移动抑制因子基因启动子多态性与结核病相关性 ······················· 43
第十章 MIF-173 位点 G/C 单核苷酸多态性与肺结核遗传易感性关系的研究 ············ 46
　　第一节　巨噬细胞移动抑制因子 ··· 46
　　第二节　研究实验方法 ·· 48
　　第三节　实验分析 ·· 52
　　第四节　总结 ·· 58
第十一章 MIF 基因启动子区 CATT 微卫星多态性与肺结核遗传易感性关系的研究 ···· 62
　　第一节　MIF 基因启动子区 CATT 微卫星多态性与肺结核遗传易感性关系 ······· 62
　　第二节　MIF 蛋白在肺结核病患者血清中的表达与 MIF 基因启动子区 CATT 微
　　　　　卫星多态性的相关性 ··· 72
第十二章 MIF 基因启动子多态性与肺结核病遗传易感性关系的研究 ······················ 78
　　第一节　肺结核病患者与健康对照组人群外周血清 MIF 蛋白含量差异分析 ······· 79
　　第二节　MIF-794 位点 CATT 重复序列微卫星多态性与肺结核病遗传易感性关系
　　　　　的研究 ·· 85
　　第三节　MIF-173 位点 G/C 单核苷酸多态性与肺结核病遗传易感性关系的研究 ···· 96
　　第四节　实时荧光定量 PCR 法检测肺结核病组与健康对照组人群 MIF mRNA
　　　　　转录量的差异分析 ··· 103
第十三章 白细胞介素-32 在活动性肺结核病中的作用研究 ··································· 116
　　第一节　白细胞介素-32 概述 ··· 116

第二节　在群体层面对活动性肺结核病患者血清 IL-32 蛋白含量研究 …………… 117
第三节　IL-32 在结核病动物模型的作用研究 ……………………………………… 123
第四节　总结 …………………………………………………………………………… 140

第十四章　白细胞介素-32 在人巨噬细胞株中抗结核分枝杆菌作用的研究 ………… 143
第一节　IL-32 在人类巨噬细胞株中抗结核病作用的研究 ………………………… 143
第二节　IL-32 在经结核分枝杆菌感染后的巨噬细胞中的作用 …………………… 149
第三节　总结 …………………………………………………………………………… 161

第十五章　白细胞介素-32 在结核杆菌感染人树突细胞株中抗结核菌的作用研究 …… 164
第一节　MTB 感染人 THP-1 细胞诱导的树突细胞后 TNF-α 的检测 …………… 164
第二节　绝对定量 PCR 检测 H37Rv 在树突细胞中的感染率 ……………………… 172
第三节　共培养人 A431 细胞检测结核菌感染树突细胞后干扰素 γ 的表达 ……… 178
第四节　总结 …………………………………………………………………………… 183

第一章 概 论

结核病是由结核杆菌感染引起的慢性传染病。结核菌可能侵入人体全身各种器官，但主要侵犯肺脏，引起肺结核病。

结核病是一种慢性和缓发的传染病，潜伏期 4~8 周。其中 80%发生在肺部，其他部位（颈淋巴、脑膜、腹膜、肠、皮肤、骨骼）也可继发感染。人与人之间的呼吸道传播是本病传染的主要方式。传染源是排菌的肺结核患者。随着环境污染和艾滋病的传播，结核病发病率越发上升。除少数发病急促外，结核病临床上多呈慢性过程。常有低热、乏力等全身症状和咳嗽、咯血等呼吸系统表现。

一、肺结核及危害

肺结核（pulmonary tuberculosis）是结核病（tuberculosis，TB）中最常见的一种慢性和缓发的传染病，占结核病的 80%。据 2013 年 WHO 报道，2012 年全球约 1/3 的人口受到结核菌感染，有 10%最终发展为结核病，新发生的结核病人数为 860 万人，死亡人数达 130 万人，成为传染病的头号杀手。在全球 22 个结核病高负担国家中我国发病人数仅次于印度列第 2 位[1]。其中 80%的患者在农村，75%的患者为青壮年，结核病是当前农村和边远贫困地区因病致贫、因病返贫的主要疾病之一。结核病已成为全世界广泛关注的重大公共卫生问题和社会问题，是国家和云南省的重大传染病。因此，对结核病的研究具有重要的现实意义。

二、结核病主要病理机制

结核分枝杆菌（*Mycobacterium tuberculosis*，MTB）侵入人体后，首先被肺上皮细胞、巨噬细胞和树突细胞吞噬（有活性的结核杆菌能在巨噬细胞内长期潜伏，甚至存活几十年）并作为抗原提呈细胞处理结核菌抗原后在细胞表面表达，从而激活 T 淋巴细胞。而 $CD4^+$ T 淋巴细胞和 $CD8^+$ T 淋巴细胞又共同激活巨噬细胞，使其与 T 淋巴细胞一起，促进结核性肉芽肿形成，其中心包绕结核杆菌，抑制结核杆菌播散。故机体免疫功能在控制结核病方面发挥主要作用。

三、结核病与机体免疫

机体免疫对结核菌免疫主要是细胞免疫。在固有免疫中，巨噬细胞是发挥抗结核菌免疫的主要细胞，而 T 淋巴细胞是发挥特异性结核菌免疫的主要细胞。但是，结核病的免疫反应是一柄锋利的"双刃剑"，如果调节适当可协助机体杀灭结核分枝杆菌，若调节不当将造成机体的组织损伤。当某种 T 淋巴细胞、重要细胞因子或巨噬细胞中任一环节发生障碍，都将导致机体对结核菌免疫下降，而引起结核病发生[2-5]。故细胞免疫在结核病的发生、发展和转归中扮演着重要的角色。

四、结核病、细胞免疫与细胞因子

结核病是由细胞免疫控制的疾病。细胞因子（cytokine，CK）是指由活化免疫细胞或某些非免疫细胞合成分泌的能调节细胞生理功能、介导炎症反应、参与免疫应答和组织修复等多种生物学效应的蛋白质和小分子多肽，是除免疫球蛋白和补体之外的又一类分泌型免疫分子。目前可将细胞因子粗略地分为白细胞介素（interleukin，IL）、干扰素（interferon，IFN）、集落刺激因子（colony stimulating-factor，CSF）、肿瘤坏死因子（tumor necrosis factor，TNF）和生长因子（growth-factor，CF）五大类。近年来，随着分子免疫学的进展，对细胞因子在结核病免疫发病中的作用进行了广泛而深入的研究，发现了多种与结核病密切相关的一些细胞因子如 IL-2、IL-4、IL-6、IL-10、IL-12、IL-18、TNF-α、IFN-γ 等，其中最重要的是 IFN-γ、TNF-α[6]。细胞因子与结核病的关系已成为当今国内外学者关注的焦点。细胞因子的作用是复杂的、多方面的。在机体不同的状态下，它们所起的作用也不相同，并且能够被很多因素调节。有些细胞因子在对抗结核分枝杆菌感染的反应中，有时表现为保护宿主，有时反而对机体有害[7]。系统、全面地了解细胞因子的作用对于结核病发病机制探索和预防控制是十分必要的，并且为诊断和治疗此病提供了依据。

五、巨噬细胞移动抑制因子、白细胞介素-32与结核病

近几年来，作者团队和其他研究人员进一步发现，巨噬细胞移动抑制因子（macrophage migratory inhibitory factor，MIF）和白细胞介素-32（interlukin-32，IL-32）与结核病密切相关。因此，探索这两个细胞因子与结核病的关系也是本书的重点。

MIF 主要由巨噬细胞产生。此外 T 淋巴细胞、单核细胞、血液树突细胞、B 淋巴细胞、中性粒细胞、嗜酸性细胞、杆状细胞、嗜碱性细胞都可以表达 MIF。MIF 的主要生物效应是抑制巨噬细胞的游走，促进巨噬细胞在炎症局部的聚集、浸润、增生、活化及分泌一些炎性细胞因子（如 IL-1、TNF-α、IL-2、IL-6、IL-8、IFN-γ 等），释放 NO，诱导 COX-2，在发挥免疫功能的同时，加重炎症损伤[8]。

体外实验证明，人 MIF 可以抑制致病性结核分枝杆菌在巨噬细胞内的繁殖，提示 MIF 在抗结核免疫中起了重要的作用。研究也表明，MIF 基因启动子-794 位点 CATT 重复序列的拷贝数在人群中具有明显差异，CATT 拷贝数对 MIF 基因启动子的活性具有调控作用，拷贝数越多，启动子活性越强，MIF 表达越高。多项研究表明，结核病患者血清 MIF 显著升高，MIF 基因启动子区特定位点的碱基多态性与结核病易感性密切相关，提示 MIF 在机体对结核杆菌的免疫应答中发挥重要作用[8-10]。

IL-32 是 2005 年发现的一种新的炎性细胞因子，有 6 种剪接变异体形式，主要作用是诱导 TNF-α、IL-1β、IL-6 和趋化因子的产生，参与了固有性和适应性免疫应答。IL-32 是一种分泌型蛋白质，内源性 IL-32 的分子质量为 27kDa，可以由单核/巨噬细胞、T 淋巴细胞、上皮细胞及其他细胞产生[11]。有文献报道结核分枝杆菌能够刺激健康人的外周血单个核细胞（PBMC）产生高浓度 IL-32，细菌脂多糖能刺激 PBMC 产生一定量的 IL-32，其他细菌如金黄色葡萄球菌不能刺激 IL-32 的产生[12]；应用 RNAi 技术在研究人骨髓样传代细胞系 THP-1 时发现，用 RNAi 技术抑制 IL-32 的产生，可以使细胞内结核分枝杆菌增加[13]；我们团队发现，结核病患者血清中 IL-3 浓度显著升高[14]；加利福尼亚大学洛杉矶分校医

学院研究人员应用加权基因共表达网络分析（weighted gene coexpression network analysis，WGCNA）技术对健康人、潜伏性结核病患者和活动性结核病患者进行系统分析认为：IL-32 作为潜伏性结核病患者的一个生物标志物，能够使宿主中的结核菌维持在潜伏状态，阻止其进展到活动状态导致结核病，结果揭示 IL-32 是一个潜在的防御活动性结核的功能标志物[15]。

参 考 文 献

[1] World Health Organization. Global Tuberculosis Report 2016.WHO，Geneva，2016.

[2] van Crevel R，Ottenhoff TH，van der Meer JW. Innate immunity to Mycobacterium tuberculosis. Clin Microbiol Rev，2002，15：294-309.

[3] Korbel DS，Schneider BE，Schaible UE. Innate immunity in tuberculosis：myths and truth. Microbes Infect，2008，10：995-1004.

[4] Cooper AM. Cell-mediated immune responses in tuberculosis. Annu Rev Immunol，2009，27：393-422.

[5] 柳爱华，宝福凯.近年来固有免疫研究中的一些重要进展.自然杂志，2009，31（4）：218-222.

[6] 柳爱华，宣群，宝福凯. 白介素-32 及其与结核病相关性研究进展.中国病原生物学杂志，2010，5（3）：215-217.

[7] Cooper AM，Khader SA. The role of cytokines in the initiation，expansion，and control of cellular immunity to tuberculosis. Immunol Rev，2008，226：191-204.

[8] 柳爱华，石梅，赵勤，等. MIF 基因启动子多态性与结核病相关性研究进展. 热带医学杂志，2010，10（9）：1143-1145.

[9] Naderi M，Hashemi M，Ansari H. Macrophage migration inhibitory factor-173 G>C polymorphism and risk of tuberculosis：a meta-analysis.EXCLI Journal，2017；16：313-320.

[10] Tong X，Yan Z，Zhou QL. Association between the MIF-173G/C Polymorphism and Serum MIF levels with Pulmonary Tuberculosis：A Meta-analysis. Scientific Reports，2017，7：234.

[11] Kim SH，Han SY，Tania Azam T. Interleukin-32：A Cytokine and inducer of TNF-α. Immunity，2005，22：131-142.

[12] Netea MG，Azam T，Lewis EC. *Mycobacterium tuberculosis* induces interleukin-32 production through a caspase-1/IL-18/interferon-γ dependent mechanism. PLoS Med，2006，3（8）：e277.

[13] Bai X，Kim SH，Azam T. IL-32 is a host protective cytokine against *Mycobacterium tuberculosis* in differentiated THP-1 human macrophages. J Immunol，2010，184（7）：3830-3840.

[14] Bao F，Wen X，Liu A，et al. Elevated levels of serum IL-32 in patients with active pulmonary tuberculosis. Afr J Microbiol Res，2012，6（45）：7292-7294.

[15] Montoya D，Inkeles MS，Liu PT，et al. IL-32 is a molecular marker of a host defense network in human tuberculosis. Sci Transl Med，2014，250ra114.

第二章 肿瘤坏死因子-α 与结核病

据世界卫生组织（WHO）2016 年统计，结核病是当今世界上由单一致病菌引发的死亡率最高的疾病之一，我国结核病发病人数仅次于印度，位居世界第二位，结核病防治形势十分严峻[1]。结核病的流行与传播给全球公共卫生带来前所未有的挑战，引发了人们对其研究的热潮。近年来发现肿瘤坏死因子-α（tumour necrosis factor-alpha，TNF-α）在结核的发病机制中扮演着重要的角色，它在细胞增殖、分化、凋亡及免疫反应、炎症等一系列生理和病理反应过程中具有非常重要的调控作用。本文就 TNF-α 与结核病的关系进行综述。

一、TNF-α 的生物学特性

（一）TNF-α 的来源及结构

TNF-α 来源广泛，由许多前炎性细胞（主要包括巨噬细胞、单核细胞、树突状细胞、B 淋巴细胞、$CD4^+$细胞、中性粒细胞、肥大细胞和嗜酸粒细胞）和结构细胞（成纤维细胞、上皮细胞及平滑肌细胞）产生。通常机体感染细菌和寄生虫可产生大量的 TNF-α，但是在具备潜在性和有害性的某些理化因素和免疫复合物的刺激下，也可导致 TNF-α 的迅速释放。此外，在一系列前炎细胞因子，包括 TNF-α 本身的刺激下亦可引起 TNF-α 的释放。例如：肥大细胞对 TNF-α 的应答和释放方面形成了正反馈自分泌调节机制，可增强自身的活性。

TNF-α 是一种介导多向性炎症反应和免疫调节反应的细胞因子，由 157 个氨基酸组成，分子质量为 17kDa 的非糖基化蛋白。TNF-α 在整个 TNF 家族中起重要作用，其属于多肽类家族，能活化一系列与其结构相关的受体。人类 TNF-α 基因大小为 2.76kb，由 4 个外显子和 3 个内含子组成，与 MHC 基因群密切连锁，位于人体第 6 对染色体的短臂 $6P^{23}$-$6Q^{12}$ 位点上，在人类白细胞抗原（human leucocyte antigen，HLA）基因群中靠近 HLA-A。TNF-α 在体内以跨膜型（transmembrane TNF-α，TM-TNF-α）和分泌型（secreted TNF-α，S-TNF-α）两种形式发挥作用。TNF-α 基因编码前体蛋白，其信号肽将前体蛋白固定在细胞膜上，成为具有活性的 TM-TNF-α，分子质量为 26kDa（26×10^3），由 233 个氨基酸残基组成。TM-TNF-α 是 S-TNF-α 的前体，在一级结构上，TM-TNF-α 比 S-TNF-α 多了由 76 个氨基酸残基组成的信号肽，经 TNF 转换酶（TNF-converting enzyme；TACE or ADAM 17）切去信号肽生成 S-TNF-α，分子质量为 17kDa（17×10^3），由 157 个氨基酸残基组成。TNF-α 的二级结构主要是 β 片层。Baeyens 等[2]借助 X 线晶体衍射技术发：S-TNF-α 以同源三聚体形式存在于液相，每个单体的折叠方式类似三明治结构，单体有两个 β 折叠和五个反平行的 β 串，外部的 β 折叠富含亲水残基，内部的 β 串呈疏水性，相互结合形成稳定的三聚体。单体间的毗邻区是 TNF-α 结合受体的结构域，因此 TNF-α 三聚体具备三个结构域，能与三个相邻或成簇受体结合，进而诱导生物学活性的产生。

（二）TNF-α 受体

TNF-α 的生物学反应可通过与特异的 I 型受体（TNFR1，p55 or CD120a）和 II 型受体（TNFR2，p75 or CD120b）结合的方式来介导。细胞表面存在两种不同的 TNF 受体（TNF receptor，TNFR），即 TNFR1 和 TNFR2，是神经生长因子（nerve growth factor，NGF）/TNF 受体超家族的成员。这两种受体可以表达于多种细胞表面，TNFR1 无种属特异性，而 TNFR2 有一定的种属特异性。受体介导信号模型提出：TNFR1 可表达于对 TNF-α 细胞毒作用敏感的细胞表面，然而，TNFR2 却高表达于活化的 T、B 淋巴细胞表面。两类受体蛋白质相对分子质量质分别为 55×10^3 和 75×10^3，故称为 P55R（TNFR1）和 P75R（TNFR2）。TNFR1 和 TNFR2 分别含有 455 和 461 个氨基酸，TNFR1 和 TNFR2 由信号肽、胞外结构域、跨膜区及胞内结构域 4 部分组成，胞外区以富含半胱氨酸的结构域（Cys rich domain，CRD）为特征。TNFR1 的胞内区含有一段死亡结构域（death domain DD），具有很强的细胞凋亡诱导作用，在体内对调节细胞凋亡有重要作用；TNFR2 胞内区不含 DD。TNFR1 和 TNFR2 的胞外结构域有 28%同源性，胞内区没有同源性，提示两者介导两种不同信号传递途径。两类受体与不同的蛋白质作用，激活特异的信号传递途径。TNF-α 与受体结合后，信号传入细胞内，通过核转录因子（nuclear transcription factor）NF-κB 或活化蛋白（AP）-1 来实现其功能。TACE 也能够裂解 S-TNF-α 胞外区，形成可溶性 TNF-α 受体（soluble TNF-a receptors，sTNFR），sTNFR 在生物体内作为 TNF-α 的天然抑制剂，可自由与三分子 TNF-α 复合物结合，使其生物学活性丧失，且 sTNFR 在高浓度时与 TNF-α 的膜受体竞争 TNF-α，可加快 TNF-α 从体内的清除，从而减弱其作用[3]。

（三）TNF-α 生物学活性

TNF-α 是体内细胞因子调节网络的启动元件和枢纽因子，是启动炎症反应的关键因素。它可被视为炎症反应的诱导者和免疫功能的调节者，其炎性特征是通过广泛的 IL-1、IL-2、IL-4、IFN-γ、TGF-β 等前炎细胞因子来进行介导的。

TNF-α 的生物学活性与 TNFR 的关系密不可分，TNF-α 只有与其靶细胞上的受体结合后才能发挥生物学效应。TNF-α 的两个受体皆以可溶性形式存在细胞表面。TNF-α 必须与 2~3 个细胞表面的受体结合才能激活细胞信号转导，继而产生许多生物学效应。Idriss 等[4]认为 TNF-α 仅与 TNFR2 结合是不够的，必须与 TNFR1 结合才能启动其生物学功能。TNFR1 能传递 TNF 所有已知的活动信号，TNF-α 与其受体的结合可引发细胞内信号程序的活化，导致细胞应答呈现显著多样性，包括生长、分化、增殖、活化，前炎性介质的释放和细胞凋亡[5]。由于各种细胞表达 TNFR 存在差异，使得 TNF-α 对各种细胞的作用不同，由此表现出功能的多样性。一般来说，受体数目越高越容易受到 TNF-α 的损伤，显然，TNFR1/TNFR2 的比例决定了细胞受 TNF-α 刺激后的最终结果。

正常人体内的 TNF-α 和 TNFR 是平衡的，当 TNF-α 和 TNFR 比例不同时，会产生不同的生理/病理反应，如完全中和 TNF-α 会导致病原菌感染，而 TNF-α 过量时，则会导致病理反应。说明 TNF-α 具有双重作用，一方面在调节免疫功能、维持生理功能和抗感染等方面发挥重要作用；另一方面若其持续释放则会引起发热、休克、恶病质等病理反应。同时 TNF-α 可进一步诱导 IL-6、IL-8、IL-10 等细胞因子的产生，这些促炎性细胞因子参与体内急性反应、引起趋化肽释放等，还可使内皮细胞活化而导致血管通透性增加和组织水肿。可见，只有维持 TNF-α/TNFR 系统平衡，才能保持机体的正常生理代谢。因此，对 TNF-α 的生物学活性的评价应从整体观点进行分析。

二、TNF-α 与结核的关系

TNF-α 像一把双刃剑，在结核免疫中既可引起抗感染免疫作用，又可导致免疫病理损伤。结核病的发生发展和转归不仅取决于结核分枝杆菌（*Mycobacterium tuberculosis*，MTB）的数量和毒力，在很大程度上还取决于人体的免疫功能。

（一）TNF-α 促进巨噬细胞抗结核免疫

MTB 是一种胞内菌，主要寄生在巨噬细胞内，巨噬细胞感染 MTB 后所发生的反应是产生 TNF-α，Barnes[6]等的发现，分别将完整的 MTB 细胞壁蛋白肽多糖复合物和阿拉伯糖酯与结核胸腔积液中单核细胞进行培养，均可引起剂量依赖性的 TNF-α 释放。Tsao[7]等报道，肺结核患者肺泡巨噬细胞 TNF-α 的表达明显上调，血清 TNF-α 高于正常对照组。

TNF-α 对 MTB 感染的保护性免疫起着关键性作用，它是抗结核保护力量中重要的细胞因子。一方面，TNF-α 激活其他细胞因子如 IL-18、IL-1β，导致级联效应，吸引炎症细胞聚集至下呼吸道，同时促进黏附分子的表达，增加同型与异型细胞间黏附，并通过刺激 T 细胞释放 IFN-γ 进一步激活巨噬细胞，加强对 MTB 的杀伤[8]。另一方面，TNF-α 通过直接激活巨噬细胞，产生活性氮介质对 MTB 进行控制和杀灭。此外，TNF-α 还能诱导被感染巨噬细胞产生凋亡，细胞的凋亡限制了 MTB 在细胞内的生长，被认为是机体抗结核的保护性机制。Champsi 等[9]的动物实验证实，外源性的 TNF-α 可导致小鼠对 MTB 感染的控制能力持续增强。Tania Botha 等[10]对 H37Rv MTB 感染的 TNF 缺陷型小鼠进行研究发现，TNF 缺乏的小鼠很容易受到 MTB 感染。尽管对实验小鼠进行化学治疗已使 MTB 数量大幅减少，但是 TNF 缺陷型小鼠仍然不能弥补和纠正机体保护性免疫应答，因此内源性 TNF 如果缺陷将不能产生特异性的免疫力。

（二）TNF-α 促进结核肉芽肿的形成

TNF-α 是结核肉芽肿维持完整的必要条件，肉芽肿将结核杆菌局限在内部，抑制病原菌生长繁殖，但不杀灭它[11]。结核肉芽肿属于感染性肉芽肿，为结核杆菌长期持续刺激所致的迟发型变态反应，在结核杆菌感染机体产生的结核结节中含有大量淋巴细胞及吞噬细胞，通过细胞间的相互作用产生有效的免疫反应，其中细胞因子起重要作用。机体在结核杆菌的入侵下，巨噬细胞以非特异性免疫的方式吞噬结核杆菌，导致 TNF-α 分泌，TNF-α 与其诱导释放的 IFN-γ 产生协同作用，激活巨噬细胞，巨噬细胞将结核杆菌降解为小分子的肽段，通过 MHC-I 类分子提呈给 CD8+的 T 淋巴细胞，最终活化的细胞毒性 T 淋巴细胞（CTL）杀伤和溶解含菌的巨噬细胞及周围组织形成保护性结核肉芽肿，封闭感染的病灶，产生抗结核免疫保护作用。TNF-α 在形成保护性结核肉芽肿方面是必不可少的因素，它有助于对结核杆菌增殖的控制和提高对结核杆菌的抵抗力[12]。如果使 TNF-α 基因缺陷的 C57BL16 小鼠被动感染结核杆菌，则不能形成有效的结核结节[10]。然而在接种了卡介苗的基因敲除鼠中，加入外源 TNF-α 后能重建宿主的免疫应答，调节肉芽肿反应，形成更小、分化更好的肉芽肿，控制细菌的生长[13]。以上说明 TNF-α 能促进结核肉芽肿的形成，对调节保护性免疫应答具有重要的意义。

（三）TNF-α 水平与结核病的关系

体内适量的 TNF-α 对机体抗感染有一定的保护作用，而分泌过多时可致病情恶化[14]。Ribeiro 等[15]检测到肺结核患者痰液当中 TNF-α、IL-8 水平均较对照组高，可能与结核病的活动性相关。Law 等[16]研究发现，肺结核患者支气管肺泡灌洗液（BALF）中 TNF-α、IL-1β、IL-6 水平较正常对照组明显升高，且肺结核患者受累肺段 BALF 中 TNF-α、IL-1β、IL-6 水平也较未受累肺段高。Kupeli 等[17]对结核患者 BALF 中 TNF-α 和 IFN-γ 水平进行检测，发现非空洞组指标明显高于空洞组，表明在结核患者中 TNF-α 过高可引起组织坏死、空洞形成。提示肺结核患者血清中 TNF-α 浓度与病情的严重程度呈正相关，监测肺结核患者血清中 TNF-α 浓度可判断结核病进展程度，为临床诊断和治疗提供依据。

三、TNF-α 拮抗剂与罹患结核的风险

TNF-α 拮抗剂有助于控制慢性炎症反应性疾病[18,19]。目前，通过美国食品药品管理局（FDA）批准，用于临床的 TNF-α 拮抗剂主要包括抗 TNF 嵌合抗体（infliximab，中文名称英夫利昔）、S-TNFR-Ⅱ-IgG Fc 嵌合蛋白（etanercept，中文名称依那西普）和人源化抗 TNF 抗体（adalimumab，中文名称阿达木单抗），主要用于类风湿关节炎（rheumatoid arthritis，RA）、强直性脊柱炎（ankylosing spondylitis，AS）、克罗恩病（Crohn's disease）等的治疗，通过降低这些疾病中的 TNF-α 水平以缓解病情[20, 21]。

虽然 TNF-α 拮抗剂对治疗上述疾病的疗效已较肯定[22]，但却存在一些不良反应，其中 TNF-α 拮抗剂治疗后引发结核的事件国内外学者已报道多例，包括美国、西班牙、瑞典、加拿大、中国等。西班牙报道显示 RA 患者本身结核患病率比普通人群高 4 倍[24]，而用 TNF 拮抗剂治疗相关的 RA 结核患病率增加到了 12～20 倍[23]。国外临床观察中发现，infliximab 可增加激活潜伏性结核病灶的危险，从而可能引发播散性的结核病[25]。来自瑞典的报道说明与 TNF 拮抗剂相关的结核不仅会发生在治疗开始后不久，甚至是多年以后[26]。国内学者对 TNF-α 拮抗剂引发结核的文献资料整理后得出：应用 infliximab 治疗的 RA 的结核发病率是一般人群的 50.3～90.1 倍，应用 infliximab 或 etanercept 治疗的 RA 的结核发病率是不用该类药物治疗 RA 的 4.0～19.9 倍，肺外结核及播散性结核发生率较高[27]。

TNF-α 拮抗剂与罹患结核之间的关系较为复杂，TNF-α 拮抗剂引发结核的主要原因是潜伏性结核感染（latent tuberlulosis infection，LTBI）发生复燃。Mohan[28]等已证明用单克隆抗 TNF 抗体作用于 LTBI 的小鼠模型，结果导致结核的复燃。Turner[30]等证实在 LTBI 的小鼠模型中，TNF 拮抗剂能引起结核的复燃。

利用 TNF-α 拮抗剂对 RA、AS 等疾病治疗时，患者体内 TNF-α 水平减少，一方面对治疗疾病确实有益，但是另一方面对伴有 LTBI 的患者有罹患结核的安全隐患。究其原因，考虑有如下几个。第一，内源性 TNF-α 是维持结核潜伏感染的关键因素[29]，TNF-α 拮抗剂的应用，打破机体免疫平衡，引起人体 LTBI 状态丧失，结核杆菌被激活。第二，TNF-α 能促进结核杆菌周围肉芽肿的形成，TNF-α 拮抗剂使 TNF-α 活性受抑制，可能造成肉芽肿形成不佳，或者导致肉芽肿的崩解，但都不能杀灭 LTBI 中的结核杆菌。第三，TNF-α 可促进吞噬细胞杀灭结核杆菌的能力或诱导吞噬细胞发生凋亡，在 TNF-α 拮抗剂使用后抑制

了吞噬细胞活性和阻止吞噬细胞凋亡,降低机体对结核杆菌的非特异性免疫应答。第四,结核免疫属于细胞免疫,TNF-α 拮抗剂可导致对结核杆菌产生记忆性的 $CD4^+$ T 淋巴细胞数量减少[30],降低机体对结核杆菌的特异性免疫应答。

总的来说,RA 或 AS 的患者本身免疫功能已发生紊乱,在使用 TNF-α 拮抗剂后加重了机体保护性免疫功能的受损进程,造成免疫力的加速下滑,免疫力的降低又为结核杆菌的复燃创造了条件,在基础病与结核病的双重作用下,患者病情加重甚至死亡。Keane 等[31]报道过用 infliximab 治疗 RA 患者引发的 12 例死亡患者中至少 4 例与结核直接相关。结核病是一个公共健康问题,潜伏性结核杆菌重新被激活,LTBI 人群进展为结核现症感染者,由非传染性人群转化为传染性人群,对公共健康造成极大威胁,所以识别风险人群,对 LTBI 进行筛查、检测和预防性治疗等措施,对维护患者和普通人群的健康具有重大意义。

四、小　　结

从细胞和分子水平对 TNF-α 与结核病免疫进行研究,探讨结核病免疫发病机制及相关细胞因子的变化,发现 TNF-α 与结核病的发生、发展密切相关。检测体内 TNF-α 水平,对监控结核病的病情、疗效及预后极具价值。目前开发的 TNF-α 拮抗剂已在临床取得明显疗效,但是 TNF-α 拮抗剂的应用与结核复燃之间的关系和机制仍有待进一步研究,尤其是在 TNF-α 拮抗剂使用前如何筛查和处理 LTBI 的问题国内尚缺乏统一的金标准,亟需制定合理的 TNF-α 拮抗剂应用指南。相信随着分子免疫学和分子生物学的飞速发展,必将能开辟结核病预防和治疗的新途径。

参 考 文 献

[1] World Health Organization. Global Tuberculosis Report 2016. WHO Press, World Health Organization, Geneva, Switzerland, 2016.

[2] Baeyens KJ, De Bondt HL, Raeymaekers A, et al. Acta Crystallogr, D: Biol Crystallogr, 1999, 55 (Pt4): 772-778.

[3] Aderka D, Engelmann H, Maor Y, et al. Stabilization of the bioactivity of tumor cecrosis factor by its soluble receptors. J Exp Eed, 1992, 175: 323-329.

[4] Idriss HT, Naismith JH. TNF alpha and the TNF receptor superfamily: structure-function relationship. Microsc Res Tech, 2000, 50 (3): 184-195.

[5] Bazzoni F, Beutler B. the tumor necrosis factor ligand and receptor families. N Engl J Med, 1996, 334: 1717-1725.

[6] Barnes PF, Fong ST, Brennan PJ, et al. Local production of tumor necrosis factorand IFN-gramma in tuberculosis pleuritis. J Immunol, 1990, 145 (1): 149-154.

[7] Tsao TCY, Hong J, Huang O, et al. Increased TNF-α, IL-1β and IL-6 levels in the bronchoalveolar lavage fluid with the upregulation of their mRNA in macrophages lavaged from patients with active pulmonary tuberculosis. Tubercle Lung Dis, 1999, 79: 279-285.

[8] Long R, Gardam M. Tumour necrosis factor-alpha inhibitors and the reactivation of latent tuberculosis infection. CMAJ (Canadian Medical Association Journal), 2003, 168 (9): 1153-1156.

[9] Champsi J, Young LS, Bermudez LE. Production of TNF-alpha, IL-6 and TGF-beta, and expression of receptors for TNF-alpha and IL-6, during murine *Mycobacterium avium* infection. Immunology, 1995, 84: 549–554.

[10] Botha T, Ryffel B. Reactivation of latent tuberculosis infection in TNF-deficient mice. J Immunol, 2003, 171: 3110-3118.

[11] Soumya D. Tumor Necrosis Factor Blockade in Chronic Murine Tuberculosis Enhances Granulomatous Inflammation and Disorganizes Granulomas in the Lungs. Infect Immun, 2008, 76 (3): 916-926.

[12] Cho H. Recombinant Guinea Pig Tumor Necrosis Factor Alpha Stimulates the Expression of Interleukin-12 and the Inhibition of *Mycobacterium tuberculosis* Growth in Macrophages. Infect Immun, 2005, 73 (3): 1367-1376.

[13] Keane J, Gershon S, Wise RP, et al. Tuberculosis associated with Infliximab a tumor necrosis factor alpha-neutralizing agent. N

Engl J Med, 2001, 345 (15): 1098-1104.

[14] Thacker TC, Palmer MV, Waters WR, et al. Associations between cytokine gene expression and pathology in *Mycobacterium bovis* infected cattle. Vet Immunol Immunopath. 2007, 15; 119 (3-4): 204-213.

[15] Ribeiro-Rodrigues R, Resendeco T, Johnson JL, et al. Sputum cytokine levels in patients with pulmonary tuberculosis as early markers of mycobacterial clearance. Clin Diagn Lab Immunol, 2002, 9 (4): 818-823.

[16] Law K, Weiden M, Harkin T, et al. Increased release of interleukin-1β, interleukin-6, and tumor necrosis factor-α by bronchoalveolar cells lavaged from involved sites in pulmonary tuberculosis. Am J Respir Crit Care Med, 1996, 153: 799-804.

[17] Kupeli E, Karnak D, Beder S, et al. Diagnostic accuracy of cytokine levels(TNF-alpha, IL-2 and IFN-gamma)in bronchoalveolar lavage fluid of smear-negative pulmonary tuberculosis patients. Respiration, 2008, 75 (1): 73-78.

[18] Keane J. TNF-blocking agents and tuberculosis: new drugs illuminate an old topic. Rheumatology, 2005, 44 (6): 714-720.

[19] Murdaca G, Spanò F, Contatore M, et al. Infection risk associated with anti-TNF-α agents: a review Expert Opin Drug Saf, 2015, 14 (4): 571-582.

[20] Andersen NN, Jess T. Risk of infections associated with biological treatment in inflammatory bowel disease. World J Gastroenterol, 2014, 20 (43): 16014-16019.

[21] Ai JW, Ruan QL, Liu QH, et al. Updates on the risk factors for latent tuberculosis reactivation and their managements. Emerg Microbes Infect, 2016, 3 (5) e10.

[22] Heiberg MS, Nordvag BY, Mikkelsen K, et al. The comparative effectiveness of tumor necrosis factor-blocking agents in patients with rheumatoid arthritis and patients with ankylosing spondylitis: as ix-month, longitudinal, observational, multicenters tudy. Arthritis Rheum, 2005, 52: 2506-2512.

[23] Carmona L, Hernandez-Garcia C, Vadillo C, et al. Increased risk of tuberculosis in patients with rheumatoid arthritis. J Rheumatol, 2003, 30: 1436-1439.

[24] Gomez-Reino JJ, Carmona L, Valverde VR, et al. Treatment of rheumatoid arthritis with tumor necrosis factor inhibitors may predispose to significant increase in tuberculosis risk: a multicenter active- surveillance report. Arthritis Rheum, 2003, 48: 2122-2127.

[25] Antoni C, Braun J. Side effects of anti-TNF therapy: current knowledge. Clin Exp heumatol, 2002, 20, 5: 152-157.

[26] Askling J, Fored CM, Brandt L, et al. Risk and case characteristics of tuberculosis in rheumatoid arthritis associated with tumor necrosis: factor antagonists in Sweden. Arthritis Rheum, 2005, 52: 1986-1992.

[27] 梁东风,张江林,黄烽.肿瘤坏死因子-α拮抗剂引发结核二例分析并文献复习.中华风湿病学杂志,2008,12(10):701-702.

[28] Mohan VP, Scanga CA, Yu K, et al. Effects of tumor necrosis factor alpha on host immune response in chronic persistent tuberculosis: possible role for limiting pathology. Infect Immunol, 2001, 69: 1847-1855.

[29] Turner J, Frank AA, Brooks JV, Marietta PM, Orme IM. Pentoxifylline treatment of mice with chronic pulmonary tuberculosis accelerates the development of destructive pathology. Immunology, 2001, 102: 248-253.

[30] Hamdi H, Mariette X, Godot V, et al. Inhibition of anti-tuberculosis T-lymphocyte function with tumour necrosis factor antagonists. Arthritis Res Ther, 2006, 8: Rll4.

[31] Keane J, Gershon S, Wise RP, et al. Tuberculosis associated with Inniximab, a tumor necrosis factor-alpha neutralizing agent. N Engl J Med, 2001, 345: 1098-1104.

第三章 γ-干扰素与结核病

近年来，随着细胞和分子免疫学的进展，国内外学者对 IFN-γ 与结核病的关系有了广泛而深入的研究，涉及结核病发病机制、机体易感性、疾病的诊断和治疗等多个方面[1, 2]。

一、IFN-γ 的产生及主要生物学活性

IFN-γ 是一种异型糖蛋白，主要由抗原和有丝分裂原等刺激活化的 $CD4^+Th1$、$CD8^+T$ 细胞及 NK 细胞所产生。除人们所熟知的以上 IFN-γ 产生细胞外，NKT 细胞、树突状细胞（DC）和巨噬细胞（MΦ）、B 细胞也具有产生 IFN-γ 的能力[3]。IFN-γ 通过与相应 IFN-γ 受体结合，可发挥抗病毒、影响细胞生长分化、抗肿瘤及免疫调节等多种活性。IFN-γ 又被称为免疫调节型干扰素，它对机体免疫系统具有强大的调节作用，能广泛地使多种类型的细胞表达 MHC-II 类抗原，放大免疫应答的识别阶段，诱导机体产生多种防御因子，促进 T、B 细胞分化和细胞毒性 T 细胞（CTL）成熟，刺激 B 细胞分泌抗体，激活单核/巨噬细胞，是机体发挥免疫功能、清除体内病原体不可缺少的成分。

二、IFN-γ 与结核的关系

（一）IFN-γ 在抗结核免疫中的作用

MTB 为兼性细胞内寄生菌，机体对于 MTB 感染的免疫反应主要是细胞免疫。T 淋巴细胞和巨噬细胞的作用关系到感染的进程和演变。IFN-γ 在抗 MTB 感染免疫反应中起着关键作用，它可通过促进 T 细胞的增殖和分化，激活巨噬细胞，参与结核病的肉芽肿免疫反应等多方面发挥抗结核免疫作用。

（二）IFN-γ 促进 T 细胞的增殖和分化

T 细胞在结核病的免疫中起着中心作用。T 细胞存在着不同的细胞亚群，其中 $CD4^+T$ 细胞在小鼠和人类抗结核感染中的作用早已被证实。$CD4^+T$ 细胞分为 Th1 和 Th2 细胞，两种辅助性 T 细胞分泌不同的细胞因子，在免疫反应中起到不同的作用。Th1 细胞分泌 IFN-γ、IL-2 和 IL-12 等 Th1 型细胞因子，能促进 CTL 的杀伤作用，激活单核/巨噬细胞，增强其杀灭 MTB 的活力，从而在 MTB 感染中起保护性免疫应答作用。Th2 型细胞因子如 IL-4、IL-5、IL-10 等则抑制 Th1 型细胞因子如 IFN-γ 的产生，降低巨噬细胞杀灭 MTB 的能力，从而削弱结核病保护性免疫应答。

IFN-γ 可以诱导 Th0 细胞向 Th1 细胞分化，强化 Th1 细胞免疫应答。卡介苗（BCG）免疫小鼠产生的内源性 IFN-γ 在被抗 IFN-γ 单克隆抗体中和后，小鼠具有保护性作用的 T 细胞产生能力被显著破坏，BCG 诱生的 IFN-γ 特异的 T 细胞则消失。此外，IFN-γ 可促进 $CD8^+CTL$ 的克隆增殖，对于 CTL 介导的针对 MTB 的保护性免疫也是必不可少的。IFN-γ 还可通过与 IL-12、IL-18 的相互作用来促进 T 细胞和 NK 细胞的生长。IFN-γ 促进 $CD4^+T$ 细胞和 $CD8^+CTL$ 聚集于病变部位，在控制 MTB 感染中起着重要作用。活化的 T 细胞（主

要是 CD4⁺T 细胞）能分泌 IFN-γ 激活巨噬细胞，使得巨噬细胞内的 MTB 被杀灭或生长受到抑制，而 CD8⁺CTL 可通过释放穿孔素和颗粒酶，直接杀伤 MTB 及被 MTB 感染的靶细胞[4]。IFN-γ 是一种增强 T 细胞及促进 IFN-γ 自身产生的正反馈调节因子，从而使 IFN-γ—T 细胞—IFN-γ 形成良性循环，这对增强感染性疾病的免疫应答有重要作用。IFN-γ 表达水平的下降除直接影响机体抗 MTB 的能力外，还可影响细胞 MHC-Ⅰ、Ⅱ类抗原的表达，从而削弱 CD4⁺ Th 细胞和 CD8⁺CTL 的识别和清除 MTB 的能力。

（三）IFN-γ 激活巨噬细胞

MTB 主要寄生于巨噬细胞内，巨噬细胞是保护性免疫的主要效应细胞，也是获得性免疫建立的起始细胞。巨噬细胞被活化后才对 MTB 有强力吞噬和杀死的作用，因此巨噬细胞是否活化及活化是否充分决定着结核病的预后。IFN-γ 是单核/巨噬细胞的强激活剂，是巨噬细胞杀菌机制所必需的。

IFN-γ 是主要的巨噬细胞激活因子（MAF），IFN-γ 能促使源自骨髓的单核细胞前体分化为成熟的单核细胞，促进巨噬细胞活化，产生超氧化物和 NO，降低溶酶体内 pH，促进吞噬体和溶酶体的融合[5]。IFN-γ 可通过上调巨噬细胞表面 MHC-Ⅰ类和Ⅱ类抗原、协同刺激分子 CD80/86 等分子的表达，促进诱导型一氧化氮合酶（iNOS 或 NOS-2）的产生，激活巨噬细胞的氧依赖性和氧非依赖性杀菌系统，使巨噬细胞获得杀灭胞内寄生菌的能力，同时其抗原提呈能力进一步加强，从而扩大免疫效应[6]。另外，IFN-γ 能增加巨噬细胞表面蛋白 ICAM-Ⅰ的表达水平，从而增强其在抗原提呈过程中与 T 细胞的相互作用。IFN-γ 可增加感染了 MTB 的巨噬细胞活性氧中介物（ROI）和活性氮中介物（RNI）的产量来杀伤细菌[7]。当前，很多学者纷纷将目光集中在 IFN-γ 诱导细胞内一氧化氮的合成上。NO 是细胞内诱导型一氧化氮合成酶催化 L-精氨酸转化为 L-瓜氨酸的产物，它在介导巨噬细胞的呼吸爆发中起作用，杀死 MTB。在 IFN-γ 和 TNF-α 的诱导下，巨噬细胞内诱导型一氧化氮合成酶迅速表达，因而增强其吞噬活性，IFN-γ 还能增加高亲和力 Fc 受体（FcγR）在单核细胞、巨噬细胞表面的表达，促进这些细胞参与抗体依赖的细胞毒反应[3]。缺少 IFN-γ，机体对 MTB 的杀伤作用减弱。Flgnn 等[8]研究发现 IFN-γ 基因进行靶向性破坏的小鼠不能够产生活性氮介质，不能够限制 MTB 的生长，与对照组小鼠相比这些小鼠表现出高度的组织坏死，并经历快速致死的结核病发展进程，这些病理现象可以通过给予外源性重组 IFN-γ 治疗而好转。

（四）IFN-γ 参与结核病的肉芽肿免疫反应

IFN-γ 在结核性肉芽肿形成中起关键作用，在肉芽肿免疫中对大多数 MTB 感染者发挥保护性免疫作用。机体感染 MTB 后，局部巨噬细胞吞噬、加工和呈递抗原，活化 T 细胞，血源性淋巴细胞和单核细胞在感染局部集聚，形成肉芽肿。早期的肉芽肿将 MTB 局限在内部，使巨噬细胞感染局部化，入侵的 MTB 和巨噬细胞形成一个动态的共生平衡。在由活化 T 细胞释放的 IFN-γ 等细胞因子作用下，巨噬细胞活化，将 MTB 降解为小分子肽段，通过 MHC-Ⅰ类分子提呈给 CD8⁺的 T 细胞，最终活化的 CTL 杀伤和溶解含菌的巨噬细胞及周围组织形成保护性结核肉芽肿[9]，控制感染播散，建立保护性免疫。IFN-γ 在活动性肺结核患者中存在明显缺陷，免疫缺陷个体肉芽肿形成少且组织坏死严重。IFN-γ 基因敲除小鼠经气溶胶感染 BCG 后，其肺部细菌数增加，并出现大的、未分化的、不能表达 iNOS

的肉芽肿；此种小鼠如果感染的是能分泌 IFN-γ 的重组 BCG，则肺部细菌数减少，且出现分化良好、含表达 iNOS 的上皮样巨噬细胞的肉芽肿，同时 IL-10 mRNA 的水平下降[10]。这有力地说明了 IFN-γ 在肉芽肿的保护性免疫中发挥了重要的作用。多数结核感染者的肉芽肿组织中巨噬细胞活化后可杀灭 MTB，从而清除感染。但也有研究认为在少数个体中 IFN-γ 既参与了保护性免疫，也参与了 MTB 感染后引起的巨噬细胞死亡，邻近组织坏死，干酪液化，形成空洞的病理性免疫过程。

（五）IFN-γ 基因多态性与结核易感性

虽然结核病是传染病，但在感染了 MTB 的人群中只有 1/10 发展为结核病，提示个体差异可能与结核易感性有关。已有研究者证实多种细胞因子基因多态性与宿主对结核病的易感性有关。细胞因子 IFN-γ 在控制结核感染中发挥着关键作用，因此 IFN-γ 的基因多态性与结核病关联性的研究也是一热点。在鼠模型及人类实验中都已证实 IFN-γ 基因与结核病易感性相关。1995 年人类 IFN-γ 基因被准确定位于 12 号染色体 1 区 4 带（12q14），全长 6kb，包含 4 个外显子和 3 个内含子。在第一内含子非编码区存在 CA 重复序列多态性，CA 重复序列 5'端+874 有 A→T 单核苷酸多态性。

目前研究较多的是 IFN-γ 第一内含子+874 位点的基因多态性与结核的关系，有关非洲人群、欧洲白种人 IFN-γ 基因多态性与结核病易感性相关性的研究结果不一。在西班牙白种人群中具有 IFN-γ（+874A）等位基因纯合子的个体，其患肺结核的风险性增加了 3.75 倍。也有研究表明 IFN-γ 的+874T/T 基因多态性使肺结核患者危险性降低约 30%，T 等位基因携带者降低了患结核病的风险。西西里岛、南非、高加索、土耳其和中国研究中均有类似报道。克罗埃西亚[11]研究发现 IFN-γ 基因多态性除了与结核病易感性相关外，还与结核病的严重程度有关。但 Moran 等[12]在美国德克萨斯州进行研究，并未发现 IFN-γ 的+874 T/A 基因多态性的基因频率在对照组与病例组间存在明显的差异，认为该位点的基因多态性与结核病的易感性之间没有相关性。而 Selvaraj 等[13]在印度的研究同样认为 IFN-γ（+874、+5644）基因多态与 IFN-γ 分泌水平及肺结核无关，并认为当前结果之间的差异可能是由于种族特异的单倍型结构不同所致。休斯敦成年结核病患者的病例对照研究结果也指出，未发现 IFN-γ（+874T/A）多态性与结核易感性或结核的严重性存在相关性[12]。除了+874（T/A）多态性外，IFN-γ 基因还有两个潜在的功能性多态性位点：启动子 2109（G/T）和 3'端非翻译区+4766（C/T），它们与结核之间的相关性有待进一步的研究。

三、IFN-γ 水平与结核病的关系

IFN-γ 是机体发挥抗结核保护性免疫的重要细胞因子，其在机体的水平上与结核的发生、发展、病程密切相关。有试验研究显示[14]，通过检测结核病患者血清中 IFN-γ 水平发现，结核组 IFN-γ 比对照组低，复治病例组比初治组低，即表明体内 IFN-γ 降低，则机体保护性免疫力也降低，从而引起人体感染 MTB 后发病，且 IFN-γ 越低，病程可能越迁延、病情越重。Chackerlan 等[15]对 MTB 敏感鼠或耐受鼠进行了研究，认为其对 MTB 敏感或耐受的主要差别是肺局部淋巴细胞产生的 IFN-γ 水平决定的。有临床研究表明[16]，结核患者体内 IFN-γ 水平随着抗结核治疗的进行而发生变化。在治疗开始时，IFN-γ 产生较少，但抗结核治疗 2 个月后恢复正常，并一直保持至疗程结束。也有报道肺结核患者外周血的

IFN-γ 水平低，在给予这些患者抗结核治疗后升高[17]。刘义[18]等也通过试验证实肺结核患者痰和血浆 IFN-γ 含量可部分反映 Th1 细胞免疫反应的水平或状态，痰和（或）血浆 IFN-γ 水平的检测对肺结核诊断（尤其是菌阴肺结核）、鉴别诊断具有重要的临床价值，联合痰和血浆 IFN-γ 含量进行诊断时可以提高诊断的特异性和正确率。以上均提示检测肺结核患者机体 IFN-γ 水平可为临床予 IFN-γ 提高机体免疫力、降低结核的发病、判断结核病进展程度及为临床诊断和辅助化疗提供依据。

四、体外 IFN-γ 释放试验对结核性感染及结核病的诊断意义

结核病的诊断仍是结核病防治工作中的难题，近年来，以 IFN-γ 为基础的细胞免疫诊断成为研究的热点。其中，体外 γ-干扰素释放试验（interferon gamma release assay，IGRA）对于结核性感染及结核病的诊断价值成为近几年来国际结核界的一个研究热点并取得了突破性进展，已经被越来越多的学者接受，特别是在结核病发病率较低的西方发达国家。

（一）IGRA 理论和基础研究

体外 IFN-γ 释放试验是用 MTB 特异性或非特异性抗原体外刺激受检者全血或外周血单个核细胞（PBMC）。如果受试者受过 MTB 感染，那么被 MTB 激活的记忆性 T 细胞就会对这些抗原产生反应，发生增殖分化并释放出 IFN-γ，利用酶联免疫吸附法（ELISA）或酶联免疫斑点法（ELISPOT）检测 IFN-γ 浓度或计数分泌 IFN-γ 的 PBMC。通过这样的试验，可以了解机体感染 MTB 后的免疫应答状态，从而发现 MTB 的潜伏感染、辅助诊断活动性结核病。目前这类 IFN-γ 释放试验中，有两种较为成熟的方法，即 Quanti FERON-TB Gold（QFT-G）试验和 T-SPOT TB 试验，其对应的方法和试剂盒先后被美国 FDA 批准应用于临床，美国疾病预防控制中心（CDC）为其指定了使用指南[19]。

在整个试验体系中，对 MTB 特异性抗原的选定是至关重要的。IFN-γ 释放试验诞生的早期曾使用纯蛋白衍生物（purified protein derivative，PPD）作为特异性抗原（第一代 QFT），由于 PPD 成分不单一，特异性和敏感性均不理想。后来研究者开始使用 ESAT-6 和 CFP-10 作为抗原，得到了较好的效果。ESAT-6（早期分泌抗原靶 6000 蛋白，early secretory antigenic target 6）和 CFP-10（培养滤出液蛋白-10，culture filtrate protein 10）的蛋白编码来源于 MTB 基因中的一个菌种特异性基因片断，称为 region of difference 1（RD1）。这个基因片断不存在于大部分的非结核分枝杆菌（nontuberculosis mycobacteria，NTM）及所有的牛分枝杆菌（包括卡介苗）中，因此 ESAT-6 和 CFP-10 作为抗原的特异性相对于 PPD 要高得多[20]，这个显著的优异性也使得 IFN-γ 释放试验得以应用于临床[21]。目前 QFT-G 和 T-SPOT TB 的试剂盒主要以这两种抗原为基础。

（二）IGRA 在结核诊断中的应用

目前 IGRA 已经开始在英、美、日本等国用于活动性结核病和潜伏性结核感染者的诊断，HIV 合并结核感染的检测，区别结核感染者与 BCG 接种及耐药结核菌感染的快速检测等。

（三）筛选潜伏性结核感染

筛选潜伏性结核杆菌感染（latent tuberculosis infection，LTBI）是 IGRA 最成熟的应用领域。在这方面 IGRA 比结核菌素皮肤试验（TST）的特异性要高，尤其是对于卡介苗接

种过的人和NTM感染者。大量试验数据证明，对于潜伏感染，IGRA试验的特异性在90%以上，对于低危险人群的特异性则达到了95%以上。在韩国人90%以上接种BCG的背景下，有试验表明[22]，在99例低危险人群中，只有4%出现了QFT阳性，比TST的51%的阳性要少得多。德国的一项大样本、前瞻性研究对601名因接触肺结核患者而可能受到感染的人进行了QFT和TST试验，其中40%被检者TST阳性，但仅有11%（66人）QFT检测阳性，并且这66名中41名拒绝了研究人员向他们提供的结核病治疗。接下来的2年时间内，有6名发展成了结核病，并且他们都是当初QFT呈阳性和曾拒绝接受治疗的患者[23]。由此可以看出，QFT比TST对诊断LTBI更特异，并且对能否发展为结核病也是一个较好的预测指标。还有很多试验都支持这些结果。

由于LTBI的诊断缺乏金标准，要想非常精确地衡量IGRA在潜伏性结核感染诊断中的敏感性和特异性是很难做到的。但是从上述研究可以看出，IGRA在诊断LTBI时与传统的TST相比特异性更高，能有效地区分LTBI与健康免疫者，为LTBI的诊断提供可靠地依据。在我国，结核病具有较高的发病率及死亡率，运用IGRA对LTBI的筛查及对结核病的预测尤其重要[24]。

（四）诊断活动性结核

对活动性结核病（active tuberculosis，ATB）的快速诊断和及时治疗是发展中国家结核病控制的主要策略。尽管IGRA不易区分LTBI和ATB，但许多研究表明其在ATB诊断中呈现较高的阳性检出率。Kang等[25]研究指出QFT-G和T-SPOT TB在活动性肺结核诊断中的敏感度分别是89%和92%，特异度为49%和47%，均高于TST诊断活动性肺结核的敏感度和特异度。与其他检测方法相比较，Ravn[26]报道QFT-G诊断活动性结核病的敏感性为85%，特异性>60%，其中，敏感性高于涂片（42%）和结核菌培养（59%）。国内孙琳等[27]采用以MTB特异性蛋白ESAT-6和CFP-10为抗原的T-SPOT TB试验技术，对125例临床诊断结核病和呼吸系统疾病的患儿行全血IFN-γ测定，并将结果与PPD结果比较，显示T-SPOT TB试验的敏感性为85.1%，特异性为94.1%，均高于PPD皮试结果。陈颖钰等[28]在CFP-10/ESAT-6特异性IFN-γ释放反应诊断活动性肺结核的研究中发现，111例活动性肺结核患者（病例组）IFN-γ体外释放反应的阳性率为95.5%（106/111），而283例某大学入学新生（健康对照组）阳性率为16.3%（46/283），两组间均存在极显著差异，表明IFN-γ体外释放反应诊断活动性肺结核具有很高的灵敏度（95.5%）与良好的特异性。与肺结核相比，肺外结核的诊断通常更加困难。在肺外结核的诊断中，T-SPOT TB试验也具有较高的敏感性[29]。Ferrara等[30]和Lee等[31]报道的两个前瞻性研究中，共包括18例肺外结核患者，T-SPOT TB的阳性率为100%。Kim等[32]随诊72例怀疑肺外结核患者的前瞻性研究显示T-SPOT TB和PPD诊断活动性肺外结核的敏感性分别为94%和47%，二者比较差异具有显著性（$P<0.001$）。这些结果提示IGRA在ATB的诊断中优于常规检测方法。

值得注意的是，尽管IGRA在ATB的诊断中有着较高的敏感性，但其特异性却受到LTBI和机体免疫状态的影响。Ravn[26]发现以非结核病组（含有结核暴露危险的患者）作对照，QFT-G诊断ATB的特异性仅为60%，而以非暴露健康人作对照，其特异性高达97%。Mori也发现选用结核病低流行国家无暴露史的健康人群作为对照，其特异性可以达到98%[33]，而选用非结核病患者（实体瘤、老年、终末期肾病、近3个月内接受大量免疫抑制剂治疗、LTBI高流行区域的患者）作对照时，特异性则为47%、49%、60%、

79%[25,26,34]。提示可能的 LTBI 对此方法的影响,因此如何提高 IGRA 的诊断效能和提高其特异性是未来面临的主要挑战。此外,虽有多个研究表明 IGRA 在诊断儿童结核病方面有一定的优越性,但是新近有研究出现了不同的看法,认为虽然 IGRA 和 TST 在诊断儿童 LTBI 上有很好的一致性,但在诊断活动性结核时,并不优于 TST[35]。故不能完全用 IGRA 代替 TST。还有研究表明,不同年龄儿童对 QFT 和 T-SPOT TB 的反应不同。对于 4 岁以下儿童,应用 QFT 试验检测出现的不确定结果要比使用 T-SPOT TB 试验更多一些,但在 4 岁以上儿童中这种差别不明显[36],故在诊断婴幼儿 LTBI 时还需要继续探索更好的检测方法。

对于我国目前的医疗背景来说,该试验最大的缺点就是试验成本高,这限制了该试验的推广。目前该试验在我国国内的试验资料非常少,对于我国人群的判断标准还没有定论,同时该试验对于试验室基础条件也有一定要求。此外,该试验还有一些固有的缺点:首先,时间窗较窄,因为血细胞在体外活性迅速减弱,因此 8 小时内必须在标本里加入抗原进行孵化;其次,该试验对于结核近期感染和活动性结核的鉴别能力较差。虽然有报道称使用肝素结合血凝素(HBHA)作为抗原可以明确鉴别 MTB 感染和活动性结核,但是缺少足够的试验数据。该试验结果在一定程度上受到 T 细胞水平的影响,对于免疫抑制或者免疫缺陷者结果可能会不准确,此外对于某些血液病、恶性肿瘤、矽肺及慢性肾衰竭者,也缺少足够的数据基础。虽然有资料表明,IGRA 对于 HIV 患者感染结核菌也有诊断价值,但是没有足够的临床研究证实。

五、IFN-γ 对结核病的辅助治疗作用

结核病的发生与机体细胞免疫失衡有关,而 Th1/Th2 应答平衡对结核病的进展、恶化、控制和预防起着决定性作用。在对人及鼠结核病免疫发病机制研究中发现,结核病机体往往表现出 Th2 反应增强、Th1 反应低下的特点。Th1 反应在结核病保护中发挥着关键作用,而 IFN-γ 即为机体抗结核保护性免疫中重要的一类 Th1 型细胞因子。基于 IFN-γ 在结核病免疫中的特殊作用,使得 IFN-γ 在抗结核免疫治疗方面的研究受到重视,并且取得了一定成功。

国外已有学者试用 IFN-γ 作为结核患者的治疗方案。1997 年 Condos 等[37]首次报告临床应用每周 3 次共 1 月的吸入性 IFN-γ 治疗 5 例难治性耐多药结核病(MDR-TB)患者,结果所有患者均出现了涂片转阴,培养转阳时间推迟,胸片病灶部分吸收,空洞缩小。且患者对 IFN-γ 耐受良好,仅有轻微肌痛和咳嗽。而在使用 IFN-γ 前,5 例患者均按细菌药敏结果而设计的化疗方案治疗,至少 5 个月无明显的有效反应。2003 年[38],他们又进行了更深入的研究,发现经 IFN-γ 治疗后,患者支气管肺泡灌洗液中的肺泡巨噬细胞由 IFN-γ 诱导的信号转导加强,相应的基因转录活性也加强。2004 年,Koh 等[39]也发现雾化吸入 IFN-γ 对一些顽固性耐多药结核患者有效。国内的华树成等[40]也探讨了 IFN-γ 对结核的治疗作用。他们在建立小鼠结核模型的基础上,给予小鼠 IFN-γ 腹腔内注射,采用 RT-PCR 法观察小鼠肺组织 IFN-γ 的表达,病理切片及肺组织内结核菌培养的对比。结果发现,给予 IFN-γ 注射的小鼠病理组织图像上可见结核肉芽肿样病变,但对照组病理切片上可见渗出病变及灶性坏死,两组病变对比出现明显的差异。肺内细菌数也呈现明显的对比,实验组肺内细菌数比对照组约低 3 倍。IFN-γ 的 mRNA 的表达,实验组较对照组也明显减少。据此认为 IFN-γ 是一个有效地增强宿主抵御 MTB 感染的免疫调节细胞因子,作为化疗的辅助治疗手段,尤其适应细胞免疫功能低下宿主合并 MTB 感染的状态,对抗结核新药的研制具有指导意义。此外,王廷焱等[41]临床使用 IFN-γ 辅助治疗干酪性肺炎 19 例,结果

显示干酪样肺炎患者在初治短程化疗并 IFN-γ 治疗 1、2 个月的痰菌阴转率分别为 68.4%、94.7%，均高于对照组的 33.3%、55.6%，在影像学方面，治疗组总好转率、明显好转率分别为 89.5%（17/19）、52.6%（10/19）均明显高于对照组，应用 IFN-γ 2 个月可获得显著的临床影像和病原学效果，进一步证实，应用外源性 IFN-γ 对干酪样肺炎患者有明显的免疫调节作用，增强 Th1 应答，调节 Th1/Th2 细胞亚群和细胞因子之间的平衡，能够加快痰菌阴转率和影像学吸收好转，可作为干酪样肺炎的重要治疗手段之一。

六、小　　结

虽 IFN-γ 发现至今仅有 50 余年，但其在结核领域的应用已涉及发病机制、机体易感性、疾病的诊断和治疗等各个方面，并均取得了一定的成果。与此同时也应清醒地看到，有许多问题仍需进一步探索和完善。如 IFN-γ（+874T/A）基因多态性可能与结核病的易感性相关，但在不同国家、不同种族或同一种族在不同地区可能会有所不同，需要在不同国家和不同种族间进行大样本进一步研究；作为新的结核病实验室诊断方法的 IFN-γ 释放试验，虽显示了很多超越 TST 的优点，但同时该试验也存在一定的不足，如难以区别潜伏性感染与活动性结核病；对于结核近期感染和活动性结核的鉴别能力较差；因成本较高，需要一定的技术设备难以广泛开展等；如何进一步提高其实用性还需更多研究。此外，IFN-γ 对结核病辅助治疗虽有一定的效果，但目前尚处于研究阶段，需要进行长期和大规模的进一步临床研究才能取得令人信服的结论。相信随着对结核病发病机制的深入研究及基因组学、分子生物学、分子免疫学的日臻完善，这些问题的不断解决必将能为结核病的预防和诊疗提供新的机会和途径。

参 考 文 献

[1] Petruccioli E, Scriba TJ, Petrone L, et al. Correlates of tuberculosis risk: predictive biomarkers for progression to active tuberculosis. Eur Respir J, 2016, 48（6）: 1751-1763.

[2] Clifford V, Zufferey C, Street A, et al. Cytokines for monitoring anti-tuberculous therapy: A systematic review. Tuberculosis（Edinb）, 2015, 95（3）: 217-228.

[3] 杨生海, 殷宏, 刘永生, 等. 干扰素-γ研究进展. 生物技术通报, 2010（8）: 29-34.

[4] 王娜, 李俊明. 结核病治疗性疫苗的研究进展. 国际免疫学杂志, 2010, 33（3）: 177-179.

[5] Cooper AM, Khader SA. The role of cytokines in the initiation, expansion, and control of cellular immunity to tuberculosis. Immunol Review, 2008, 226: 191-204.

[6] 谢莉, 高微微, 马玙, 等. γ-干扰素与结核病. 国外医学呼吸系统分册, 2005, 25（11）: 841-845.

[7] Kaufmann SH, Baumann S, Nasser EA. Exploiting immunology and molecular genetics for rational vaccine design against tuberculosis. Int J Tuberc Lung Dis, 2006, 10（10）: 1068-1079.

[8] Flynn JL, Chun J, Triebold KJ, et al. An essential role for interferon-γ in resistance to *Mycobacterium tuberculosis* infection. J Exp Med, 1993, 178（6）: 2249-2254.

[9] 李冰雪, 宝福凯, 柳爱华. 肿瘤坏死因子-α 与结核病关系的研究进展. 中国热带医学, 2010, 10（3）: 370-372.

[10] 夏长胜, 卢贤瑜. γ-干扰素抗结核免疫作用的研究进展. 国外医学: 微生物学分册, 2004, 27（4）: 24-26.

[11] Sallakci N, Coskun M, Berber Z, et al. Interferon-gamma gene+874T/A polymorphism is associated with tuberculosis and gamma interferon response. Tuberculosis（Edinb）, 2007, 87: 225-230.

[12] Moran A, Ma X, Reich RA, et al. No association between the +874T/A single nucleotide polymorphism in the IFN-gamma gene and susceptibility to TB. Int. J. Tuberc. Lung Dis, 2007, 11: 113-115.

[13] Selvaraj P, Alagarasu K, Harishankar M, et al. Cytokine gene polymorphisms and cytokine levels in pulmonary tuberculosis. Cytokine, 2008: 26-33.

[14] 姚红梅, 董德琼, 杨渝浩, 等. 结核病人血清 TGF-β、IFN-γ 的检测. 贵州医药, 2002, 26（10）: 873-874.

[15] Chackerlan AA, Perera TV, Behar SM. Gamma interferon-producing CD4[+]T lymphocytes in the lung correlate with resistance to infection with *Mycobacterium tuberculosis*. Infect Immun, 2001, 69: 2666-2674.

[16] Turner J, Corrah T, Sabbally S, et al. A longitudinal study of in vitro IFN-γ Production and cytotoxic T cell responses of tuberculosis patients in the Gambia. Int. J. Tuberc. Lung Dis, 2000, 80 (3): 161-169.

[17] Mahuad CBV, Pezzotto SM, Bay ML, et al. Impaired immune responses intuberculosis patient are related to weight loss that co-exists with an immunoendocrine imbalance. J Neuroimmunomodulation, 2007, 14 (4): 193-199.

[18] 刘义, 李琦, 张宗德, 等. 肺结核患者痰和血浆 IFN-γ 含量检测的临床意义探讨[J]. 结核病与胸部肿瘤, 2011, 4: 245-248.

[19] Lalvanu A, DM, FRCP. Diagnosing Tuberculosis Infection in the 21st Century. Chest, 2007, 131: 1898-1906.

[20] Farris AB, Branda JA. QuantiFERON-TB Gold Assay for Tuberculosis Infection. Clinical Microbiol Newslet, 2007, 29 (17): 129-135.

[21] Ruhwald M, Bjerregaard-Andersen M, Rabna R, et al. CXCL10/IP-10 release is induced by incubation of whole blood from tuberculosis patients with ESAT-6, CFP10 and TB7.7. Microb and Infect, 2007, 9: 806-812.

[22] Kang YA. Discrepancy between the tuberculin skin test and the whole-blood interferon gamma assay for the diagnosis of latent tuberculosis infection in an intermediate tuberculosis burden country. JAMA, 2005, 293: 2756-2761.

[23] Diel R, Loddenkemper R, Meywald-Walter K, et al. Predictive value of a whole-blood IFN-gamma assay for the development of active tuberculosis disease after recent infection with *Mycobacterium tuberculosis*. Am J Respir Crit Care Med, 2008, 177(10): 1164-1170.

[24] 文霞, 柳爱华, 宝福凯, 等. γ-干扰素释放试验应用于结核病诊断的研究进展[J]. 中国病原生物学杂志, 2011, 6 (7): 542-546.

[25] Kang YA, Lee HW, Hwang SS, et al. Usefulness of whole-blood interferon-γ assay and interferon-γ enzyme-linked immunospot assay in the diagnosis of active pulmonary tuberculosis. Chest, 2007, 132 (3): 959-965.

[26] Ravn P, Munk ME, Andersen AB, et al. Prospective evaluation of a whole-blood test using *Mycobacterium tuberculosis*-specific antigens ESAT-6 and CFP-10 for diagnosis of active tuberculosis. Clin Diagn Lab Immunal, 2005, 12: 491-496.

[27] 孙琳, 肖婧, 李惠民, 等. 结核菌素皮试和全血 γ 干扰素测定对儿童结核病诊断准确性的研究. 中国循证儿科杂志, 2010, 5 (3): 201-206.

[28] 陈颖钰, 詹枝华, 郭爱珍, 等. CFP-10/ESAT-6 特异性 IFN-γ 释放反应诊断活动性肺结核的研究. 生物技术通报, 2008, S1: 176-180.

[29] 刘晓清, 张丽帆. γ 干扰素释放分析 T-SPOT TB 在诊断结核感染中的研究进展. 中国实验诊断学, 2010, 14(12): 2065-2068.

[30] Ferrara G, Losi M, D'Amico R, et al. Use in routine clinical practice of two commercial blood tests for diagnosis of infection with *Mycobacterium tuberculosis*: a prospective study. Lancet, 2006, 367 (9519): 1328-1334.

[31] Lee JY, Choi HJ, Park IN, et al. Comparison of two commercial interferon-γassays for diagnosing *Mycobacterium tuberculosis* infection. European Respiratory Journal, 2006, 28 (1): 24-30.

[32] Kim SH, Choi SJ, Kim HB, et al. Diagnostic usefulness of a T-cell-basedassay for extrapulmonary tuberculosis. Arch Intern Med, 2007, 167 (20): 2255-2259.

[33] Mori T, Sakatani M, Yamagishi F, et al. Specific detection of tuberculosis infection: an interferon-gamma-based assay using new antigens. Am J Respir Crit Care Med, 2004, 170 (1): 59-64.

[34] Kobashi Y, Mouri K, Yagi S. et al. Usefulness of the QuantiFERON TB-2G test for the differential diagnosis of pulmonary tuberculosis. Intern Med, 2008, 47 (4): 237-243.

[35] 廉国利, 王亚亭, 等. 干扰素释放试验对儿童隐性结核感染的诊断价值. 临床儿科杂志, 2010, 28 (2): 116-119.

[36] Bergamini BM, Losi M, Vaienti F, et al. Performance of commercial blood tests for the diagnosis of latent tuberculosis infection in children and adolescents. Pediatrics, 2009, 123 (3): 419-424.

[37] Condos R, Rom WN, Schluger NW. Treatment of multidrug-resistant pulmonary tuberculosis with interferon-γ via aerosol. Lancet, 1997, 349: 1513-1515.

[38] Condos R, Rom WN, Canva A, et al. Recombinant gamma interferon stimulates signal transduction and gene expression in alveolar macrophages in vitro and in tuberculosis patients. Infect Immun, 2003, 71 (4): 2058-2064.

[39] Koh WJ, Kwon OJ, Such GY, et al. Six-month therapy with aerosolized interferon-gamma for refractory multidrug-resistant pulmonary tuberculosis. J Korean Med Sci, 2004, 19: 167-171.

[40] 华树成, 许力军, 吕晓红, 等. IFN-γ 治疗结核的动物实验研究. 中国老年学杂志, 2002, 22 (5): 391-393.

[41] 王廷焱, 米喜民. γ-干扰素(IFN-γ)辅助治疗干酪样肺炎 19 例临床疗效分析. 中国防痨杂志, 2007, 29 (6): 544-545.

第四章 MIF 基因启动子多态性与疾病易感性

巨噬细胞移动抑制因子（macrophage migration inhibitory factor，MIF）是一种由活化的 T 淋巴细胞分泌的可抑制单核/巨噬细胞移动的细胞因子，在炎性疾病和自身免疫性疾病的发病机制中起着重要作用。MIF 是 1966 年 Bloom 和 Bennett 等研究迟发型超敏反应时发现的一个细胞因子，但对其结构与功能直到 1989 年其 cDNA 被克隆后才逐渐深入研究。早期认为 MIF 与免疫细胞活化有关并具有抑制巨噬细胞移动的功能，但随后的研究发现，MIF 主要是与巨噬细胞的黏附作用、扩散迁移、吞噬和抑制细胞凋亡的活化功能相关。MIF 具有多种生物活性，它既是一种细胞因子，又是一种源于垂体的激素，还可以作为糖皮质激素生理活动的负反馈调节剂。同时 MIF 可以通过多种方式参与多种疾病的发生和演变，但其在许多疾病中的作用目前尚不清楚，有待进一步研究。本文简述了巨噬细胞移动抑制因子的基本理化性质及 MIF 基因多态性与疾病易感性的关系。

一、MIF 概述

（一）MIF 基因结构

目前已成功克隆出小鼠和人 MIF 基因，两者基因片段长度均小于 1kb，具有高度同源性[1]。人 MIF 基因是单拷贝基因，编码基因位于染色体 22q11.2，mRNA 长度约为 0.8kb，3 个外显子被 2 个短内含子分开，5′端侧翼区存在多个 SP-1 位点和 1 个 cAMP 应答元件（cAMP responsive element，CRE），而且可在多种组织中表达。小鼠 MIF 基因由 3 个外显子和 2 个内含子组成，mRNA 长度为 0.6kb，其启动子无经典的 TATA 盒，5′端靠近 RNA 转录起始位点处存在各种转录因子序列，如 SP-1、负向糖皮质激素应答元件（negative glucocorticoid responsive element，nGRE）、CRE、激活蛋白（acticator protein，AP-2）、细胞因子-1（cytokine-1，CK-1）和核因子-κB（nuclear factor-kapp B，NF-κB）调控元件，小鼠 MIF 在免疫细胞和非免疫细胞中均可表达，并在细胞调节中发挥自分泌或旁分泌作用[1]。同时研究发现，MIF mRNA 在肾、脑和肝脏器官中表达上调。

（二）MIF 蛋白结构

MIF 是一种含有 115 个氨基酸残基的蛋白质，分子质量是 12.5kDa，具有 α 链和 β 链组成的三维结构，与其他蛋白相比并无明显的生物序列同源性。放射图谱分析显示，人类与鼠 MIF 之间约 90%的氨基酸序列相同，MIF 蛋白晶体结构是一个同源三聚体，每个单体由 2 个反向平行的 α 螺旋和 6 个 β 链组成。3 个 β 片层由 6 个 α 螺旋围绕成一端开放的中空桶样隧道形状，主要由亲水性原子排列构成，可溶性物质可进入此隧道，隧道中央带阳性电荷，可同带阴性电荷的部位相互作用。MIF 分子不属于现已发现的任何细胞因子家族，它具有两个特性：①具有互变异构酶和氧化还原酶的活性；②大多数细胞因子的表达经诱导产生，而 MIF 为组成性表达[2]。MIF 在机体中来源广泛，不仅能在肺、皮肤、胃肠、泌尿道、内分泌腺等组织中表达，而且也能在免疫细胞中表达[3]。

（三）MIF 来源及其受体

T 细胞是产生 MIF 的主要细胞，小鼠脾细胞和人外周血 T 淋巴细胞均可表达 MIF mRNA，并在丝裂原、抗 CD3 抗体和特异性抗原刺激下分泌 MIF 蛋白。单核/巨噬细胞也是 MIF 的重要来源之一，静息状态下的巨噬细胞可高表达 MIF mRNA 及 MIF 前体蛋白，同时发现 MIF 可以诱导巨噬细胞分泌 TNF-α，并协助 IFN-γ 诱导巨噬细胞产生一氧化氮，从而增强巨噬细胞对感染和组织损伤的反应能力。垂体是 MIF 蛋白的主要来源，在应激状态下，MIF 可随垂体激素促肾上腺皮质激素一起由垂体前叶细胞分泌，并呈时间依赖性增加[1]。

MIF 的受体是 CD74，其与 MIF 结合磷酸化后与 CD44 形成 CD74-CD44 复合体，MIF 结合 CD74 胞外区段诱导 ERK1/ERK2 信号活化、PGE2 产生和细胞增殖[4, 5]。MIF 的其他两个细胞表面受体分别是在 MIF 介导迁徙中起作用的 CXCR2 和 CXCR4[6]。除受体发挥作用外，MIF 也可进入细胞质发挥作用。

（四）MIF 基因多态性

迄今为止，应用高显示液相染色体图谱分析技术已经证明 MIF 基因在多个位点存在多态性（微卫星多态性和单核苷酸多态性），4 个位点可能产生基因多态性的区域，包括-794 区 CATT 重复序列微卫星多态性位点和 3 个单核苷酸多态性位点（SNP）：-173 位点 G/C（rs755622）、+254 位点 T/C（rs2096525）、+656 位点 C/G（rs2070766），其中 rs2096525 和 rs2070766 位于内含子区域，与疾病的蛋白表达不相关，位置不重要；而-794 位点 CATT 重复序列和 rs755622 位于 MIF 基因启动子的外显子区域，与疾病的蛋白表达有关，因此目前主要研究这两个区域[7, 8]。

（五）MIF 生物学作用

MIF 能够抑制巨噬细胞的游走，促进巨噬细胞在炎症局部的聚集、增生、激活、分泌一些细胞因子，在炎症和内毒素血症中起重要作用，其主要生物学作用归纳如下。

1. 抑制糖皮质激素生理效应　MIF 蛋白具有负反馈调节糖皮质激素的作用，当糖皮质激素水平达免疫抑制效果时，MIF 抵抗糖皮质激素效应且恢复巨噬细胞因子表达和使 T 淋巴细胞活化，在调节炎症反应的调定点和方向中起着重要作用。低浓度的糖皮质激素可以诱导巨噬细胞分泌 MIF，并显示为一条钟形的量反应曲线[9]。

2. 抑制 p53 活性　p53 基因是经典肿瘤抑制基因。MIF 作为 p53 的负性调节因子，通过刺激肿瘤细胞增殖继而血管新生，抑制 p53 介导的凋亡或线粒体凋亡等机制促进肿瘤的发展和浸润转移[10]。p53 主要从诱导细胞分裂周期停止和凋亡两方面来阻止不适当的细胞增殖。

3. 炎症免疫调节功能　研究发现 MIF 蛋白是神经内分泌介质，可使宿主对微生物产物产生应答，暗示 MIF 蛋白是介于内分泌系统和免疫系统之间的因子，具有促炎症免疫功能的能力。在免疫过程中，MIF 促进巨噬细胞在炎症局部浸润、增生、激活并分泌表达一些细胞因子（IL-1β、IL-6、TNF-α、IFN-γ），同时使一氧化氮释放增加和磷脂酶 A2 的表达增强,产生促炎作用[11]。同时 MIF 抑制和反相调节糖皮质激素对免疫和炎性细胞活性的抑制及对炎性细胞因子释放的抑制来达到促炎目的。

4. 酶活性和损伤修复功能 MIF 蛋白作为羟苯丙酮酸互变异构酶,能催化羟苯丙酮和羟苯丙酮酸的酮基-烯酸互变异构。MIF 还可以作为一种蛋白质——巯基氧化还原酶,参与氧化还原反应[12]。研究发现在角膜损伤愈合过程中,随着角膜细胞浸润和内皮细胞分化,MIF mRNA 表达相应增加。随后研究发现,在小鼠皮肤损伤愈合过程中,MIF 表达有增加趋势,而用抗 MIF 抗体可以推迟损伤愈合[1]。

二、MIF 与疾病的关系

MIF 基因突变导致的功能缺失可以影响宿主的炎性或固有免疫应答,从而使宿主出现更严重的炎症和免疫反应。国内外大量研究表明,目前 MIF 基因多态性主要与炎性疾病、自身免疫性疾病和肿瘤的易感性和严重程度相关。

研究发现,当机体应激和严重感染时,下丘脑-垂体-肾上腺(HPA)轴激活,血液中 ACTH、肾上腺皮质激素水平迅速升高,抑制免疫反应、抵抗应激、保护宿主的作用,血中 MIF 水平明显升高,且皮质醇和 MIF 水平在一定范围内呈正相关[13]。同时研究显示,MIF 在宿主对 G$^-$菌毒素(LPS)和 G$^+$菌毒素(TSST-1、SPEA)的反应中有重要作用。MIF 蛋白通过多种信号传导通路,可以促进肿瘤细胞的发生、增殖、浸润和转移,参与肿瘤的演进过程。总之,MIF 蛋白在急性和慢性炎症、自身免疫性疾病及众多疾病中扮演着重要角色,研究 MIF 基因启动子多态性有利于阐释不同群体对疾病的易感性、严重性、药物抗性等机制(表 4-1)。

表 4-1 MIF 基因启动子多态性与疾病易感性

疾病名称	发病机理	参考文献
结核病(TB)	结核分枝杆菌在体内主要感染巨噬细胞,在感染过程中结核分枝杆菌通过受体激活不同的信号传导通路,导致免疫效应分子的产生;致病性结核分枝杆菌能抑制 MAP 激酶的激活,而 MAP 激酶激活的抑制导致的 TNF-α 产生和 Ⅱ 型可诱导 NO 合成酶表达降低导致结核病	[14]
类风湿关节炎(RA)	MIF 能够诱导 RA 成纤维样滑膜细胞中胞质型的磷脂酶 A2(PLA2)和环氧化酶 2(COX-2)的表达和活化。同时抗-MIF 抗体抑制前炎症细胞因子 IL-1 介导的 PLA2 和 COX-2 的表达和活化;上调基质金属蛋白酶表达;促进血管翳形成及内皮细胞黏附分子的表达	[15,16]
系统性红斑狼疮(SLE)	SLE 是一种弥漫性结缔组织病,以狼疮肾炎(LN)最为严重,MIF 通过自分泌和外分泌途径激活巨噬细胞促其产生吞噬和细胞内杀伤,巨噬细胞的适应性移动可致肾小球细胞增殖和细胞堆积而加重蛋白尿,当巨噬细胞到达靶组织时,MIF 产生持续存在的炎症作用	[17,18]
肾小球肾炎	MIF 主要由肾小管上皮细胞表达,通过吸引巨噬细胞在炎症局部聚集、浸润,抑制其移动,并使其增生、活化、分泌细胞因子(TNF-α、IL-1、NO)导致肾脏损伤	[19]
哮喘	MIF 具有多种前炎症因子功能,可以促进 T 细胞增殖、活化及 B 细胞多克隆激活,产生大量自身抗体和多种细胞因子,导致哮喘发生和发展;MIF 通过诱导 TGF-β$_1$ 的生成而导致气道重塑引发哮喘	[20,21]
炎症性肠病(IBD)	肠道感染和菌群失调是抗原激活触发 IBD 的重要原因,G$^-$菌内毒素主要化学成分是 LPS,啮齿类动物注射 LPS 后引起 MIF 蛋白释放及血清里 MIF 水平增高,MIF 促进 LPS 毒力,且 MIF 水平与死亡显著相关;MIF 在 IBD 免疫反应中也有重要作用	[22,23]
食管癌	胆酸可上调食管鳞癌细胞系 Eca-109 细胞 MIF mRNA 及蛋白表达,NSAIDs 和选择性 COX-2 抑制剂可通过抑制胆酸诱导的 MIF 增加而产生保护作用;MIF 在体外能刺激食管癌细胞分泌 IL-8 和 VEGF,促进血管生成	[24]

续表

疾病名称	发病机理	参考文献
胃炎、胃癌	在感染幽门螺杆菌（Hp）的胃黏膜细胞中，MIF 来自 Hp CagA 蛋白刺激；在 Hp 感染时，MIF 在胃黏膜的主要受体 CD74 表达明显增高，CD74 与 MIF 的结合可剂量依赖性地促进胃上皮细胞增殖参与肿瘤和炎症的发生	[25]
结直肠癌	MIF 通过激活 Rb-E2F 通路促进结直肠癌细胞增殖；MIF 和多种生长因子共同促进细胞增殖和肿瘤生长，如转化生长因子-β（TGF-β）、碱性成纤维细胞生长因子（b-FGF）、血小板生长因子（PDGF）；p21 和 STAT-1 信号分子参与的 p53 功能障碍是 MIF 促进结直肠癌的另一途径	[26]
肝癌	MIF 在肝癌细胞中的表达可促进肝细胞生长因子合成，外源性 MIF 可促进 HepG2 细胞增殖，并呈剂量依赖性；MIF 可诱导 IL-8 和血管内皮生长因子呈剂量依赖性增长，促进血管生成因子表达和肿瘤细胞转移	[27]
胰腺炎、胰腺癌	MIF 以自分泌方式通过促进血管因子的表达和肿瘤细胞的转移来刺激肿瘤血管的发生和肿瘤转移，MIF 蛋白表达水平与胰腺炎和胰腺癌的病理分级相关，而与临床分期和淋巴结转移无关	[28]
病毒性心肌炎（VM）	MIF 是一种重要的促炎因子，可促进巨噬细胞分泌多种细胞因子，心肌炎是以心肌炎性反应病变为主的疾病。通过 MIF 中和抗体阻断 MIF 的表达可以减轻心机的病变程度，降低心肌中血管细胞间黏附分子（VCAM-1）、IL-1β、TNF-α 表达	[29]
脓毒症及休克	脓毒性休克主要由 LPS 引起，LPS 是 G$^-$ 菌细胞壁外层结构内毒素的主要化学成分，MIF 可以协同增强 LPS 诱导脓毒性休克；MIF 在 G$^+$ 菌脓毒症发病机制中也有重要作用，G$^+$ 外毒素能诱导巨噬细胞分泌 MIF	[30，31]
子宫内膜异位症（EMT）	MIF 刺激内皮细胞增殖，在异位内膜处形成一个局部正反馈环，刺激异位内膜血管内皮细胞生长，新血管形成，导致异位内膜不断发展；同时巨噬细胞增多，分泌的细胞因子又可通过局部正反馈使巨噬细胞分泌 MIF 增多，MIF 在局部扩大异位病灶的炎症反应，加速病情发生发展	[32，33]
妊娠	MIF 参与整个妊娠过程，hCG 可诱导和调控 MIF 的表达和分泌。胎盘蜕膜层的巨噬细胞和树突状细胞激活 T 细胞产生免疫应答，T 细胞分化为 Th1 和 Th2 细胞亚群，其趋向选择受多种体内外因素影响，导致妊娠前后细胞因子分布、合成与调控 MIF 表达变化以适应不同妊娠发展阶段的需要	
皮肤病	MIF 在皮肤损伤愈合过程中高表达，内源性、外源性 MIF 均可刺激 NIH/3T3 成纤维细胞的增殖，与 p44/p42 有丝分裂原激活的蛋白激酶活性有关。MIF 与特应性皮炎、银屑病、硬皮病、大疱性类天疱疮等皮肤病致病机制相关	[34]

三、小　结

综上所述，MIF 作为在机体中广泛分布的一种调控细胞基因表达、细胞分化和凋亡的重要细胞因子，参与众多疾病的发生发展过程，其基因启动子多态性更是与众多疾病的易感性相关。尽管目前对 MIF 的致病机制尚不完全清楚，但大量的研究已经证实 MIF 在多种疾病中高表达，而 MIF 抑制剂可以下调 MIF 水平，对多种疾病有效，这为许多疾病的治疗开辟了新思路。因而随着人们对 MIF 研究的深入了解，MIF 有望成为下一个诊断、治疗及预防疾病的新靶点。

参　考　文　献

[1] Bloom J, Sun S, Al-Abed Y. MIF, a controversial cytokine: a review of structural features, challenges, and opportunities for drug development. Expert Opin Ther Targets, 2016, 20（12）: 1463-1475.

[2] Kleemann R, Rorsman H, Rosengren E, et al. Dissection of the enzymatic and immunologic functions of macrophage migration inhibitory factor. Full immunologic activity of N-terminally truncated mutants. Eur J Biochem, 2000, 267 (24): 7183-7193.

[3] Daryadel A, Grifone RF, Simon HU, et al. Apoptotic neutrophils release macrophage migration inhibitory factor upon stimulation with tumor necrosis factor-alpha. J Biol Chem, 2006, 281 (37): 27653-27661.

[4] Cohen S, Shoshana OY, Zelman-Toister E, et al. The cytokine midkine and its receptor RPTPζ regulate B cell survival in a pathway induced by CD74. J Immunol, 2012, 188 (1): 259-269.

[5] Gordin M, Tesio M, Cohen S, et al. c-Met and its ligand hepatocyte growth factor/scatter factor regulate mature B cell survival in a pathway induced by CD74. J Immunol, 2010, 185 (4): 2020-2031.

[6] Bernhagen J, Krohn R, Lue H, et al. MIF is a noncognate ligand of CXC chemokine receptors in inflammatory and atherogenic cell recruitment. Nat Med, 2007, 13 (5): 587-596.

[7] Donn RP, Shelley E, Ollier WE, et al. A novel 5'-flanking region polymorphism of macrophage migration inhibitory factor is associated with systemic-onset juvenile idiopathic arthritis. Arthritis Rheum, 2001, 44 (8): 1782-1785.

[8] Donn R, Alourfi Z, DeBenedetti F, et al. Mutation screening of the macrophage migration inhibitory factor gene: positive association of a functional polymorphism of macrophage migration inhibitory factor with juvenile idiopathic arthritis. Arthritis Rheum, 2002, 46 (9): 2402-2409.

[9] Santos L, Hall P, Metz C, et al. Role of macrophage migration inhibitory factor (MIF) in murine antigen-induced arthritis: interaction with glucocorticoids. Clin Exp Immunol, 2001, 123 (2): 309-314.

[10] Fingerle-Rowson G, Petrenko O, Metz CN, et al. The p53-dependent effects of macrophage migration inhibitory factor revealed by gene targeting. Proc Natl Acad Sci USA, 2003, 100 (16): 9354-9359.

[11] Lue H, Kleemann R, Calandra T, et al. Macrophage migration inhibitory factor (MIF): mechanisms of action and role in disease. Microbes Infect, 2002, 4 (4): 449-460.

[12] 吴杰, 黄承滨, 赵育桢, 等. MIF 基因多态性及其与疾病关系的研究进展. 国际遗传学杂志, 2009, 32 (2): 115-119, 154.

[13] 方芳, 陈伟英. 巨噬细胞移动抑制因子在机体炎症反应中的作用及机制. 国外医学内科学分册, 2004, 31 (5): 210-213.

[14] 柳爱华, 石梅, 赵勤, 等. MIF 基因启动子多态性与结核病相关性研究进展. 热带医学杂志, 2010, 10 (9): 1143-1145.

[15] Liu R, Xu N, Wang X, et al. Influence of MIF, CD40, and CD226 polymorphisms on risk of rheumatoid arthritis. Mol Biol Rep, 2012, 39 (6): 6915-6922.

[16] 严瀚, 周汉成, 刘恩志, 等. 类风湿关节炎滑膜中巨噬细胞移动抑制因子的表达及意义. 临床和实验医学杂志, 2013, 12 (9): 651-653.

[17] Santos LL, Morand EF. Macrophage migration inhibitory factor: a key cytokine in RA, SLE and atherosclerosis. Clin Chim Acta, 2009, 399 (1-2): 1-7.

[18] 郭学华, 吴华香. 巨噬细胞移动抑制因子和系统性红斑狼疮. 浙江医学, 2006, 28 (4): 307-309.

[19] Hoi AY, Hickey MJ, Hall P, et al. Macrophage migration inhibitory factor deficiency attenuates macrophage recruitment, glomerulonephritis, and lethality in MRL/lpr mice. J Immunol, 2006, 177 (8): 5687-5696.

[20] Park HK, Cho MK, Park HY, et al. Macrophage migration inhibitory factor isolated from a parasite inhibited Th2 cytokine production in PBMCs of atopic asthma patients. J Asthma, 2012, 49 (1): 10-15.

[21] Chen PF, Luo YL, Wang W, et al. ISO-1, a macrophage migration inhibitory factor antagonist, inhibits airway remodeling in a murine model of chronic asthma. Mol Med, 2010, 16 (9-10): 400-408.

[22] Falvey JD, Bentley RW, Merriman TR, et al. Macrophage migration inhibitory factor gene polymorphisms in inflammatory bowel disease: an association study in New Zealand Caucasians and meta-analysis. World J Gastroenterol, 2013, 19 (39): 6656-6664.

[23] Nishihira J. Molecular function of macrophage migration inhibitory factor and a novel therapy for inflammatory bowel disease. Ann N Y Acad Sci, 2012, 1271: 53-57.

[24] Xia HH, Zhang ST, Lam SK, et al. Expression of macrophage migration inhibitory factor in esophageal squamous cell carcinoma and effects of bile acids and NSAIDs. Carcinogenesis, 2005, 26 (1): 11-15.

[25] He XX, Yang J, Ding YW, et al. Increased epithelial and serum expression of macrophage migration inhibitory factor (MIF) in gastric cancer: potential role of MIF in gastric carcinogenesis. Gut, 2006, 55 (6): 797-802.

[26] Sasaki Y, Kasuya K, Nishihira J, et al. Suppression of tumor growth through introduction of an antisense plasmid of macrophage migration inhibitory factor. Int J Mol Med, 2002, 10 (5): 579-583.

[27] Ren Y, Tsui HT, Poon RT, et al. Macrophage migration inhibitory factor: roles in regulating tumor cell migration and expression of angiogenic factors in hepatocellular carcinoma. Int J Cancer, 2003, 107 (1): 22-29.

[28] 金志清, 智发朝, 陈学清, 等. 巨噬细胞移动抑制因子蛋白在胰腺癌组织表达的临床意义. 第一军医大学学报, 2004, 24:

1301-1303.

[29] Matsui Y, Okamoto H, Jia N, et al. Blockade of macrophage migration inhibitory factor ameliorates experimental autoimmune myocarditis. J Mol Cell Cardiol, 2004, 37(2): 557-566.

[30] Calandra T, Echtenacher B, Roy DL, et al. Protection from septic shock by neutralization of macrophage migration inhibitory factor. Nat Med, 2000, 6(2): 164-170.

[31] 詹芝娅, 方向明. 巨噬细胞移动抑制因子与脓毒血症. 中国医师杂志, 2006, 8(1): 141-142.

[32] Yang Y, Degranpré P, Kharfi A, et al. Identification of macrophage migration inhibitory factor as a potent endothelial cell growth-promoting agent released by ectopic human endometrial cells. J Clin Endocrinol Metab, 2000, 85(12): 4721-4727.

[33] 金爱红, 何福仙. 巨噬细胞移动抑制因子与子宫内膜异位症. 国外医学妇产科学分册, 2005, 32(2): 78-80.

[34] 邢冬红. 妊娠期间巨噬细胞移动抑制因子的表达调控及其潜在功能. 中国慢性病预防与控制, 2006, 14(6): 454-456.

[35] 马蕾, 张玉杰. 巨噬细胞移动抑制因子与皮肤病. 滨州医学院学报, 2010, 33(2): 134-136.

第五章 白细胞介素-32 与结核病

结核病（tuberculosis，TB）是一种全球性疾病，是由结核分枝杆菌（*Mycobacterium tuberculosis*，MTB）感染引起的。世界范围内每年有大约 8.7 亿的新增病例和 1.4 亿的人口因结核病发病而死亡[1]。大约有 1/3 的世界人口为隐性结核病感染者，即感染了结核分枝杆菌但无临床表现，或者能自身抵抗结核分枝杆菌的感染。而只有 10%人群在结核分枝杆菌感染后发展为临床结核病患者。这种宿主自身防御和抑制结核病发病的机制，可能与新发现的细胞因子白细胞介素-32（interleukin-32，IL-32）有密切的关系[2]。因此，了解 IL-32 与结核病的关系有助于临床治疗效果的进一步提升。

一、IL-32 的发现

1992 年，Dahl[3]等在有活性的自然杀伤细胞及 T 细胞中发现一种新的表达基因，最初称为自然杀伤性细胞转录产物 4 称为 NK4，由 IL-2 和 IFN-γ 刺激 NK 后的一种转录体的表达，后经过证实即为现在的 IL-32γ。2005 年，美国科罗拉多大学健康科学研究中心医学部 Kim 等在用基因芯片方法研究 IL-18 可诱导基因时发现并鉴定了一种新型白细胞介素，简称 IL-32[4]。

二、IL-32 的结构及生物学功能

IL-32 为一种分泌性蛋白，内源性 IL-32 分子质量约为 27kDa。IL-32 可以刺激单核细胞产生炎症因子白细胞介素-1β（IL-1β）、白细胞介素-6（IL-6）、白细胞介素-8（IL-8）、巨噬细胞炎症蛋白（macrophage inflammatory protein-2，MIP-2）、肿瘤坏死因子 α（tumour necrosis factor-α，TNF-α）和细胞因子（cytokine，CK）[5-7]。其分子质量在 30kDa 左右。IL-32 的基因位于人体 16 号染色体的 p13.3 基因位上，有 8 个外显子，6 种基因的剪接异型体，这 6 种异型体分别是 IL-32α、IL-32β、IL-32γ、IL-32δ、IL-32ε 和 IL-32ζ，而 IL-32γ 是这六种异型体中表达量最为丰富的一种细胞因子[4-9]，并且在以小鼠为动物模型研究 IL-32γ 对抗强病毒性结核病菌株的实验中，通过强病毒性结核病分别感染野生型小鼠和转基因（surfactant protein C）SPC-IL-32γTg 小鼠，由于 SPC-IL-32γTg 小鼠能够转入表面蛋白 C 启动子基因，能够在感染的条件下产生 IL-32γ，试验后发现在两种小鼠的肺和脾脏内的结核菌感染率 SPC-IL-32γTg 小鼠组比野生型组少 13%～17%。说明 IL-32γ 能提高小鼠机体对结核菌的免疫。在小鼠的巨噬细胞中还发现 IL-32γ 的抗结核能力要强于 IL-32β[10]。

IL-32α 主要存在于细胞内，IL-32β 则分泌到细胞外，且 β 亚型与 IL-32γ 的序列非常相似[11]。最近，IL-32（η，θ，s）三种同系物在 2014 年 *Cellular Signalling* 期刊上发表，并且证明 IL-32θ 能够通过抑制 PKCδ 磷酸化途径下调 CCL5 的表达，从而调节炎症反应[12]。IL-32 在免疫应答中具有双重调节功能，它既可以诱导促炎症因子的表达，如 TNF-α、IL-1β、IL-6，也可以诱导抗炎症因子 IL-10 的表达[4]。

许多病原体感染生物体后能刺激机体免疫细胞或非免疫细胞产生 IL-32，如结核分枝

杆菌[13]、EB（Epstein-Barr virus）病毒、HIV（human immunodeficiency virus）病毒和流感 A 病毒等[7-9]。在 T 细胞，自然杀伤性细胞（NK）、单核内皮细胞和上皮细胞中 IL-32 表达量最大（图 5-1）[12]，在细胞内有四条途径诱导 IL-32 的表达，分别是 PI3K/Akt 途径，NF-κB/AP-1 途径、COX-2 途径和 Syk/PKCδ/JNK 途径。RNA 印迹分析表明，在人体的脾、小肠、结肠、胸腺、卵巢、睾丸，前列腺组织中表达量高，在免疫组织中表达强于非免疫组织。因此，IL-32 是免疫系统和体细胞抗感染的重要的调节因子。在机体固有免疫和适应性免疫应答中起着重要的作用。

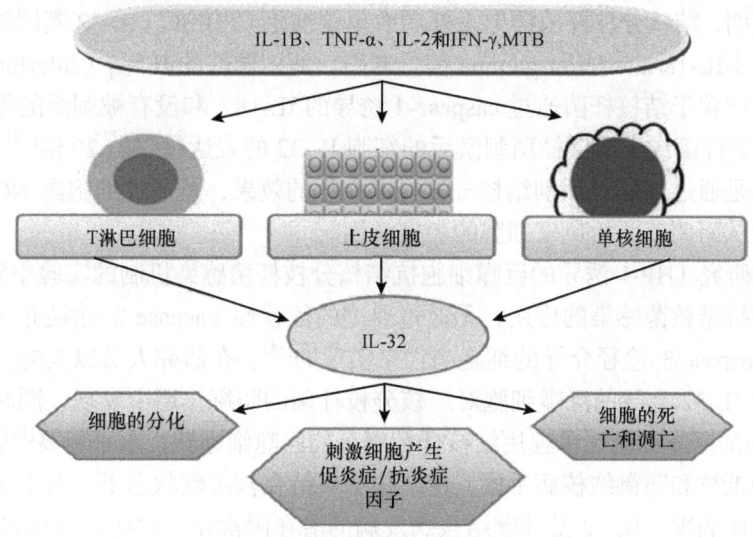

图 5-1 IL-32 的产生及生物学作用

三、IL-32 信号转导通路

现在已经发现 IL-32 以多条信号通路进行转导。

1. p38M APK 磷酸化通路 p38M APK 属于有丝分裂原蛋白激酶（MAPK）转导系统的一个亚族，是广泛存在于细胞质内的含有丝氨酸／苏氨酸残基的蛋白激酶，p38M APK 激活是炎症信号的关键转录分子。IL-32α 刺激 Raw 细胞 5min 后显著地增加 p38M APK 磷酸化，随后 15～30min 减少，有趣的是在 45min 时，p38M APK 磷酸化第 2 次增加，然后又逐渐地减少[4]。

2. 核因子 κB 通路（NF-κB） IL-32 与相应受体结合激活 NF-κB 通路，影响多种细胞因、黏附因子、免疫受体、急性时相蛋白、应激反应蛋白基因的转录。例如，IL-32 以时间依赖性方式诱导 Raw 细胞中 NF-κB 抑制蛋白（inhibitor of NF-κB，I-κB）降解，激活 NF-κB。

3. caspase-1 途径 半胱氨酸天冬氨酸特异性蛋白酶-1（cysteinyl aspartate specific proteases，caspases-1）途径，NOD1 和 NOD2 与其配体胞壁酰二肽（muramyl dipeptides，MDP）结合，诱导细胞产生 IL-32，通过 caspase-1 途径刺激 IL-1β 和 IL-6 产生。

4. caspase-3 途径 用抗-CD3 刺激分化的 T 细胞，在培养 48h 后，细胞凋亡开始增加，IL-32 诱导 T 细胞凋亡时激活 caspase-3 途径。但它是在细胞内还是在细胞外发挥作用现在仍有争议。基于其氨基酸序列的推论，预计其为一种分泌性蛋白质。但 Goda 等在试验中发现在有活性的T细胞和自然杀伤细胞的细胞质中存在大量IL-32,而培养液中只有少量IL-32存在于上层细胞培养液中。只有当细胞死亡后,IL-32才有可能随着时间延长在培养液中聚集。同时也没有证据证明IL-32可通过内质网/高尔基体途径分泌到细胞外,目前大多数研究报道的IL-32都是属于内源性细胞因子。而研究中发现IL-32的亚型α、β及δ缺乏假定的信号肽,但与其他细胞因子相似,IL-32可以膜结合方式发挥其功能[14]。

四、IL-32与结核病的关系

有研究表明,结核分枝杆菌诱导人外周血单核细胞(PBMC)IL-32基因的表达时,需要依赖aspase-1/IL-18/interferon-gamma信号通路。而内源性的IFN-γ(interferon-gamma)产生则反过来依赖于结核杆菌通过caspase-1诱导的IL-18。和没有被刺激的外周血单核细胞相比,用结核杆菌或牛结核杆菌刺激后的细胞IL-32的表达是它的20倍[15]。而IL-32表达量的增加不是通过TLR4识别结核分枝杆菌产生的效果,是通过细胞内NOD途径使其表达量升高,从而调节原始免疫细胞的免疫活性。

在Bai等研究THP-1诱导的巨噬细胞抗结核分枝杆菌感染机制的实验中发现,IL-32γ在巨噬细胞中抗结核菌感染的作用,是通过典型的依赖性caspase-3途径介导的细胞凋亡和非依赖性caspase-3途径介导的细胞凋亡来实现的[16]。在研究人员以人的巨噬细胞为实验对象,研究IL-32介导的巨噬细胞对结核分枝杆菌的防御作用中发现,同时用结核杆菌和IL-32γ干预的巨噬细胞比单独用结核杆菌感染的巨噬细胞凋亡水平更高[17]。作为宿主自身机体的一种抵抗和防御结核病手段,使结核病保持在被沉默状态下,而不让其感染者发展成结核病临床表现,IL-32是抑制结核病发病的潜在因素和一种功能性标志[2]。

迄今发现的IL-32的生物学功能主要是诱导细胞产生多种细胞因子。一方面,结核分枝杆菌诱导巨噬细胞产生IL-32需要依赖内源性IFN-γ的存在,而内源性IFN-γ合成时也需要结核杆菌,有天冬蛋白酶-1(caspase-1),由IL-8介导来合成。另一方面,IL-32也和许多细胞因子协同作用在病理生理方面起着重要的作用;如IL-1、IL-1β、TNF-α、IL-6、IL-15、IL-17、IL-18、IL-18、IL-21、IL-25、IL-31、IFN-γ等[18]。有意思的是,一些高温灭火的微生物,如金黄色葡萄球菌(*Staphylococcus aureus*)、白色念珠菌(*Candida albicans*)、曲霉属真菌(*Aspergillus fumigatus*),能刺激单核细胞产生促炎症细胞因子IL-6和TNF-α,但不能像灭活的结核分枝杆菌一样刺激人体单核细胞产生IL-32,并且在结核杆菌的刺激下产生的IL-32为α和γ两型,而IL-32β即使在没有任何刺激的情况下也总是会表达[19]。

五、小　　结

IL-32毋庸置疑是一种促炎症因子,但其抗炎症作用也有很大的研究价值。在传染病中IL-32的促炎症作用已经有相对程度的研究成果,而且临床上在肿瘤、类风湿关节炎、糖尿病、白血病、异种移植等方面也有一定的研究和进展[20-22]。如果能够更精确地了解每种异型的IL-32在各种类型的疾病中发挥作用的机制和具体的功能,以及在细胞因子复杂的调控网络中确切的作用。将会临床实践更加具有指导意义。

参 考 文 献

[1] WHO. Global Tuberculosis Report. WHO Press, World Health Organization, Geneva, Switzerland, 2016.

[2] Montoya D, Inkeles MS, Liu PT, et al. IL-32 is a molecular marker of a host defense network in human tuberculosis. Science translat med, 2014, 6（250）: 250ra114.

[3] Dahl CA, Schall RP, He HL, et al. Identification of a novel gene expressed in activated natural killer cells and T cells. J immunol（Baltimore）, 1992, 148（2）: 597-603.

[4] Kim SH, Han SY, Azam T, et al. Interleukin-32: a cytokine and inducer of TNFalpha. Immunity, 2005, 22（1）: 131-142.

[5] Kang J-W, Choi S-C, Cho M-C, et al. A proinflammatory cytokine interleukin-32β promotes the production of an anti-inflammatory cytokine interleukin-10. Immunol, 2009, 128（1pt2）: 532-540.

[6] Bae S, Kang D, Hong J, et al. Characterizing antiviral mechanism of interleukin-32 and a circulating soluble isoform in viral infection. Cytokine, 2012, 58（1）: 79-86.

[7] Choi J-D, Bae S-Y, Hong J-W, et al. Identification of the most active interleukin-32 isoform. Immunol, 2009, 126（4）: 535-542.

[8] Khawar B, Abbasi MH, Sheikh N. A panoramic spectrum of complex interplay between the immune system and IL-32 during pathogenesis of various systemic infections and inflammation. Europ J Med Res, 2015, 20（1）: 7.

[9] Son MH, Jung MY, Choi S, et al. IL-32gamma induces chemotaxis of activated T cells via dendritic cell-derived CCL5. Biochem Biophys Research Commun, 2014, 450（1）: 30-35.

[10] Bai X, Shang S, Henao-Tamayo M, et al. Human IL-32 expression protects mice against a hypervirulent strain of Mycobacterium tuberculosis. Proc Nat Acad Sci USA, 2015, 112（16）: 5111-5116.

[11] Shoda H, Fujio K, Yamaguchi Y, et al. Interactions between IL-32 and tumor necrosis factor alpha contribute to the exacerbation of immune-inflammatory diseases. Arthrit Res Ther, 2006, 8（6）: R166.

[12] Bak Y, Kang JW, Kim MS, et al. IL-32theta downregulates CCL5 expression through its interaction with PKCdelta and STAT3. Cellular Signal, 2014, 26（12）: 3007-3015.

[13] Netea MG, Lewis EC, Azam T, et al. Interleukin-32 induces the differentiation of monocytes into macrophage-like cells. Proc Nat Acad Sci USA, 2008, 105（9）: 3515-3520.

[14] Joosten LA, Heinhuis B, Netea MG, et al. Novel insights into the biology of interleukin-32. Cell Mol Life Sci, 2013, 70（20）: 3883-3892.

[15] Netea MG, Azam T, Lewis EC, et al. Mycobacterium tuberculosis induces interleukin-32 production through a caspase-1/IL-18/interferon-gamma-dependent mechanism. PLoS med, 2006, 3（8）: e277.

[16] Bai X, Kinney WH, Su WL, et al. Caspase-3-independent apoptotic pathways contribute to interleukin-32gamma-mediated control of Mycobacterium tuberculosis infection in THP-1 cells. BMC microbiol, 2015, 15: 39.

[17] Bai X, Kim SH, Azam T, et al. IL-32 is a host protective cytokine against Mycobacterium tuberculosis in differentiated THP-1 human macrophages. J immunol（Baltimore）, 2010, 184（7）: 3830-3840.

[18] Kim S. Interleukin-32 in inflammatory autoimmune diseases. Immune network, 2014, 14（3）: 123-127.

[19] Kundu M, Basu J. IL-32: an emerging player in the immune response network against tuberculosis? PLoS med, 2006, 3（8）: e274.

[20] Park YE, Kim GT, Lee SG, et al. IL-32 aggravates synovial inflammation and bone destruction and increases synovial natural killer cells in experimental arthritis models. Rheumat international, 2013, 33（3）: 671-679.

[21] Moldenhauer A, Futschik M, Lu H, et al. Interleukin 32 promotes hematopoietic progenitor expansion and attenuates bone marrow cytotoxicity. Europ J Immunol, 2011, 41（6）: 1774-1786.

[22] Chae JI, Shim JH, Lee KS, et al. Downregulation of immune response by the human cytokines Interleukin-32alpha and beta in cell-mediated rejectio. Cell Immunol, 2010, 264（1）: 47-53.

第六章 γ-干扰素释放试验与结核病诊断

结核病是一个全球性的严重公共卫生问题,据世界卫生组织报告,2009年有170万人死于结核病,其中38万人合并HIV感染,死亡率为35%,约有940多万的结核病新增病例,其中110万人合并HIV感染[1]。目前对结核病的诊断主要依据临床症状、胸部X线片及细菌学检查,这些传统的诊断方法费时且检测率低,延误了早期发现及早期治疗的最佳时机。多年来人们一直都在研究快速的实验室诊断方法。随着对IFN-γ调节结核感细胞免疫反应作用的不断了解[2-4],人们逐步认识到γ-干扰素释放试验(interferon gamma release assays,IGRA)可用于结核感染的诊断。本文对IGRA的产生、发展及应用于结核病诊断的研究进展进行了综述。

第一节 γ-干扰素释放试验的建立与发展

早期人们发现结核分枝杆菌可以刺激体内T细胞产生免疫反应,利用结核分枝杆菌的纯化抗原(tuberculin purified protein derivate,PPD)做成结核菌素皮肤试验(tuberculin skin test,TST)可快速诊断结核病。然而随着人们对诊断方法的深入研究发现,结核菌素试验存在诸多缺点具体如下。

(1)TST中使用的纯蛋白衍生物PPD的某些抗原成分与卡介苗和大多数环境中非结核分枝杆菌的抗原成分相同,易发生交叉反应,使TST出现较高的假阳性率,诊断特异性较低[5,6]。谢莉等[7]报道了TST与卡介苗接种及排菌结核患者密切接触程度有关,而不能区别健康人群与感染者。

(2)TST对免疫抑制的患者特别是合并HIV感染、重症疾病者、年幼儿童及营养不良、器官移植者,缺乏足够的灵敏度[8]。

(3)TST要求检测人员操作规范,若不慎注入皮下或表皮深部组织,则可降低检测的准确性。

(4)需要受试者回访,在结果的解释上也存在主观依赖性。

(5)由于结核病是一种感染性免疫病,在对患者做TST后可能会激发记忆性免疫反应。

(6)部分受试者近期免疫可能受抑制,导致皮肤试验假阴性[9]。随着比较基因组学、分子生物学和免疫学的发展,出现了以T细胞为基础的IGRAs。IGRAs是利用结核分枝杆菌特异或非特异抗原在体外刺激受检者全血或外周血单个核细胞(PBMC),使T淋巴细胞产生大量IFN-γ,然后用酶联免疫吸附法(ELISA)或酶联免疫斑点法(ELISPOT)检测IFN-γ浓度或计数分泌IFN-γ细胞的方法。目前IGRA已经开始在英、美、日本等国用于活动性结核病和潜伏性结核感染者的诊断,HIV合并结核感染的检测,区别结核感染者与BCG接种及耐药结核菌感染的快速检测等。

在2001年,美国FDA提出了QFT(Quanti FERON-TB)法作为第一代诊断结核感染的IGRA[10,11]。此方法是采用PPD作刺激源,用ELAS检测血液中IFN-γ的含量从而对结核感染做出诊断。2001年美国疾病预防控制中心(CDC)和Walter Reed军事研究所

(WRAIR)分别组织了大规模的多中心临床研究[12],认为以人 PPD 为抗原的全血 IFN-γ 释放反应用于人的结核分枝杆菌感染的诊断时,敏感性为 76.8%~93.6%,特异性为 96.2%~98.1%,其敏感性明显高于 TST(65.6%)。在我国,许林等[13]采用 PPD 在体外对 58 例结核患者和 42 例非结核患者外周血细胞进行刺激后,定量检测抗原特异性细胞分泌的 IFN-γ,比较结核患者与非结核患者免疫应答的差别,结果显示结核组 PPD 刺激培养后 IFN-γ 的含量显著高于非结核组($P<0.01$)。以上研究表明 QFT 法对结核感染有较好的诊断价值。但 QFT 法与 TST 一样有特异性低的问题[14, 15]。其原因是,QFT 法与 TST 都使用了相同的抗原成分 PPD,不能区别结核分枝杆菌潜伏感染者与非结核分枝杆菌感染者。PPD 抗原体外刺激的 IFN-γ 释放反应同时受接触程度和 BCG 接种的影响。在普遍接种 BCG 的地区造成非常高的"假阳性"率[16]。于是,以 PPD 为基础的 QFT 法很快被淘汰。

1993 年 Andersen 等[17]首先发现早期分泌抗原靶 6kDa 蛋白(early secretary antigenic target 6kDa protein,ESAT-6)和培养滤液蛋白(culture filtrate protein,CFP-10)是由 RD1 区编码,该区只存在于结核分枝杆菌复合群和少数致病性分枝杆菌基因组中,所有卡介苗菌株及大多数非致病性分枝杆菌基因组中均缺乏该区域[18, 19]。于是,新的 IGRA 应运而生,其方法是利用 ESAT-6 和 CFP-10 作为特异性抗原刺激感染了结核分枝杆菌的机体中具有免疫活性的 T 淋巴细胞,产生了特异性的细胞因子 IFN-γ,并用 ELASE 检测 IFN-γ 的浓度来诊断结核感染。因此,用 ESAT-6 和 CFP-10 作为结核分枝杆菌感染的特异性 T 淋巴细胞刺激抗原可提高诊断结核感染的特异性。另外,免疫学研究还发现,IFN-γ 可由被近期暴露的抗原在体外刺激的效应 T 淋巴细胞产生,而记忆性 T 细胞很少参与这个过程。因此,体外检测效应 T 淋巴细胞释放的 IFN-γ,可以判断近期体内抗原暴露的情况[20]。2001 年,Lalvanl 等[21]在英国对 26 例结核病家庭密切接触者和 26 例有 BCG 接种史,无结核暴露史的健康者中进行了 TST 和 ESAT-6 为抗原的 IFN-γ 释放反应两种方法的比较。结果显示,后者敏感性为 96%,特异性为 92%,均高于 TST。2004 年,Mori 等[22]又在日本进行了大规模的研究,在 216 例有 BCG 接种史而无结核暴露史的健康者中,其全血经 ESAT-6 和 CFP-10 刺激后,仅有 4 例出现阳性反应,特异性为 98.1%,而在 118 例经培养证实的结核患者中,105 例出现阳性反应,敏感性为 89%。Brock 等[23]评价了根据 PPD 或特异性抗原 ESAT-6 和 CFP-10 来测定全血 IFN-γ 的试验。结果显示,针对结核分枝杆菌的新抗原组合 ESAT-6 和 CFP-10,可提高全血试验诊断的特异性,可区分结核分枝杆菌或非典型分枝杆菌感染的反应性及 BCG 接种后的反应性。

然而,在堪萨斯分枝杆菌(*Mycobacterium kansasii*)、海分枝杆菌(*Mycobacterium marinum*)、斯氏分枝杆菌(*Mycobacterium szulgai*)等少数分枝杆菌中也存在完整 RD1 区,也可编码 ESAT-6 和 CFP-10,可造成检测结果成假阳性,而且与 PPD 相比,ESAT-6 和 CFP-10 仅能被少量的 T 淋巴细胞识别,产生较少的 IFN-γ,因此就需要一个更加敏感的方法来检测 IFN-γ 的含量。

为了提高检测灵敏度及可靠性,在 2005 年和 2007 年,美国 FDA 相继批准使用了第二代 IGRA(Quanti FERON-TB Gold test,QFT-G)(Cellestis Limited,Carnegie,Victoria,Australia)和第三代 IGRA(Quanti FERON-TB Gold In-Tube test,QFT-GIT)(Cellestis Limited,Carnegie,Victoria,Australia)来诊断结核杆菌感染[24-26]。这两种方法比先前的 QFT 法更加准确,因为它们采用了阳性对照管和空白对照管作为质量控制,阳性对照管中加入了分裂原植物血凝素(PHA),空白对照管中不加任何抗原刺激剂,测试样品管中加入混合多肽 ESAT-6 和 CFP-10。为了提高诊断的特异性，QFT-GIT 法中还加入了 TB7.7 的部分多肽。每个管中均取受检者经肝素抗凝的新鲜全血，培养 16~24h 后分离血清，用 ELASE 来检测血清中 IFN-γ 的含量。由于各个国家及地区结核病感染的情况不同，研究者们很难确定统一的检验标准来对这种方法的结果进行评价。

于是，人们在前人研究的基础上寻求一种更加精确的检测方法，在这样的背景下，用于结核病诊断的 ELISPOT 应运而生。在 2008 年，美国 FDA 已将 T-SPOT TB 作为第四种 IGRA 批准使用[27]。其方法是分离出 PBMC，以 ESAT-6 和 CFP-10 作为刺激抗原，用 ELISPOT 方法测定分泌 IFN-γ 的 T 淋巴细胞的数量，从而诊断结核感染。ELISPOT 技术是目前检测抗原特异性 T 淋巴细胞最敏感的方法之一，可以检测出 1/100 000~1/50 000 PBMC 中特异性抗原刺激后释放某种细胞因子的细胞，经过酶联显色形成斑点，通过 ELISPOT 分析系统对斑点进行计数从而计算抗原特异性细胞的频率。

Ferrara 等[28]对包括 23 个活动性结核病的患者群体研究发现，对于与活动性结核病患者密切接触的人群，用 T-SPOT TB 检出阳性的概率要高于 QFT（$P=0.001$），说明 T-SPOT TB 在诊断结核感染时要更敏感些。Lee 等[29]发现对于 87 例活动性结核患者，用 T-SPOT TB 检测的敏感性很高（95.4%），而 QFT 相对要低一些（70.1%）。国内张晶等[30]建立了 PBMC 释放 IFN-γ 的 ELISPOT 检测方法，对结核病患者检测显示了较好的敏感性和特异性。肖倩等[31]利用 ELISPOT 检测对结核分枝杆菌特异抗原刺激反应，分泌 IFN-γ 的效应 T 细胞数量方法，测定 30 例健康体检者，20 例非结核呼吸道疾病患者和 78 例结核病患者 PBMC 中结核分枝杆菌抗原特异的 T 淋巴细胞的频率。结果显示 78 例结核病患者中，75 例结核病患者结核抗原特异酶 ELISPOT TB 阳性，提示方法敏感性为 96.1%，30 例健康对照中，2 例健康体检者阳性，其他健康体检者和 20 例非结核呼吸道疾病患者均为阴性，方法的特异性为 95%。得出结论 T-SPOT TB 是较灵敏和特异的快速检测结核分枝杆菌感染的方法，可用于结核病的快速诊断。

可见，T-SPOT TB 试验具有较高的特异性和敏感性，是当前快速检测结核感染和健康人群筛查潜伏性结核感染较有潜力的新方法。但由于 T-SPOT TB 试验存在操作技术要求高，试剂盒价格昂贵等缺点，限制了其在经济发展水平较低国家的应用。

第二节　γ-干扰素释放试验在结核病诊断中的应用

（一）IGRA 诊断潜伏性结核感染

世界上 1/3 的人口，大约 20 亿人，都存在潜伏性结核杆菌感染（latent tuberculosis infection，LTBI）[32]。中国属于结核高感染和高发病区，潜伏感染者数目十分庞大，主要是因为结核菌感染者大部分（约 90%）处于潜伏感染状态，临床检测及 X 线胸透不能发现异常状况[33, 34]。目前对结核杆菌潜伏感染者的诊断还缺乏统一的标准，诊断 LTBI 主要依靠 TST，而 TST 存在诸多不足，尤其是其结果受 BCG 接种和环境中微生物的影响，容易形成交叉免疫反应而导致其特异性较低。尽管那些存在 LTBI 的人并不表现出类似活动性结核感染的症状和体征，也没有传染性，但是他们发展为活动性结核的危险性极高，并且会变得有传染性。因此，早期发现和早期治疗是预防其演变成活动性结核最有效的措施[35]。

近年来，有研究者认为 IGRA 可用于 LTBI 的诊断[36]，美国 FDA 已批准用 IGRA 诊断人 LTBI [37, 38]。Brock 等[39]对 QFT-GIT 与 TST 两种试验筛选潜伏结核感染的有效性进行了比较，根据与活动性肺结核密切接触的程度，将有结核病接触史的 125 人分为高危暴露组和低危暴露组。在高危组（53/125）中 QFT-GIT 阳性率为 53%，低危组（72/125）中阳性率为 5%；而在 BCG 未种者（85/125）中，高危组 QFT-GIT 和 TST 阳性率分别为 53% 和 56%，低危组 QFT-GIT 和 TST 阳性率分别为 5% 和 10%。在 BCG 未接种人群中，两试验一致率较高。德国的一项大样本、前瞻性研究对 601 名因接触肺结核患者而可能受到感染的人进行了 QFT 和 TST 试验，其中 40% 被检者 TST 阳性，但仅有 11%（66 人）QFT 检测阳性，并且这 66 名中 41 名拒绝了研究人员向他们提供的结核病治疗。接下来的 2 年时间内，有 6 名发展成了结核病，并且他们都是当初 QFT 呈阳性和曾拒绝接受治疗的患者[40]。由此可以看出，QFT 比 TST 对诊断 LTBI 更特异，并且对能否发展为结核病也是一个较好的预测指标。Doherty 等[41]对 24 例曾与开放性结核患者密切接触并经 QFT 证实为潜在结核感染者进行长达 3 年的随访观察，发现 2~3 年内大部分患者出现了典型的结核症状，表明 IGRA 对结核感染有很好的预测作用。Diel 等[42]比较了 QFT-GIT 和 T-SPOTTB 与 TST 对潜伏性结核感染诊断的准确性，得出 IGRA 在诊断潜伏性结核感染时比 TST 有更大的优势，而且在排除结核感染中可信度更大。肖松生等[43]利用 ELISPOT 法检测 150 例按照结核暴露程度分级的健康者外周血结核抗原特异性 IFN-γ 应答反应，结果表明，外周血结核抗原特异性 IFN-γ 应答反应水平与结核菌暴露程度成正相关，ELISPOT 检测体外 IFN-γ 应答反应在诊断结核分枝杆菌潜伏感染的价值优于 TST，可用于潜伏感染者的筛查。

由于 LTBI 的诊断缺乏金标准，要想非常精确地衡量 IGRA 在潜伏性结核感染诊断中的敏感性和特异性是很难做到的。但是从上述研究可以看出，IGRA 在诊断 LTBI 时与传统的 TST 相比特异性更高，能有效地区分 LTBI 与健康免疫者，为 LTBI 的诊断提供可靠地依据。在我国，结核病具有较高的发病率及死亡率，运用 IGRA 对 LTBI 的筛查及对结核病的预测尤其重要。

（二）IGRA 诊断儿童结核病

儿童结核病在我国属多发病，在世界范围内也是结核病发生的主要部分。随着成人结核病的增加，儿童结核病的增加速度更加明显，从占所有结核患者的 5% 发展到占 40%[44]。病原学检查是目前结核病诊断的金标准，但由于患儿痰标本不易获取且一旦患上结核病，则表现非常严重（如结核性脑膜炎，血行播散型结核）和肺外结核，这些结核死亡率高，严重威胁儿童的生命健康。因此，早期、快速、准确的诊断儿童结核病至关重要。

孙琳[45]等采用了 ELISPOT 试验技术，检测了 42 例非结核性肺疾病患儿和 27 例活动性结核病患儿体内特异性 T 淋巴细胞分泌的 IFN-γ 水平，结果显示，ELISPOT 试验的敏感性为 88.9%，特异性（97.6%）高于 PPD（81%）；与 PPD 试验结果结合分析，其诊断阳性率为 96.3%。研究结果表明，ELISPOT 试验适宜作为儿童 PPD 试验初筛后结核病诊断的重要辅助工具，而且 ELISPOT 检测方法受年龄、性别、BCG 接种史、免疫状态等因素的影响较小，可能在儿童结核病临床诊断中具有潜在的应用价值。张卫平等[46]也得出在儿童结核病组中，T-SPOT TB 阳性率显著高于 PPD 试验与结核抗体检测阳性率（48.4%、15%），可用于儿童结核病的早期、快速诊断。Detjen 等[47]对 73 例住院结核病患儿，观察 TST 和两种 IGRA 对儿童结核病的诊断价值，发现 QFT-GIT 的特异性为 100%，T-SPOT TB 是 98%，均高于 TST（58%）。

但也有研究表明，在诊断儿童结核病的敏感性方面，IGRA 可能低于 TST 试验[48-50]。

Nicol 等[51]在 2009 年发表了对 243 例可疑结核的婴幼儿的研究结果,这些婴幼儿平均年龄为 18 个月,在经痰或胃灌洗液结核菌培养阳性确诊的病例中,T-SPOT TB 的阳性率仅为 50%,而年龄大于 12 个月的幼儿与 12 个月之内的婴儿相比,前者阳性率明显增高,提示在婴儿中诊断结核感染会降低 T-SPOT TB 的敏感性。还有研究表明,不同年龄儿童对 QFT 和 T-SPOT TB 的反应不同。对于 4 岁以下儿童,应用 QFT 试验检测出现的不确定结果要比使用 T-SPOT TB 试验更多一些,但在 4 岁以上儿童中这种差别不明显[52],故在诊断婴幼儿 LTBI 时还需要继续探索更好的检测方法。有研究发现 IGRA 在诊断儿童结核病时会产生大量不确定的结果,这些不确定的结果主要是由阳性对照中 IFN-γ 的浓度太低或者阴性对照组中 IFN-γ 的浓度太高所致,其根本原因还是在于婴幼儿年龄较小,免疫系统发育不完全,造成 IFN-γ 的浓度成波动状态[53]。

尽管 IGRA 在诊断儿童结核病方面有一定的优越性,但依然需要大量的实验及随访研究,来确定其在儿童结核病诊断中的临界值和阳性预测值。在这些数值被确定之前,IGRA 在儿童结核病诊断中还不能取代 TST。

(三) IGRA 对 HIV 合并结核感染的诊断

在全球范围内,艾滋病是严重危害人类健康的疾病,尤其是合并结核感染后会对人类健康造成更大的威胁,目前临床上还不易诊断这一合并感染,因此,探索和建立快速有效的结核感染实验室检测方法,及时诊断 HIV 合并结核感染,是控制结核在 HIV 感染人群中传播至关重要的环节。

Chapman 等[54]研究发现,以 ESAT-6、CFP-10 为抗原建立的 ELISPOT 法检测结核分枝杆菌特异性 T 淋巴细胞时,HIV 阴性结核病患者检出率为 100%,HIV 阳性患者检出率 90%。该研究表明,结核纯化蛋白衍生物 PPD、ESAT-6 和 CFP-10 均受患者免疫状况的影响,但后二者受 HIV 影响小,在 HIV 合并结核感染人群检测中具有较高的敏感度和特异度。Lawn 等[55]报道应用 ELISPOT 方法检测 HIV 阳性的结核病患者,其敏感性可达到 90%。Scarpellini 等[56]报道,用 ELISPOT IFN-γ 分析检测一组 HIV 感染患者是否合并结核杆菌感染,并以 HIV 阴性的健康人群作为对照组。结果表明,此法在检测中的特异度为 87%,灵敏度为 93%,而且不受以前接种 BCG 的影响,表明外周血 IFN-γ 检测方法对 HIV 合并结核感染有较高的诊断效率。石瑞如等[57]报道,ESAT-6 反应在 HIV(+)TB(+)的诊断中敏感度为 87.2%,可用于鉴别 HIV 阳性合并结核感染者。

在诊断 HIV 合并结核感染时,IGRA 结果的确定与外周血 $CD4^+$ 细胞的数量息息相关。有研究[58]指出,当外周血 $CD4^+$ 细胞数小于 100/μl 时,ELISPOT TB 试验的敏感性会降低。但也有研究[59]报道,当外周血 $CD4^+$ 细胞数≤200/μl 时,T-SPOT TB 会产生不确定的结果。Karam 等[60]也报道了,在检测 HIV 阳性的结核患者中,大概有 10% 的人有不确定的结果。

基于以上研究,IGRA 在诊断 HIV 合并结核感染时有其优越性,如特异度和灵敏度均较高、不受 BCG 的影响等。但由于 LTBI 的诊断缺乏金标准加之在 HIV 感染者中 $CD4^+$ 细胞数量较低会产生假阴性结果。因此,要评价 IGRA 在诊断中的准确性还有待进一步的研究。

第三节 γ-干扰素释放试验在结核病的治疗及转归过程中的作用

结核病虽是由结核分枝杆菌感染引起的传染病,但其发病、转归与细胞免疫状态密切相关[61]，用 ELISA 检测 IFN-γ 的含量变化或用 ELISPOT 检测免疫细胞的数量可对结核病的治疗及转归进行评价。

有研究者[62]发现肺结核病患者疗程大于 6 个月表达 IFN-γ 的 Th1 细胞比例较疗程小于 6 个月的患者明显增加（$P<0.05$），提示肺结核病患者在发病初期 Th1 细胞功能受到一定的抑制，随着抗结核治疗后体内结核菌被消灭，细胞免疫应答启动，功能逐渐恢复，Th1 细胞百分数上升接近正常值。平均 IFN-γ 表达细胞百分数在痊愈患者最高，其次为好转患者，表明 IFN-γ 表达细胞百分数与患者的转归有一定的相关性。文献报道[63]活动性结核患者在经过有效的抗结核治疗后，ELISPOT 检测的外周血中斑点形成细胞数出现下降趋势。石瑞如等[57]报道 ESAT-6 反应在抗结核治疗期间存在动态变化：前 3 个月时，20 例均无明显改变；治疗 4 个月后有 13 例（65%）开始逐渐下降，至 8～12 个月时降至临界或正常范围，其余 7 例治疗 8 个月以后稍有下降，但直到第 12 个月时仍在阳性范围，表明 ESAT-6 反应随着结核病治疗时间的延长，部分患者会下降至正常水平。有一项研究对结核患儿分别在治疗前及治疗后用 T-SPOT TB 法测定，发现治疗后 T-SPOT TB 阳性率明显下降，与临床疗效一致[64]，表明 T-SPOT TB 可对结核病进行疗效评估。

总之，中国是一个结核病高发、BCG 接种率较高的国家，用传统的 TST 试验容易产生假阳性结果，尽管目前 IFN-γ 释放试验还不能完全取代 TST，但在临床上，当医师们不能准确判断卡介苗接种的 TST 阳性结果时，或当 TST 试验阴性，临床结合病史、影像学检查等综合分析不能排除结核病存在时，IFN-γ 释放试验可作为一个重要的辅助诊断工具。

参 考 文 献

[1] World Health Organization. WHO Global Tuberculosis Report 2016. WHO, Geneva, Swiss, 2016.

[2] Rothel JS, Jones SL, Corner LA, et al. A sandwich enzyme immunoassay for bovine interferon-gamma and its use for the detection of tuberculosis in cattle. Aust Vet J, 1990, 67: 134-137.

[3] Converse PJ, Jones SL, Astemborski J, et al. Comparison of a tuberculin interferon-gamma assay with the tuberculin skin test in high-risk adults: effect of human immunodeficiency virus infection. J Infect Dis, 1997, 176: 144-150.

[4] Streeton JA, Desem N, Jones SL. Sensitivity and specificity of a gamma interferon blood test for tuberculosis infection. Int J Tuberc Lung Dis, 1998, 2: 443-450.

[5] Huebner RE, Schein MF, Bass JBJ. The tuberculin skin test. Clin Infect Dis. 1993, 17: 968-975.

[6] Dunlop NE, Bass J, Fujiwara P, et al. Diagnostic standards and classification of tuberculosis in adults and children. Am J Respir Crit Care Med, 2000, 161: 1376-1395.

[7] 谢莉，马屿，高微微，等. 抗原刺激后外周血单个核细胞 γ 干扰素释放反应在结核分枝杆菌感染和结核病诊断中的意义. 中华结核和呼吸杂志，2005, 8: 545-549.

[8] Auguste P, Tsertsvadze A, Pink J, et al. Comparing interferon-gamma release assays with tuberculin skin test for identifying latent tuberculosis infection that progresses to active tuberculosis: systematic review and meta-analysis. BMC Infect Dis, 2017, 17 (1): 200.

[9] Desem N, Jones SL. Development of a human gamma interferon enzyme immunoassay and comparison with tuberculin skin testing for detection of *Mycobacterium tuberculosis* infection. Clin Diagn Lab Immunol, 1998, 5 (4): 531-536.

[10] Food and Drug Administration. QuantiFERON-TB-P010033. Accessed June 16, 2010. http: //www. fda. gov/MedicalDevices/ ProductsandMedicalProcedures/ DeviceApprovalsandClearances/ Recently-ApprovedDevices/ucm084025. htm.

[11] Mazurek GH, Villarino ME. Guidelines for using the QuantiFERON-TB test for diagnosing latent *Mycobacterium tuberculosis* infection. MMWR, 2003, 52 (2): 15-18.

[12] Food and Drug Administration, Center for Devices and Radiological Health. http//: www. fds. gov/cdrh/pdf/Pbl0033b. pdf

[13] 许林，侯超，王新宁. 抗原特异性 T 细胞活化试验对结核病鉴别诊断的价值. 江苏医药，2008, 34 (8), 773-774.

[14] Andersen P, Munk ME, Pollock JM, et al. Specific immune-based diagnosis of tuberculosis. Lancet, 2000, 356: 1099-1104.

[15] Mazurek GH, Weis SE, Moonan PK, et al. Prospective comparison of tuberculin skin test and two whole blood interferon-gamma release assays in tuberculosis suspects. Clin Infect Dis, 2007, 45: 837-845.

[16] Lee E, Hohman RS. Evolution and current use of the tuberculin test. Clin Infect Dis, 2002, 34(3): 365-370.

[17] Andersen P, Heron I. Specificity of a protective memory immune response against *Mycobacterium tuberculosis*. Infect Immun, 1993, 61: 844-851.

[18] Gordon SV, Brosch R, Billault A, et al. Identification of variable regions in the genomes of tubercle bacilli using bacterial artificial chromosome arrays. Mol Microbiol, 1999, 32: 643-655.

[19] Behr MA, Wilson MA, Gill WP, et al. Comparative genomics of BCG vaccines by whole genome DNA microarray. Science, 1999, 284: 1520-1523.

[20] Kaech SM, Wherry EJ, Ahmed R. Effector and memory T-cell differentiation: implications for vaccine development. Nat Rev Immunol, 2002, 2: 251-262.

[21] Lalvanl A, Pathan A, Mcshane H, et al. Rapid detection of Mycobacterium tuberculosis infection by enumeration of antigen specific T cells. Am J Respir Crit Care Med, 2001, 163(4): 824-828.

[22] Mori T, Sakatani M, Yamagishi F, et al. Specific detection of tuberculosis infection with an interferon-gamma based assay using new antigens. Am J Respir Crit Care Med, 2004, 170(1): 59-64.

[23] Brock I, Munk ME, Kok-Jensen A, et al. Performance of whole blood IFN-gamma test for tuberculosis diagnosis based on PPD or the specific antigens ESAT-6 and CFP-10. Tuberc Lung Dis, 2001, 5(5): 46267.

[24] Food and Drug Administration. QuantiFERON-TB Gold-P010033/S006. Available at http://www.fda.gov/MedicalDevices/ProductsandMedicalProcedures/DeviceApprovalsandClearances/PMAApprovals/ucm110838.htm. Accessed June 16, 2010.

[25] CDC. Guidelines for using the QuantiFERON-TB Gold test for detecting *Mycobacterium tuberculosis* infection, United States. MMWR 2005, 54(15): 49-55.

[26] Food and Drug Administration (FDA). QuantiFERON-TB Gold In-Tube-P010033/S011. Available at http://www.fda.gov/MedicalDevices/ProductsandMedicalProcedures/DeviceApprovalsandClearances/PMAApprovals/ucm106548.htm. Accessed June 16, 2010.

[27] Food and Drug Administration (FDA). T-SPOT-TB-P070006. Accessed June 16, 2010. http://www.fda.gov/MedicalDevices/ProductsandMedicalProcedures/DeviceApprovalsandClearances/PMAApprovals/ucm102794.htm

[28] Ferrara G, Losi MD, Amico R, et al. Use in routine clinical practice of two commercial blood tests for diagnosis infection with Mycobacterium tuberculosis: a prospective study. Lancet 2006, 367: 1328-1334.

[29] Lee YJ, Choi HJ, Park IN, et al. Comparison of tow commercial interferon gamma assays for diagnosing *Mycobacterium tuberculosis* infection. Eur Respir J, 2006, 28: 34-40.

[30] 张晶, 刘威龙, 周伯平, 等. 结核分枝杆菌 ESAT-6 蛋白的高效表达及在结核菌特异性细胞免疫检测中的应用. 中华结核和呼吸杂志, 2009, 32(1): 55-59.

[31] 肖倩, 黄旭峰. T-SPOT TB 试验快速检测结核杆菌感染的临床应用研究. 实验与检验医学, 2009, 27(3): 272-174.

[32] World Health Organization. Global tuberculosis control: epidemiology, strategy, financing: WHO report 2009. Geneva, Switzerland: World Health Organization, 2009. Accessed June 16, 2010. http://www.who.int/tb/publications/global_report/2009/pdf/report_without_annexes.pdf.

[33] Karam F, Mbow F, Fletcher H, et al. Sensitivity of IFN-gamma release assay to detect latent tuberculosis infection is retained in HIV-infected patients but dependent on HIV/AIDS. Progression. 2008, 3(1): e1441.

[34] Brodie D, Lederer DJ, Gallardo JS, et al. Use of all interferon-gamma release assay to diagnose latent tuberculosis infection in the foreign-born patients. Chest, 2008, 133(4): 869-874.

[35] Sterling TR, Bethel J, Goldberg S, et al. The scope and impact of treatment of latent tuberculosis infection in the United States and Canada. Am Respir Crit Care Med, 2006, 173: 927-931

[36] Menzies D, Pai M, Comstock G. Meta-analysis: new tests for the diagnosis of latent tuberculosis infection: areas of uncertainty and recommendations for research. Ann Intern Med, 2007, 146: 340-354.

[37] FDA Center for Devices and Radiological Health: QuantiFERoN-TB-P010033. S006. Premarket approval database. http://www.Accessdata.fda.gov/scripts/cdrh/cfdocs/cfPMA/PMA.cfm

[38] Mazurek GH, Villarino ME. Guidelines for using the QuantiFERON-TB test for diagnosing latent *Mycobacterium tuberculosis* infection. Centers for Disease Control and Prevention. MMWR Recomm Rep, 2003, 52: 15-18.

[39] Brock I, weldingh K, Lillebaek T, et al. Comparison of tuberculin skin test and new specific blood test in tuberculosis contacts. Am J Respir Crit Care Med, 2004. 170: 65-69.

[40] Diel R, Loddenkemper R, Meywald-Walter K, et al. Predictive value of a whole-blood IFN-gamma assay for the development of active tuberculosis disease after recent infection with *Mycobacterium tuberculosis*. Am J Respir Crit Care Med, 2008, 177(10):

1164-1170.

[41] Doherty TM, Demissie A, Olobo J, et al. Immune response to the *Mycobacterium tuberculosis*-specific antigen ESAT-6 signal subclinical infection among contacts of tuberculosis patients. J Clin Microbiol, 2002, 2: 704-706.

[42] Diel R, Goletti D, Ferrara G, et al. Interferon-γ release assays for the diagnosis of latent M. tuberculosis infection: A systematic review and meta-analysis. Eur Respir J, 2010, 37(1): 88-89.

[43] 肖松生, 杨倩婷, 蔡雄茂, 等. 外周血 IFN-γ 的检测在结核分枝杆菌潜伏感染诊断中的价值. 临床肺科杂志, 2008, 13(10): 1251-1253.

[44] Donald PR. Childhood tuberculosis: out of control. Curr Opin Pulm Med, 2002, 8(3): 178-182.

[45] 孙琳, 焦伟伟, 赵顺英, 等. ELISPOT 检测技术在儿童结核病诊断中的应用. 标记免疫分析与临床, 2008, 15(6): 349-353.

[46] 张卫平, 韩文, 白玉峡, 等. 结核感染 T 细胞斑点试验辅助诊断小儿肺结核的临床研究. 临床儿科杂志, 2009, 27(7): 635-637.

[47] Detjen AK, Keil T, Roll S, et al. Interferon-gamma release assays improve the diagnosis of tuberculosis and nontuberculous mycobacterial disease in children in a country with a low incidence of tuberculosis. Clin Infect Dis, 2007, 45(3): 322-8.

[48] Kampmann B, Tena-Coki G, Anderson S. Blood tests for diagnosis of tuberculosis. Lancet, 2006, 368: 282-283.

[49] Taylor RE, Cant AJ, Clark JE. Potential effect of NICE tuberculosis guidelines on paediatric tuberculosis screening. Arch Dis Child, 2008, 93: 200-203.

[50] Shingadia D, Novelli V. The tuberculin skin test: a hundred, not out?. Arch Dis Child 2008, 93: 189-190.

[51] Nicol MP, Davies MA, Wood K, et al. Comparison of T-SPOT TB assay and tuberculin skin test for the evaluation of young children at high risk for tuberculosis in a community setting. Pediatrics, 2009, 123(1): 38-43.

[52] Bergamini BM, Losi M, Vaienti F, et al. Performance of commercial blood tests for the diagnosis of latent tuberculosis infection in children and adolescents. Pediatrics, 2009, 123(3): 419-424.

[53] Connell TG, Tebruegge M, Ritz N, et al. Indeterminate Interferon-γ Release Assay Results in Children. Pediatric Infect Dis J, 2010, 29(3): 285-286.

[54] Chapman AL, Munkanta M, Wilkinson KA, et al. Rapid detection of active and latent tuberculosis infection in HIV. Positive individuals by enumeration of *Mycobacterium tuberculosis*-specific T cells. AIDS, 2002, 16: 2285-1189.

[55] Lawn SD, Bangani N, Vogt M, et al. Utility of interferon-gamma ELISPOT assay responses in highly tuberculosis exposed patients wit h advanced HIV infection in South Africa. BMC Infect Dis, 2007, 7: 99.

[56] Scarpellini P, Tasca S, Galli L, et al. Selected pool of peptides from ESAT-6 and CFP-10 proteins for detection of *Mycobacterium tuberculosis* infection. Clin Microbiol, 2004, 42: 3469-3474.

[57] 石瑞如, 张国龙, 苑雪芹, 等. 抗原诱发的干扰素测定在结核诊断中的应用[J]. 中华生物医学工程杂志, 2008, 14(6): 441-444.

[58] Brock I, Ruhwald M, Lundgren B, et al. Latent tuberculosis in HIV positive, diagnosed by the *M. tuberculosis* specific interferon-γ test. Respir Res, 2006, 7(1): 56.

[59] Talati NJ, Seybold U, Humphrey B, et al. Poor concordance between interferon-gamma release assays and tuberculin skin tests in diagnosis of latent tuberculosis infection among HIV-infected individuals. BMC Infect Dis, 2009, 9: 15.

[60] Karam F, Mbow F, Fletcher H, et al. Sensitivity of IFN-gamma release assay to detect latent tuberculosis infection is retained in HIV-infected patients but dependent on HIV/AIDS progression. PLoS One, 2008, 3: e1441.

[61] Sodhi A, Gong J, Silva C, et al. clinical correlates of interferon gamma production in patients with tuberculosis. Clin Infect Dis, 1997, 25(3): 617-620.

[62] 余卫业, 邓永聪, 付向东, 等. 肺结核患者外周血 IFN-γ 及 IL-4 的表达. 临床肺科杂志, 2003, 8(3): 217-218.

[63] Carrara S, Vincenti D, Petrosillo N, et al. Use of a T cell based assay for monitoring efficacy of antituberculosis therapy. Clin Infect Dis, 2004, 38(5): 754-756.

[64] Nicol MP, Pienaar D, Wood K, et al. Enzyme-linked immunospot assay responses to early secretory antigenic target 6, culture filtrate protein 10, and purified protein derivative among children with tuberculosis: implications for diagnosis and monitoring of therapy. Clin Infect Dis, 2005, 40(9): 1301-1308.

第七章 流式细胞术微球阵列法检测肺结核患者血清细胞因子

流式细胞术微球阵列法（cytometric bead array，CBA）是借助流式细胞仪（flow cytometer，FCM），对免疫细胞及其他细胞进行快速准确鉴定和分类的技术。传统的流式细胞术只能检测细胞及其表面抗原，不能分析可溶性物质，而 CBA 法可应用于多种可溶性蛋白的定量检测，尤其在细胞因子（cytokine，CK）的多参数批量同步测定中显示出巨大的优势。以 CBA 法作为检测方法进行肺结核患者血清细胞因子水平研究的在国内外为数尚少。肺结核的发生与机体细胞免疫功能失衡有关，本研究采用 CBA 法检测肺结核患者血清 IL-2、IL-4、IL-6、IL-10、TNF-α、IFN-γ 的水平，探讨肺结核的免疫发病机制及临床意义，也为此方法检测血清细胞因子提供一定的参考价值。

（一）材料和方法

1. 试剂与仪器 采用 FACSCalibur 型流式细胞仪及 CBA Flex Set IL-2、IL-4、IL-6、IL-10、TNF-α、IFN-γ 检测试剂盒，均为美国 BD（Becton Dickinson）公司生产。

2. 标本来源 所有病例均为昆明市第三人民医院结核科 2009 年 6 月至 2010 年 1 月期间住院患者，共 84 例。活动性肺结核组共 46 例，均为痰结核分枝杆菌涂片及培养阳性，其中男 31 例，女 15 例，年龄 9~64 岁，平均 33.7 岁。非活动性肺结核组共 38 例，其中男 30 例，女 8 例，年龄 21~82 岁，平均 41.1 岁。正常对照组共 30 例，均系排除足以影响所测指标因素（包括疾病）的健康体检者，男 13 人，女 17 人，年龄 19~58 岁，平均 35 岁。

3. 样品制备 所有患者均于入院当天或次日清晨采空腹静脉血 3ml，经离心（4000r/min）后，取上清液分装，置-20℃以下保存备用。用分析稀释液将 6 种细胞因子标准品按梯度依次稀释到 1:256 稀释管里并充分混匀，用分析稀释液作阴性对照。按 1μl/测试的标准吸取 6 种捕获微球混匀成为混合捕获微球，加捕获微球稀释液按 50μl/测试的标准稀释，室温孵育 15min。按 1ul/测试的标准混合 6 种 PE 标记的检测抗体成为混合 PE 信号抗体，加抗体稀释液按 50μl/测试稀释。取待测血清和标准品 50μl 置于上样管，加入 50μl 混合捕获微球，室温避光孵育 1h，然后加入 50μl 混合 PE 信号抗体，室温避光孵育 2h，加入 1.0ml 洗液以 200 g 离心 5min，吸弃上清液，洗 2 次后每管加入 300μl 洗液悬浮微球，4h 内上机检测。

4. 流式细胞仪获取数据 按试剂盒要求准备仪器调整微球，打开 BD FASComp 软件，用 CaliBRITE Beads 进行仪器设置，然后打开 BD CellQuest 软件，调出 CBA 仪器调整模板，用仪器调整微球设置本次实验最佳参数，依次采集各标准管和标本管的数据。每个细胞因子依据 CellQuest 和 CBA 软件（BD Pharmingen）生成的标准曲线计算其荧光密度（FL-2）进行定量。

5. 统计学处理 用 SPSS 13.0 软件处理。正态分布的数值以均数与标准差（$\bar{x} \pm s$）

表示，采用单向方差分析（one-way ANOVA）；偏态分布的数值以中位数±四分位数间距（M±QR）表示，采用多个样本比较的秩和检验（K-independent samples test）中的 Kruskal-Wallis H 进行多组间的检验，组间的两两比较采用两样本非参数检验（2-independent samples test），组间的两两比较采用两样本非参数检验（2-independent samples test），$P<0.05$ 认为有统计学意义。

（二）结果

利用 CeUQuest 软件获取每个样本的点图（图 7-1），图 7-1 为其中 1 例标本的图谱，根据纵坐标微球的不同荧光强度清晰地区分出 IL-2、IL-4、IL-6、IL-10、TNF-α 和 IFN-γ 群微球，横坐标检测出每群微球检测抗体的荧光强度。

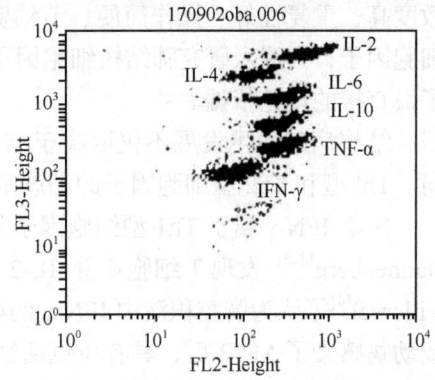

图 7-1 CBA 法同时检测 6 种细胞因子示意图

1. 活动性肺结核组、非活动性肺结核组和正常对照组血清 IL-2、IL-6、IL-10、IFN-γ 和 IFN-γ/IL-4 水平的比较

活动性肺结核和非活动性肺结核组血清 IL-2、IL-6、IL-10、IFN-γ 水平均显著高于正常对照组（$P<0.01\sim0.05$）。活动性肺结核组血清 IL-2、IL-6、IL-10、IFN-γ 水平显著高于非活动肺结核组（$P<0.01\sim0.05$）（表 7-1）。

表 7-1 活动性肺结核、非活动性肺结核和正常对照组血清 IL-2、IL-6、IL-10、IFN-γ 和 IFN-γ/IL-4 水平的比较（M±QR，pg/ml）

组别	例数	IL-2	IL-6	IL-10	IFN-γ	IFN-γ/IL-4
正常对照组	30	3.3±0.4	6.0±0.6	5.5±0.5	14.9±4.3	3.3±0.5
非活动性肺结核组	38	3.7±1.2**	6.0±4.6*	7.3±2.4*	14.6±10.5*	2.8±1.3*
活动性肺结核组	46	3.8±0.8*△△	13.0±14.8*△	9.0±4.4*△	20.6±15.0*△	4.0±3.6*△

注：与正常对照组比，*$P<0.01$，**$P<0.05$；与非活动性肺结核组比，△$P<0.01$，△△$P<0.05$

2. 活动性肺结核组、非活性肺结核组和正常对照组血清 IL-4、TNF-α 水平的比较

采用近似方差分析方法中的 Welch 法进行检验，IL-4 组间比较（$F=1.457$，$P=0.241$），TNF-α 组间比较（$F=0.062$，$P=0.940$），结果：$P>0.05$，IL-4 和 TNF-α 组间无显著性差异，即肺结核患者血清 IL-4、TNF-α 水平未升高，与正常人群无显著性差异（表 7-2）。

表 7-2 活动性肺结核、非活动性肺结核和正常对照组血清 IL-4、TNF-α 水平的比较（$\bar{x}\pm s$，pg/ml）

组别	例数	IL-4	TNF-α
正常对照组	30	4.6±0.5	4.3±0.5
非活动性肺结核组	38	4.8±1.6	4.2±1.2
活动性肺结核组	46	5.0±1.6	4.3±1.3

(三)讨论

CBA 法基本原理近似于 ELISA 的检测,但与传统的 ELASA 相比,CBA 可同时 1 次定量分析多种细胞因子[1],所需样本体积仅为 ELISA 分析所必需样本量的 1/6,实验时间比单次 ELISA 大大缩短,本研究中 CBA 可提供需要做 6 次 ELISA 才能得到结果,具有灵敏度高、重复性好、操作简便、节约资源的特点。本研究成功应用 CBA 技术检测了 6 种细胞因子,为深入研究肺结核细胞因子网络动态变化,为结核病病情监测及免疫治疗提供了最直接的理论依据。

结核病的发生发展不仅取决于结核分枝杆菌致病力大小,也取决于机体免疫力的强弱。Th1 型和 Th2 型细胞因子的动态平衡在抗结核免疫应答及免疫调节中起着重要作用。

IL-2、IFN-γ 属于 Th1 型细胞因子,在 MTB 感染中起保护性免疫应答作用。anderson 和 Dannenberg[2,3] 发现 T 细胞亚群、IL-2 及其受体是结核菌感染免疫应答过程中的重要因素。Villereal[4]等认为胸腔积液中 IFN-γ 的浓度在结核性胸膜炎中具有非常高的诊断价值。当人或动物感染了 MTB 后,具有免疫活性的 T 淋巴细胞识别结核菌特异性抗原并产生高水平的 IFN-γ[5,6]。目前,IL-2 用于治疗肺结核病等慢性感染性疾病也显示出了较好的疗效[7]。Koh[8]等发现雾化吸入 IFN-γ 对一些顽固性所耐药结核患者有效。在本研究中,结核患者 IL-2、IFN-γ 水平高于正常对照组,且活动性肺结核组高于非活动性肺结核组。本研究表明 IL-2、IFN-γ 是重要的抗结核细胞因子,随着病变的加重,从非活动性进展至活动性肺结核,IL-2、IFN-γ 水平呈现递增趋势,说明 IL-2、IFN-γ 在抗结核保护性免疫中发挥了重要作用。

IL-10、IL-4 属于 Th2 型细胞因子。IL-10 是一种强有力的抗炎、免疫抑制和免疫调控作用的细胞因子,具有下调 Th1 类细胞因子分泌的作用,并拮抗 Th1 类细胞因子的活性[17]。IL-10 能使具有炎症作用的 IL-1β、IL-2、IL-6、IFN-γ、TNF-α、GM-CSF 减少,有助于减轻炎症反应,保护细胞免于急性损伤[9]。本研究显示:活动性肺结核组 IL-10 水平最高,非活动性结核组其次,正常对照组最低。本研究表明随肺结核临床类型的不同,从正常对照组到非活动性病变组以至活动性病变组 IL-10 水平上升,说明 IL-10 随着病变的加重产量增加,提示监测 IL-10,可作为判定肺结核活动性进展的一个辅助指标。本研究中,IL-4 在活动性肺结核组、非活性肺结核组和对照组之间差异无显著性,这是由于 IL-10 促进骨髓单核细胞合成细胞因子可溶性 IL-4 受体(SIL-4R)等抗炎因子表达所致。

IL-6、TNF-α 从功能上隶属于前炎细胞因子,它们犹如一把双刃剑,具有致炎和抗炎的双向功能。IL-6 作为抗炎细胞因子或远期细胞因子可平衡早期细胞因子的损伤效应,起到一定的保护作用。Verbon 等[10]研究发现血清 IL-6 水平在肺结核进展期及治疗过程中均持续在高水平,且重度病变者高于轻度病变者,痰菌阳性高于痰菌阴性者,治疗有效者 IL-6 水平下降。本研究显示,血清 IL-6 水平活动性肺结核组最高,非活动性肺结核组次之,正常对照组最低,这表明:血清 IL-6 水平在肺结核进展期过程中均持续升高,且活动性病变者高于非活动性病变者,与文献报道相符。IL-6 可促进多种细胞的增殖,协同 IL-2 增强 CTL 中穿孔素基因的表达,并增加 T 细胞 IL-2 的产生和 IL-2R 表达,本研究中肺结核患者血清 IL-2 和 IL-6 水平都明显升高可能与此有关。

体内适量的 TNF-α 对机体抗感染有一定的保护作用,而分泌过多时可致病情恶化[11]。本研究显示,TNF-α 在肺结核患者中表达水平未升高,与正常人群无差异。这与 IL-6 通过抑制巨噬细胞产生 TNF 而在细菌内毒素诱导的实验性肺损伤中起细胞保护和抗炎作用，并受到强有力的抗炎因子 IL-10 抑制炎症性细胞因子 TNF-α 的表达有关，同时还说明本研究中的肺结核患者免疫功能未受到严重损伤，机体以保护性免疫机制为主。

本研究显示 Th1 型细胞因子 IL-2、IFN-γ 升高，Th2 型细胞因子 IL-4 未升高，强有力的抗炎因子 IL-10 水平升高，提示病情恶化的 TNF-α 未升高，表明本研究中 Th1 型/Th2 型细胞因子的动态平衡向 Th1 极化，以抗结核免疫为主。本研究对象青壮年居多，大多免疫力尚可，也与细胞因子反应以 Th1 型为主有关，表明机体感染 MTB 后有抵抗力的宿主 Th1 活性强，无抵抗力的宿主 Th2 占优势。综上，宿主 Th1 型/Th2 型细胞因子的动态平衡一旦被打破，将导致肺结核的发生与发展。监测体内 Th1/Th2 水平有助于了解肺结核的活动性，判断病情及预后，监测抗结核治疗的效果。CBA 技术能够为深入研究肺结核过程中细胞因子网络的动态变化提供实验基础。

参 考 文 献

[1] Morgan E, Varro R, Sepulveda H, et al. Cytometric bead array: a multiplexed assay platform with applications in various areas of biology. Clin Inunnol, 2004, 110: 252-266.

[2] Anderson P. Host responses and antigens involved in protective immunity to *Mycobacterium tuberculosis*. Scand J Immunol, 1997, 45 (2): 115-131.

[3] Dannenberg AM Jr. Roles of cytotoxic delayed-type hypersensitivity and macrophage activating cell mediated immunity in the pathogensis of tuberculosis.Immunobiol, 1994, 19 (4-5): 461-473.

[4] Villereal-Ramos B, McAulay M, Chance V, et al. Investigation of the role of CD8$^+$T cells in bovine tuberculosis in vivo. Infect Immun, 2003, 71 (8): 4297-4302.

[5] Arend SM, Geluk A, Van Meijgaarden KE, et al. Detection of active tuberculosis infection by T cell responses to early secreted antigenic target 6-kd protein and culture filtrate protein 10. J Infect Dis, 2000, 181 (10): 1850-1854.

[6] Lalvani A, Pathan AA, McShane H, et al. Rapid detection of mycobacterium tuberculosis infection by enumeration of antigen-specific T cells. Am J Respir Crit Care Med, 2001, 163 (21): 824-828.

[7] Turgut T, Akbulut H, Deveci F, et al. Serum interleukin-2 and neopterin levels as useful markers for treatment of active pulmonary tuberculosis. Tohoku J Exp Med, 2006 (4): 271-277.

[8] Koh WJ, Kwon OJ, Suh GY, et al.Six-month therapy with aerosized interferon-gamma for refractory multidrug-resistant pulmonary tuberculosis.J Korean Med Sci, 2004, 19 (2): 167-171.

[9] Song GY, Chung CS, Schwacha MG, et al. Splenic immune suppression in sepsis: A role IL-10 induced changes in p38 mark signaling. Surg RES, 1999, 83 (1): 36.

[10] Verbon A, Juffermans N, Van Deventer SJ, et al. Serum concentrations of cytokines in patients with active tuberculosis and after treatment. Clin Exp Immunol, 1999, 115 (1): 110-113.

[11] Thacker TC, Palmer MV, Waters WR, et al. Associations between cytokine gene expression and pathology in *Mycobacterium bovis* infected cattle. Vet Immunol Immunopath, 2007, 119 (3-4): 204-213.

第八章 人血清 IL-32 与结核病的相关性研究

结核病作为一种重要的慢性炎性呼吸道传染病，病程久，疗程长，危害严重，给国家和个人带来沉重的经济负担。近年来结核病的发病率持续增高，耐药结核患者日益增多，结核病已引起全球广泛的重视[1]。结核分枝杆菌在体内主要感染巨噬细胞，并导致大量炎性细胞激活、增生，向感染部位移动、聚集、浸润，分泌一些细胞因子，产生强烈免疫反应，引起组织损伤。白细胞介素-32（IL-32）是新发现的炎症细胞因子，与多种疾病的发生、发展密切相关。对其深入研究，将有助于多种炎性疾病、自身免疫病和传染病的防治[2]。本研究利用酶联免疫吸附试验（ELISA）技术对肺结核患者及正常人群血清中 IL-32 水平进行检测，以探讨该细胞因子与结核病的关系。

一、材料与方法

（一）一般资料

结核病组：40 例均为 2010 年 3 月～2010 年 12 月昆明市第三人民医院住院的结核病患者，男 16 例，女 24 例，平均年龄（30±15）岁。所有病例依据临床表现、细菌学、影像学或抗结核药物治疗确诊（抗结核治疗在 1 个月内）。健康对照组：17 例为昆明市疾病预防控制中心健康体检者，男 10 例，女 7 例，平均年龄（32±12）岁。均无结核病史和任何临床症状，经胸部 X 线检查确定无异常。

（二）主要试剂和仪器

用于 IL-32 检测的 ELISA 试剂盒购于美国 R&D 公司，550 型全自动酶标检测仪（美国 Bio-Rad 公司），美国 THERMO 公司生物安全柜。

（三）方法

1. **标本采集** 结核病组及健康对照组标本分别由昆明市第三人民医院和昆明市疾病预防控制中心的专业人员收集，各组均抽取静脉血 2ml 置于试管中，并常规分离后取上层血清，置-20℃冰箱保存待测。

2. **检测方法** 采用双抗体夹心法 ELISA 法，具体操作步骤严格按照试剂盒说明书进行，最后在 450nm 处测 OD 值，IL-32 浓度与 OD_{450} 值之间成正比，可通过绘制标准曲线求出标本中的 IL-32 的浓度。

（四）统计学方法

所有结果均用均数±标准差表示，采用 Mann-Whitney 秩和检验分析。统计学处理应用 SPSS17.0 统计软件进行处理，显著性标准为 $P<0.05$。

二、结　果

正常人血清中 IL-32 水平较低，而结核病患者血清中 IL-32 水平显著升高，差异用统计学意义（$P<0.001$），见图 8-1。

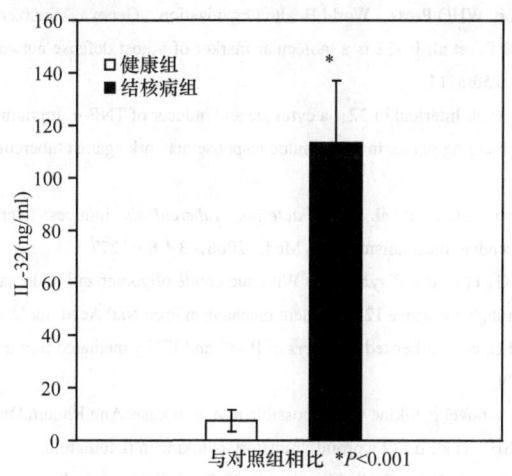

图 8-1　健康对照组与结核病组人血清 IL-32 表达水平

三、小　结

人 IL-32 最初被称为自然杀伤细胞转录物 4。2005 年，Kim 等[3] 利用基因芯片技术研究 IL-18 诱导高表达基因时，发现的一种高表达细胞因子样基因，编码炎症性细胞因子，并命名为白细胞介素-32（interleukin 32，IL-32）。近 2 年来进一步研究表明，IL-32 在炎症和发热方面有重要作用，IL-32 能够诱导免疫细胞产生多种细胞因子，并且参与细胞凋亡等过程，在机体免疫方面起重要作用。IL-32 主要由淋巴细胞、自然杀伤细胞、上皮细胞和外周血单核细胞分泌。有研究[4]发现结核分枝杆菌可以从人类单核细胞和巨噬细胞中诱导 IL-32 的产生。本实验结果显示结核病患者血清中 IL-32 含量明显高于正常人，与以上研究结果一致。Netea 等[5]在体外研究中也发现，结核分枝杆菌和牛型分枝杆菌减毒株卡介苗（BCG）是能最大程度诱导 IL-32 合成的物质，而同样能诱导炎前因子 IL-6 与 TNF-α 产生的不耐热病原体如金黄色葡萄球菌等却不能刺激 IL-32 的生成。Netea 等[6]还证明，结核分枝杆菌诱导产生 IL-32 需要依赖内源性的 IFN-γ 的存在；而内源性的 IFN-γ 的合成，反过来需要依靠结核杆菌，通过胱天蛋白酶-1（caspase-1），由 IL-18 介导来合成。INF-γ 在宿主抗结核分枝杆菌的免疫中起主要作用，这已在缺乏 INF-γ 受体的患者中得到了证实[7]。以上研究提示 IL-32 在结核病的发生发展过程中发挥作用。本文检测了结核患者血清中 IL-32 显著升高，为下一步探讨 IL-32 在结核病发展过程中的免疫学作用及其与其他细胞因子之间的相互作用提供了有力的前提。另有研究[8]发现 IL-32 在慢性阻塞性肺疾病（COPD）、克罗恩病（CD）、牛皮癣等病理组织中的表达显著提高，且与类风湿关节炎、甲型流感病毒感染也有关系[9,10]，本文在选择结核病患者作为研究对象的同时已尽量排除以上疾病的存在，但 IL-32 是否在这些疾病的早期出现或治愈后仍然存在还不得而知，因此，还需要大量的实验研究对 IL-32 与疾病之间的关系进行更深入的探讨。IL-32 作为一种新的细胞因子,已成为目前研究的热点,下一步我们的工作将重点放在探讨不同类型结核病中 IL-32 的表达是否不同及 IL-32 与其他细胞因子之间的相互关系上。

参 考 文 献

[1] WHO. Global Tuberculosis Report. WHO Press, World Health Organization, Geneva, Switzerland, 2016.

[2] Montoya D, Inkeles MS, Liu PT, et al. IL-32 is a molecular marker of a host defense network in human tuberculosis. Science translat med, 2014, 6 (250): 250ra114.

[3] Kim SH, Han SY, Azam TA, et al. Interleukin-32: a cytokine and inducer of TNF-α. Immunity, 2005, 22: 131-142.

[4] Kundu M, Basu J. IL-32: An emerging player in the immune response network against tuberculosis. PLoS Med, 2006, 3 (8): 274.

[5] Netea MG, Azam T, Lewis EC, et al. *Mycobacterium tuberculosis* induces interleukin-32 production through a caspase-1/IL-18/interferon-γ dependent mechanism. PLoS Med, 2006, 3 (8): 277.

[6] Netea MG, Azam T, Ferwerda G, et al. IL-32 synergizes With nucleotide oligomerization domain (NOD) 1 and (NOD) 2 ligands for IL-1β and IL-6 production through a caspase 12 dependent mechanism. Proc Natl Acad Sci USA, 2005, 102 (45): 16309-16314.

[7] Doffinger R, Dupuis S, Picard C. et al. Inherited disorders of IL-12 and IFN-γ mediated immunity: A molecular genetics update. Mol Immunol, 2002, 38: 9039.

[8] Dinarello CA, Kim SH. IL-32, a novel cytokine with a possible role in disease. Ann Rheum Dis, 2006, 65 (3): 1161-1164.

[9] Joosten LA, Netea MG, Kim SH, et al. IL-32 a proinflammatory cytokine in rheumatoid.

[10] Li W, Liu Y, Mukhtar MM, et al. Activation of Interleukin-32 Pro-Inflammatory Pathway in Response to Influenza A Virus Infection. PLoS ONE, 2008, 3 (4): e1985.

第九章　巨噬细胞移动抑制因子基因启动子多态性与结核病相关性

世界上有 1/3 的人口感染了结核菌，但大多数人为隐性感染。在一般人群中约有 20%的人对结核杆菌有天然的抗感染力。在感染者中仅有 10%的人最终发展为结核病，感染后结核病的发生与多种因素有关。但流行病学资料和实验研究均表明，宿主遗传因素与结核病易感性有密切关系，多个基因与结核病易感性有关[1]。近年来的研究表明，巨噬细胞移动抑制因子（macrophage migration inhibitory factor，MIF）基因启动子多态性与结核病相关。

一、MIF 基因结构和蛋白结构

人类 MIF 基因是单拷贝基因，编码基因位于染色体 22q11.2，含 3 个外显子，2 个内含子，应用高显示液相染色体图谱分析技术证明了 MIF 基因在 4 个位点上存在多态性（微卫星多态性和单核苷酸多态性）区域：在-173nt 位置，存在 G/C 多态性；在+254nt 位置有 T/C 多态性；在+656nt 位置有 C/G 多态性及-794nt 位置的 CATT 重复序列，这种多态性与一些感染性疾病的发生发展存在着一定的关系。MIF-794 位点 CATT4 个核苷酸重复序列所致的微卫星多态性与 MIF 基因的表达水平相关。

MIF 的 cDNA 编码含 115 个氨基酸残基的蛋白质，其分子质量约为 12.5kDa，跟其他蛋白相比并无明显生物序列同源性。MIF 晶体结构是由含 2 个反向平行 α 螺旋和 6 个 β 片层的三个单体组成的同源三聚体，形成一末端开放的中空结构[2, 3]。

二、结核病与巨噬细胞

结核杆菌侵入人体引起的炎症常呈慢性经过，并形成具有特征性的肉芽肿性病变，这种病变的发生与巨噬细胞关系最为密切。其基本病变主要是渗出、增生和变质。

渗出为主的病变表现为充血、水肿与白细胞浸润。早期渗出性病变中有中性粒细胞，以后逐渐被巨噬细胞所代替，在巨噬细胞内可见到大量吞入的结核菌。渗出性病变通常出现在结核炎症的早期或病灶恶化时，当病情好转时，渗出性病变可完全消散吸收。

增生为主的病变开始时可有一短暂的渗出阶段，当巨噬细胞吞噬并消化了结核菌后，细菌的磷脂成分使巨噬细胞形态变大而扁平，类似上皮细胞，称"类上皮细胞"。类上皮细胞聚集成团，中央可出现朗汉斯巨细胞，后者可将结核菌抗原的信息传递给淋巴细胞，在其外围常有较多的淋巴细胞，形成典型的结核结节，为结核病的特征性病变。

变质为主的病变（干酪样坏死）常发生在渗出或增生性病变的基础上。若机体抵抗力降低、菌量过多、变态反应强烈，渗出性病变中结核菌战胜巨噬细胞后不断繁殖，使细胞混浊肿胀后，发生脂肪变性，溶解碎裂直至细胞坏死。上述三种病变可同时存在于一个肺部病灶中，但通常有一种是主要的。三种病理过程均由巨噬细胞发挥中心作用。由此可见，巨噬细胞在结核病发展过程中扮演了重要角色[4,5]。

三、巨噬细胞与 MIF

1966 年 Bloom[6]和 David[7]将由活化的 T 淋巴细胞分泌的可抑制单核/巨噬细胞移动的细胞因子正式命名为巨噬细胞移动抑制因子（MIF）。MIF 主要由巨噬细胞产生，此外 T 淋巴细胞、单核细胞、血液树突细胞、B 淋巴细胞、中性粒细胞、嗜酸性细胞、杆状细胞、嗜碱性细胞都可以表达 MIF。MIF 的主要生物效应是抑制巨噬细胞的游走，促进巨噬细胞在炎症局部的聚集、浸润、增生、活化及分泌一些炎性细胞因子（如 IL-1、TNF-α、IL-2、IL-6、IL-8、IFN-γ 等），NO 的释放，COX-2 的诱导，在发挥免疫功能的同时，加重炎症损伤。由此可见，MIF 在巨噬细胞趋化和致炎过程中发挥着举足轻重不可忽视的作用。

四、MIF 基因启动子多态性与疾病

1966 年世界上首次报道了 MIF 的活性，但是直到 1989 年将人类完整的 MIF 基因克隆成功后，MIF 的研究才进入了一个快速发展时期。MIF 的研究不足 20 年，国外研究涉及的疾病主要是炎症性疾病、自身免疫性疾病和肿瘤，如关节炎、脓毒症、哮喘、急性呼吸窘迫综合征、系统性红斑狼疮、糖尿病、肾小球肾炎、器官移植、疟疾和心脏病等[8]。

MIF 基因启动子多态性与疾病具有相关性已被证实。MIF 基因启动子-794 位点 CATT 4 个核苷酸序列重复所致的微卫星多态性与 MIF 基因的表达水平相关，Renner 等[9]研究发现该微卫星多态性有 5、6、7 或 8 个 CATT 核苷酸序列重复所致的 4 种等位基因，其中 5 个片段重复与 MIF 基因低水平的表达有关，并与风湿性关节炎、溃疡性结肠炎等炎症性疾病的易感性、严重程度及预后有关。当前微卫星已作为一种新的遗传标志，为肿瘤和心血管等疾病提供了重要遗传标志。自 2001 年 Donn 等[10]首次报道了 MIF-173 位点与青少年先天性关节炎的发病有关后，Barton 等[11]也发现 MIF-173 基因为炎性多关节炎的易感基因。Donn 等[12]同时也研究发现 MIF-173C 等位基因，特别是 CATT（7）-MIF-173C 单倍体与银屑病的发病相关。Hizawa 等[13]证明 MIF-173 基因多态性是遗传性过敏症的一个危险因子。研究表明，携带 MIF-173C 等位基因的个体血清 MIF 表达升高[14]。在瞬时转染的人上皮细胞株里，等位基因 G 多态性与 MIF 表达的增加相关。在瞬时转染的人淋巴母细胞株里情况正好相反，等位基因 C 多态性的 MIF 表达明显增加。由此可见，MIF 基因启动子多态性与多种疾病相关。

五、MIF、巨噬细胞与结核病

结核病作为一种重要的慢性炎性呼吸道传染病，病程久，疗程长，危害严重，给国家和个人都带来沉重的经济负担。近年来结核病的发病率持续增高，已成卷土重来之势，耐药结核患者日益增多，结核病已引起全球广泛重视。结核病发病机制：结核分枝杆菌在体内主要感染巨噬细胞，并导致大量巨噬细胞激活、增生，向感染部位移动、聚集、浸润、分泌一些细胞因子，产生强烈免疫反应，引起组织损伤；而巨噬细胞这些功能的发挥又受到了 MIF 的表达及表达量高低的直接影响；而 MIF 表达量的多少又受到 MIF 基因启动子多态性的调控。由此可见，MIF、巨噬细胞和结核病三者之间存在着相互关联。

体外实验证明，人 MIF 可以抑制致病性结核分枝杆菌在巨噬细胞内的繁殖，提示 MIF

在抗结核免疫中起了重要的作用。研究显示，MIF 基因启动子-794 位点 CATT 重复序列的拷贝数在人群中具有明显差异，CATT 拷贝数对 MIF 基因启动子的活性具有调控作用，拷贝数越多，启动子活性越强，MIF 表达越高[15]。

六、小　　结

结核病是严重危害人类健康的传染病，其发病机制十分复杂，巨噬细胞在其中发挥了非常重要的中心作用，而 MIF 又在巨噬细胞活化、增殖、游走、浸润、分泌细胞因子、导致免疫反应和组织损伤中起着关键作用。MIF 量的多少直接影响巨噬细胞的功能发挥，而 MIF 表达量的高低又与其基因启动子多态性相关。因而，我们推测 MIF 基因启动子多态性与结核病易感性相关。

参 考 文 献

[1] Alcais A, Fieschi C, Abel L, et al. Tuberculosis in children and adults: two distinct genetic diseases. J Exp Med, 2005, 202(12): 1617-1621.

[2] Morand EF, Leech M, Bernhagen J. MIF: a new cytokine link between rheumatoid arthritis and atherosclerosis. Nat Rev Drug Discov, 2006, 5: 399-411.

[3] Calandra T, Bucala R. Macrophage migration inhibitory factor(MIF): a glucocorticoid counter-regulator within the immune system. Crit Rev Immunol, 1997, 17(1): 77-88.

[4] van Crevel R, Ottenhoff THM, van der Meer JWM. Innate Immunity to *Mycobacterium tuberculosis*. Clin Microbiol Rev, 2002, 15: 294-309.

[5] North RJ, Yu-Jin Jung YJ. Immunity to Tuberculosis. Annual Rev of Immunol, 2004, 22: 599-623.

[6] Bloom BR, Bennettm B. Mechanism of a reaction in vitro associated with delayed-type hypersensitivity. Science, 1966, I53: 80-82.

[7] David JR. Delayed hypersensitivity in vitro: its mediation by cell-free substances formed by lymphoid cell—antigen interaction. Prec Natl Acad Sci USA, 1966, 56(1): 72-77.

[8] Mai TN, Lue H, Kleemann R. Macrophage migration inhibitory factor (MIF): mechanisms of action and role in disease. Microb Infect, 2002, 4: 449-460.

[9] Renner P, Roger T, Calandra T, et al. Macrophage migration inhibitory factor: gene polymorphisms and susceptibility to inflammatory diseases. Clin Infect Dis, 2005, 41(S7): 513-519.

[10] Donn RP, Sheucy E, Oilier WE, et al. A novel 5'-flanking region of macrophage migration inhibitory factor is associated with systemic on-set juvenile idiopathic arthritis. Arthritis Rheum, 2001, 44: 1782-1785.

[11] Barton A, Lamb R, Symmons D, et al. Macrophage migration inhibitory factor (MIF) gene polymorphism is associated with susceptibility to but not severity of inflammatory polyarthritis. Genes Immun. 2003, 4(7): 487-491.

[12] Donn RP, Plant D, Jury F, et al. Macrophage migration inhibitory factor gene polymorphism is associated with psoriasis. J Invest Dermatol, 2004, 123: 484-487.

[13] Hizawa N, Yamaguchi E, Takahashi D, et al. Functional polymorphismsin the Promoter region of macrophage migration inhibitory factor and atopy. Am J Respir Crit Care Med. 2004, 169(9): 1014-1018.

[14] DonnR, Alourll Z, De Benedetti F, et al. Mutation screening of the Macrophage migration inhibitory factor gene: positive association of a functional polymorphism of macrophage migration inhibitory factor with juvenile idiopathic arthritis. Arthritis Rheum, 2002, 46: 2402-2409.

[15] Oddo M, Calandra T, Bucala R, et al. Macrophage migration inhibitory factor reduces the growth of virulent *Mycobacterium tuberculosis* in human macrophages. Infect Immun, 2005, 73: 3783-3786.

[16] Gen Yamada, Noriharu Shijubo, Yoko Takagi-Takahashi, et al. Elevated Levels of Serum Macrophage Migration Inhibitory Factor in Patients with Pulmonary Tuberculosis. Clin Immunol, 2002, 104(2): 123-127.

[17] Gómez LM, Sánchez E, Ruiz-Narvaez EA, et al. Macrophage migration inhibitory factor gene influences the risk of developing tuberculosis in northwestern Colombian population. Tissue Antigens, 2007, 70(1): 28-33.

第十章　MIF-173位点G/C单核苷酸多态性与肺结核遗传易感性关系的研究

已有研究证实，除了环境和个体差异等因素外，遗传易感基因对结核病的发生发展起到了不容忽视的作用[1]。研究表明与结核病有关的易感基因有自然抗性相关巨噬细胞蛋白1（Nrampl）基因[2]、维生素受体（VDR）基因[3]、人类白细胞抗原（HLA）基因[4]、甘露糖结合凝集素（MBL）基因[5]、Spl10基因[6]、一氧化碳合酶-2（NOS2）断裂基因[7]、γ-干扰素（INF-γ）受体基因[8]等。Fontaine L等通过研究发现，巨噬细胞移动抑制因子（MIF）遗传变异同自身免疫性疾病易感性相关[9]。Gomez等用体外实验研究表明，MIF可以抑制致病性结核分枝杆菌在巨噬细胞中的繁殖[10]。本章主要研究MIF-173 G/C单核苷酸多态性与肺结核遗传易感性关系。

第一节　巨噬细胞移动抑制因子

（一）MIF的发现

巨噬细胞移动抑制因子（macrophage migratory inhibitory factor, MIF）是1966年Bloom和Bennett等[3]研究迟发型超敏反应时发现的一个细胞因子。该细胞因子与免疫细胞活化有关，并具有抑制巨噬细胞移动的功能，后来，Bloom和David[11]将这种由活化的T淋巴细胞分泌的可抑制单核/巨噬细胞移动的细胞因子正式命名为巨噬细胞移动抑制因子。

（二）MIF基因结构和蛋白结构

人类MIF基因是单拷贝基因，长度小于1kb，编码基因位于染色体22q11.2，含3个外显子，2个内含子，应用高显示液相染色体图谱分析技术证明了MIF基因在4个位点上存在多态性（微卫星多态性和单核苷酸多态性）区域：在-173nt位置，存在G/C多态性；在+254nt位置有T/C多态性；在+656nt位置有C/G多态性–794nt位置的CATT重复序列，这种多态性与一些感染性疾病的发生发展存在着一定的关系。MIF的cDNA编码含115个氨基酸残基的蛋白质，其分子质量约为12.5kDa，MIF晶体结构是由含2个反向平行α螺旋和6个β片层的三个单体组成的同源三聚体，形成一末端开放的中空结构[12, 13]。人MIF分子在结构上与人多巴色素互变异构酶及数种细菌互变异构酶具有较高的同源性[22]，且具有氧化还原、互变异构等多种酶催化活性，其氨基末端脯氨酸残基在其酶催化活性中起关键作用。MIF分子不属于目前已发现的任何细胞因子家族，其分泌与激素类似，受下丘脑-垂体的控制，而糖皮质激素也能调节它的合成与分泌。

（三）MIF与巨噬细胞

MIF主要由巨噬细胞[14]产生，此外单核细胞、树突细胞、中性粒细胞、嗜酸性细胞[15]、上皮细胞[16]、内皮细胞[17]、淋巴细胞[18]、杆状细胞、嗜碱性细胞都可以表达MIF。肝、肾、脾等器官组织也能组成性表达 MIF，并将其储藏于胞质内[19]。MIF 的主要生物效应是抑制巨噬细胞的游走，促进巨噬细胞在炎症局部的聚集、浸润、增生、活化及分泌一些炎性细胞因子（如 LI-1、TNF-α、IL-2、IL-6、IL-8、INF-γ 等），NO 的释放，COX-2 的诱导，在发挥免疫功能的同时，加重炎症损伤。由此可见，MIF 在巨噬细胞趋化和致炎过程中发挥着举足轻重的作用。

（四）MIF 基因启动子多态性与疾病

1966 年世界上首次报道了 MIF 的活性，但是直到 1989 年将人类完整的 MIF 基因克隆成功后，MIF 的研究才进入了一个快速发展时期。MIF 是受下丘脑-垂体控制的多能性细胞因子，作用较为广泛。导致功能缺失的 MIF 基因突变可以影响宿主的炎性或固有免疫应答，放大功能的 MIF 基因突变则易使宿主出现更严重的炎症和免疫反应。迄今为止，MIF 已被实验证实可促进感染性休克[20]、类风湿关节炎、急性呼吸窘迫综合征[21]等多种疾病的发生，而抗 MIF 中和性抗体则对上述疾病具有明显的保护作用。此外，MIF 还与肿瘤、慢性肾炎、红斑狼疮、银屑病、冠脉硬化等各种炎症性和自体免疫性疾病密切相关。

MIF-794 位点 CATT4 个核苷酸序列重复所致的微卫星多态性与 MIF 基因的表达水平相关，Renner 等[22]研究发现该微卫星多态性有 5、6、7 或 8 个 CATT 核苷酸序列重复所致的 4 种等位基因，其中 5 个片段重复与 MIF 基因低水平的表达有关，并与风湿性关节炎、溃疡性结肠炎等炎症性疾病的易感性、严重程度及预后有关。当前微卫星已作为一种新的遗传标志，为肿瘤和心血管等疾病提供了重要遗传标志。Arisawa 等[23,24]报道 CATT5 减少进展中胃癌的危险性，CATT7 与肠型胃癌的进展相关，CATT7、-173CC 基因型与严重胃黏膜萎缩有关；CATT7 增加硬皮病的遗传易感性[25]；-173C 增强早发型类风湿关节炎的易感性[26]；-173C、CATT7-173C 增加系统性红斑狼疮的易感性[27]。

单核苷酸多态性（single nucleotide polymorphism，SNP）是指基因组内 DNA 中某一特定核苷酸位置上存在转换、颠换、插入、缺失等变化，而且其中最少一种等位基因在群体中的频率不小于 1%。SNP 有单碱基的转换、颠换、插入缺失等形式。转换：颠换约为 2：1，25% 的 SNP 发生于 CpG 位点，发生 C-T 转换。SNP 是人类可遗传的变异中最常见的一种。基于酶切或 PCR 技术是一种对 SNP 检测分析的技术，可对不同人群已知的 SNP 遗传多样性进行检测。限制性内切酶是一类识别 DNA 特异位点（通常 4~6bp 长），并在特异位点进行切割的酶类。酶切位点的特异性意味着对特定 DNA 等位基因的完全消化会产生同样的片段序列。而碱基的替换或插入/缺失可以产生或消除一个特定酶切位点，从而改变用这种酶切割后产生片段的大小和数目。这些酶切片段带型的不同称为限制性片段长度多态性（restriction fragment length polymorphism，RFLP）。RFLP 具有一定准确性，方法简便、快速，可进行大量样本的分析[28]，而在用 RFLP 方法对 SNP 检测之前，必须进行靶序列的扩增。本文应用了此方法对 MIF-173G/C 单核苷酸多态性进行分析。

（五）MIF 与结核病

结核分枝杆菌在体内主要感染巨噬细胞，并导致大量巨噬细胞激活、增生，向感染部位移动、聚集、浸润、分泌一些细胞因子产生强烈免疫反应，引起组织损伤；而巨噬细胞这些功能的发挥又受到了 MIF 的表达及表达量高低的直接影响；而 MIF 表达量的多少又受到 MIF 基因启动子多态性的调控。

体外实验证明，人 MIF 可以抑制致病性结核分枝杆菌在巨噬细胞内的繁殖，提示 MIF 在抗结核免疫中起了重要作用。研究显示，MIF-794 位点 CATT 重复序列的拷贝数在人群中具有明显差异，CATT 拷贝数对 MIF 基因启动子的活性具有调控作用，拷贝数越多，启动子活性越强，MIF 表达量越高[29]。由此可推测，MIF 和结核病之间相互关联。

第二节 研究实验方法

（一）研究对象

1. MIF-173G/C 单核苷酸多态性检测 初治肺结核患者 142 例、复治肺结核患者 76 例，为昆明市第三人民医院 2011 年 2 月至 2012 年 10 月的住院患者，根据临床症状、体征、X 线胸片、痰菌检查确诊，其中男性 127 例，女性 91 例，年龄 21～72 岁。

健康对照组为 2011～2012 年昆明市疾病预防控制中心的健康体检者，共 114 例，其中男性 63 例，女性 51 例，年龄 18～56 岁。

2. 血清 MIF 浓度检测 结核病组 133 例，分为初治结核病组 75 例、复治结核病组 58 例，病例为昆明市第三人民医院 2011 年 2 月至 2012 年 10 月的住院患者，根据临床症状、体征、X 线胸片、痰菌检查确诊，其中男性 81 例，女性 52 例，年龄 20～65 岁。对照组为昆明市疾病预防控制中心的健康体检者，共 43 例，其中男性 25 例，女性 18 例，年龄 23～54 岁。

复治结核病纳入标准按照我国现行的复治肺结核定义：①初治失败的患者；②规则用药满疗程后痰菌又复阳的患者；③不规律化疗超过 1 个月的患者；④慢性排菌患者。所有研究对象均无高血压、糖尿病、甲状腺疾病、肝肾疾病、恶性肿瘤、慢性消耗性疾病，排除心、脑、肾、肺部感染。

（二）标本采集和处理

抽取所有研究对象的静脉血 2ml，以 2% 乙二胺乙酸二钠（EDTA）抗凝，离心后分离其上清，于 -80℃ 冰箱中保存备用，抽血前均未用过影响血液流变学的药物和皮质醇类药物。

（三）血液基因组 DNA 提取

血液基因组 DNA 提取用专门试剂盒提取，操作简单、快速，提取的基因组 DNA 片段大，纯度高，质量稳定可靠。最终得到的 DNA-20℃ 保存备用。

1. 所需试剂、设备及试剂配制

（1）血液基因组提取试剂盒（离心柱型），DP318，天根生化科技（北京）有限公司。内含细胞裂解液 CL 60ml；缓冲液 GS 15ml；缓冲液 GB 15ml；缓冲液 GD 13ml；漂洗液 PW 15ml；洗脱缓冲液 TB 15ml；proteinase K 1ml；吸附柱 CB3 50 个；收集管（2 ml）50 个；1.5ml 离心管 50 个。

使用前需先在缓冲液 GD 和漂洗液 PW 中加入无水乙醇，加入体积参照瓶上的标签。

（2）主要设备

振荡器：海门市其林贝尔仪器制造有限公司

离心机：美国 Sigama
电热恒温水浴箱：上海医疗器械
电泳仪：BAYGENE BG-Power 600i
电子天秤：梅特勒-托利多仪器有限公司
T6 紫外可见分光光度计：北京普析通用
压力蒸汽灭菌器：上海博迅实业有限公司
低温冰箱：中科美菱低温科技有限公司
凝胶成像仪：美国 Bio-RED
微量移液器：芬兰百得
生物安全柜：美国 Thermo
纯水机：Millipore 公司
恒温离心机：长沙湘仪离心机仪器有限公司

（3）50×TAE Buffer（pH8.5）的配制：取 Tris 242g，$Na_2EDTA \cdot 2H_2O$ 37.2g 置于 1L 烧杯中；向烧杯中加入约 800ml 的去离子水，充分搅拌溶解；加入 57.1ml 的乙酸，充分搅拌；加去离子水将溶液定容至 1L 后，室温保存。

（4）溴乙锭（100mg/ml）的配制：称量 1g 溴乙锭，加入到 10ml 容器中；加入去离子水 10ml，充分搅拌数小时完全溶解溴乙锭；将溶液转移至棕色瓶中，室温避光保存；溴乙锭的工作浓度为 0.5μg/ml。

（5）6×Loading Buffer 的配制：称取 EDTA 4.4g，Bromophenol Blue 250mg，Xylene Cyanol FF 250mg，置于 500ml 烧杯中；向烧杯中加入约 200ml 去离子水后，加热搅拌充分溶解；加入 180ml 的甘油（Glycerol）后，使用 2mol/L NaOH 调节 pH 至 7.0；用去离子水定容至 500ml 后，室温保存。

（6）1×TAE Buffer（pH8.5）的配制：取 50×TAE Buffer 1ml，置于 500ml 量筒中；加去离子水将溶液定容至 500ml，棕色瓶室温保存备用。

（7）1% Agarose 凝胶的配制：准确称量琼脂糖粉 70g，置于 500ml 锥形瓶中；加入 70ml 1×TAE Buffer；微波炉中加热 2min 10s，充分溶解琼脂糖；使溶液冷却至 60℃左右，同时加入 100mg/ml 溴乙锭 3.5μl，充分混匀；将琼脂糖溶液倒入制胶膜，然后在适当位置处插上梳子。凝胶厚度一般为 3~5mm，在室温下使胶凝固（约 40min），然后放置于电泳槽中进行电泳；如凝胶不立即使用，将胶被保鲜膜包好后，放在 4℃下保存。

2. 具体步骤

（1）取全血 210μl，需在其中加入细胞裂解液 CL 500μl，颠倒混匀，10 000r/min 离心 1min，吸去上清，留下细胞核沉淀，向离心收集到的细胞核沉淀中加 200μl 缓冲液 GS，振荡至彻底混匀。

（2）加入 20μl 蛋白酶 K 溶液，混匀。

（3）加入 200μl 缓冲液 GB，充分颠倒混匀，56℃放置 10min，其间颠倒混匀数次。

（4）将上一步所得溶液加入一个吸附柱 CB3 中（吸附柱 CB3 放入收集管中），12 000r/min 离心 30s，倒掉收集管中废液，将吸附柱 CB3 放入收集管中。

（5）向吸附柱 CB3 中加入 500μl 缓冲液 GD（使用前已按要求加入无水乙醇），12 000r/min 离心 30s，倒掉收集管中废液，将吸附柱 CB3 放入收集管中。

（6）向吸附柱 CB3 中加入 700μl 漂洗液 PW（使用前已按要求加入无水乙醇），

12 000r/min 离心 30s，倒掉废液，CB3 放入吸附管中。

（7）重复步骤 6。

（8）12 000r/min 离心 2min，倒掉废液，室温放置数分钟（去除残存漂洗液）。

（9）将吸附柱 CB3 转入 1.5ml 离心管中，向吸附膜中间位置悬空滴加 50μl 洗脱缓冲液 TB，室温放置 5min，12 000r/min 离心 2min，将溶液收集到离心管中，即基因组 DNA。

3. DNA 含量检测 取 2μl DNA 溶液加入核酸蛋白检测仪，测定样品在 260nm 与 280nm 处 OD 值，并计算 DNA 浓度与得量。OD260/OD280 值接近 1.6~2.0，说明样品纯度高；DNA 浓度（ng/μl）=OD260nm×50；将所有研究对象的基因组 DNA 都进行定量测定，-20℃保存备用。

4. 1%琼脂糖凝胶电泳检测基因组 DNA 取 5μl DNA 溶液与 1μl 6×Loading Buffer 混匀后，加入 1%琼脂糖凝胶样品孔中，尽量避免溢出孔外；电泳仪接通电源，样品接负极；调解电压 100V，38min 后，紫外灯下观察结果；并于所测浓度进行对比，以保证所测结果准确。

（四）MIF-173 位点单核苷酸多态性检测

采用聚合酶链反应-限制性片段长度多态性（PCR-RFLP）的分析方法。

1. 引物设计与合成 根据资料[39]，设计 PCR 扩增引物；所需引物由上海生工合成，引物序列为：F5′- ACTAAGAAAGACCCGAGGC-3′，R5′-GGGGCACGTTGGTGTTTACG-3′。

2. 所需试剂、仪器及试剂配制

（1）PCR 反应液为 2× Taq PCR MasterMix（KT201，含染料），北京天根生化。

试剂组成：0.1U Taq plus polymerase/μl；500μmol/L dNTP each；20mmol/L Tris - HCL pH=8.3；100mmol/L KCL；3mmol/L $MgCl_2$；其他稳定剂和增强剂。

（2）Alu I 限制性内切酶（10U/μl）：购买于（大连）宝生物公司。

（3）PCR 仪：美国 JNetDirect Biosciences。

（4）引物稀释方法：短暂离心，使引物粉末沉于管底，根据说明书加入超纯水稀释成储存液，浓度为 100μmol/L，-20℃保存；然后根据 1μl 储存液加入 4μl 超纯水稀释成工作液使用，浓度为 20μmol/L。

（5）Alu I 稀释方法：取 1μl Alu I（10U/μl），加入 10×缓冲液 9μl，混匀，即稀释成 1U/μl 的 Alu I；需现用现配。

3. 扩增目的基因 采用 PCR-RFLP 方法，以基因组 DNA 为模板，引物序列为 F 5′-ACTAAGAAAGACCCGAGGC-3′和 R 5′-GGGGCACGTTGGTGTTTACG-3′，在 PCR 扩增仪中进行。

PCR 反应体系：PCR 反应液 25μl，引物 F（20μmol/L）1μl，引物 R（20μmol/L）1μl，模板 DNA 100ng 左右，加入 ddH_2O 至 50μl；最后加入液体石蜡 75μl。

PCR 反应条件：95℃ 10min；95℃ 45s，56.6℃ 45s，72℃ 45s，35cycles；72℃ 7min。

4. PCR 产物检测 PCR 反应完成后，取 5μl PCR 反应产物加入 1%琼脂糖凝胶样品孔中，尽量避免溢出孔外；电泳仪接通电源，样品接负极；调解电压 100V，38min 后，紫外灯下观察目的基因；PCR 扩增目的片断长度为 365bp。

5. 酶切 PCR 扩增片段 对扩增成功的样品用 Alu I 限制性内切酶酶切，酶切反应体系为 20μl，包括 PCR 扩增产物 17μl，Alu I 酶（浓度为 1U/μl）1μl，10×缓冲液 2μl，混匀；37℃水浴过夜。

6. 分析基因型 取酶切后产物 9μl，加入 1μl 10×Loading Buffer，混匀，取 5μl 加入 2%琼脂糖凝胶样品孔中，尽量避免溢出孔外；电泳仪接通电源，样品接负极；调解电压 100V，38min 后，紫外灯下酶切结果并拍照保存。

PCR 产物 RFLP 分析 Alu I 在 MIF 基因扩增片段上正常有 1 个酶切位点，如 173 位点由 G 变为 C，则有 2 个酶切位点，即对野生型 G/G 型酶切后表现为 97bp、268bp 2 个片段；突变杂合子 G/C 型表现为 62bp、97pb、206pb、268bp 4 个片段；突变纯合子 C/C 型表现为 62pb、97bp、206pb 3 个片段。

7. 统计方法 基因型频率按直接计数法计算，采用卡方检验，分析实验组和对照组分布是否符合 Hardy-weinberg 遗传平衡定律，以及比较两组基因型分布频率的差异，计算比值比（OR）及 95%可信区间（CI），组间两两比较以 $P<0.05$ 为差异有统计学意义。

（五）ELISA 方法检测血清 MIF 浓度

1. 主要设备

高速离心机：美国 Sigama

隔水式电热恒温培养箱：上海跃进医疗器械一厂

微量移液器：芬兰百得

酶标仪：美国 Bio-Rad

排枪：Bio-Rad

超净工作台：美国 Thermo

2. 主要试剂 R&D 公司的人 MIF ELLSA 试剂盒，包括以下物品。

酶联板：一块（12 孔×8 条）

标准品：一瓶（40ng/μl）

标准品稀释液：一瓶（6ml）

样品稀释液：1×20ml/瓶

酶标试剂：一瓶（6ml）

20×浓缩洗涤液：一瓶（6ml）

显色剂 A 液：一瓶（6ml）

显色剂 B 液：一瓶（6ml）

终止液：一瓶（6ml）

封板膜：两张

密封袋：一个

3. 实验前准备 准备实验前所需设备、仪器、试剂，并设计好具体实验方案，待测标本按要求编号，稀释后备用。

4. 具体步骤

（1）从 4℃冰箱中取出试剂盒，室温平衡 30min。

（2）分别设空白对照孔（空白对照孔不加样品及酶标试剂，其余各步骤操作相同）、标准品孔、待测样品孔。

（3）倍比稀释标准品：40ng/ml，20ng/ml，10ng/ml，5ng/ml，2.5ng/ml，0ng/ml。

（4）在酶标包被板上，标准品孔中加入标准品 50μl；待测样品孔中先加样品稀释液 40μl，再加待测样品 10μl，样品最终稀释度为 5 倍。每孔加入酶标试剂 50μl，空白孔除外。轻轻晃动混匀，37℃温育 60min。

（5）弃去液体，甩干，每孔加满稀释后洗涤液，振荡 30s，甩去洗涤液，用吸水纸拍干。如此重复 5 次，拍干。

（6）每孔先加入显色剂 A 50μl，再加入显色剂 B 50μl，轻轻震荡混匀，37℃避光显色 15min。

（7）取出酶标板，每孔加终止液 50μl，终止反应（此时蓝色立转黄色）。

（8）测定：以空白孔调零，在 450nm 波长下测量各孔的吸光度值（OD 值）；测定在加终止液后 15min 以内进行。

5. **结果分析**　根据标准品的浓度及对应的 OD 值计算标准曲线的直线回归方程，再根据样品的 OD 值在回归方程上计算出对应的样品浓度，该样品浓度乘以总稀释倍数即样品的实际浓度。

（六）统计方法

数据采用中位数±四分位数（$M±Q$）表示，用 SPSS 17.0 软件进行统计学分析，组间比较采用秩和检验 Mann-Whitney 方法分析。

第三节　实验分析

（一）-173 位点 PCR-RFLP 产物多态性分析

PCR 产物（365bp）RFLP 分析 Alu I 在 MIF 基因扩增片段上正常有 1 个酶切位点，如 173 位点由 G 变为 C，则有 2 个酶切位点，即对野生型 GG 型酶切后表现为 97bp、268bp 2 个片段；突变杂合子 GC 型表现为 62bp、97pb、206bp、268bp 4 个片段；突变纯合子 CC 型表现为 62bp、97bp、206bp 3 个片段。（图 10-1）。

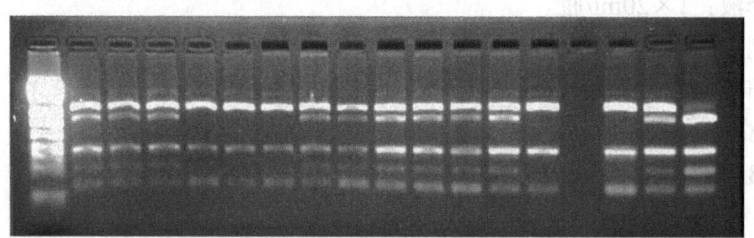

图 10-1　MIF-173 位点 G/C 位点酶切片断电泳分析

（二）三组 Hardy-weinberg 平衡检验

计算出健康对照组、初治肺结核组和复治肺结核组中 MIF 基因中 –173G/C 基因型频率观察数与期望数，差异均无统计学意义（$P>0.05$）。表明，研究对象符合 Hardy-weinberg 遗传平衡，本研究资料具有群体代表性；结果如表 10-1。

第十章 MIF-173 位点 G/C 单核苷酸多态性与肺结核遗传易感性关系的研究

表 10-1 MIF-173 位点 G/C 基因型的 Hardy-weinberg 平衡吻合度检验

健康对照组（n=114）				初治肺结核组（n=142）				复治肺结核组（n=76）			
基因型	观察值	期望值	HWE	基因型	观察值	期望值	HWE	基因型	观察值	期望值	HWE
GG	60	66.40		GG	56	66.26		GG	43	45.80	
GC	54	41.21	$P>0.05$	GC	82	61.48	$P>0.05$	GC	32	26.40	$P>0.05$
CC	0	6.39		CC	4	14.26		CC	1	3.80	

（三）三组 MIF-173 基因型及等位基因分布

对于 MIF-173 基因多态性，GG、GC 和 CC 基因型在健康对照组、初治肺结核组、复治肺结核组中的频率分别是 52.63%、47.37%、0、39.44%、57.75%、2.82% 和 56.58%、42.11%、1.31%；等位基因 G、C 在健康对照组、初治肺结核组、复治肺结核组中的频率分别是 76.32%、23.68%，68.31%、31.69% 和 77.63%、22.37%。结果如表 10-2、图 10-2 所示。

表 10-2 各组 MIF-173 基因型及等位基因分布

基因型或等位基因	健康对照组		初治肺结核组		复治肺结核组	
	N（人）	%	N（人）	%	N（人）	%
GG	60	52.63	56	39.44	43	56.58
GC	54	47.37	82	57.75	32	42.11
CC	0	0	4	2.82	1	1.31
G	174	76.32	194	68.31	118	77.63
C	54	23.68	90	31.69	34	22.37

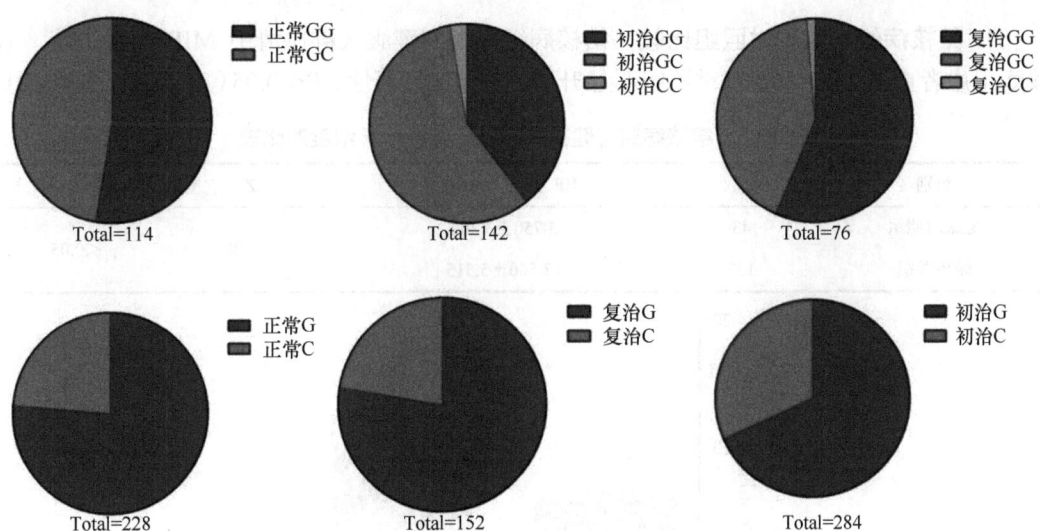

图 10-2 各组 MIF-173 基因型及等位基因分布

(四)三组 MIF 基因型优势比分析

基因型 GG 与 GC+CC 分布在健康对照组与初治肺结核组中比较,差异有显著性($P<0.05$),初治肺结核组与复治肺结核组比较,基因型分布有显著性差异($P<0.05$),健康对照组与复治肺结核组比较,基因型分布无显著性差异($P>0.05$)。结果见表 10-3。

表 10-3　基因型 GG 与 GC+CC 分布在各组间比较结果

两组基因型比较(GG,GC+CC)	OR	95%CI	P
健康对照组与初治肺结核组	1.706	1.037-2.809	<0.05
健康对照组与复治肺结核组	0.853	0.476-1.529	>0.05
初治肺结核组与复治肺结核组	0.500	0.284-0.879	<0.05

(五)等位基因在各组分布比较

等位基因 G 与 C 分布在健康对照组与初治肺结核组中比较,差异有显著性($P<0.05$);初治肺结核组与复治肺结核组比较,等位基因分布有显著性差异($P<0.05$);健康对照组与复治肺结核组比较,等位基因分布无显著性差异($P>0.05$)。结果见表 10-4。

表 10-4　等位基因频率在各组中比较

等位基因(G,C)	OR	95%CI	P
健康对照组与初治肺结核组	1.495	1.007-2.218	<0.05
健康对照组与复治肺结核组	0.928	0.570-1.513	>0.05
初治肺结核组与复治肺结核组	0.621	0.394-0.980	<0.05

(六)血清 MIF 浓度检测结果

1. 结核病组与健康对照组比较　结核病组患者与健康人群血清中 MIF 浓度比较,结核病组患者血清 MIF 浓度较对照组明显升高,差异有显著性,$P<0.05$(表 10-5、图 10-3)。

表 10-5　结核病组与健康对照组血清中 MIF 浓度的比较

组别	例数	MIF 浓度(ng/ml)	Z	P
健康对照组	43	5.750±3.260	−7.508	<0.05
结核病组	133	12.560±5.515		

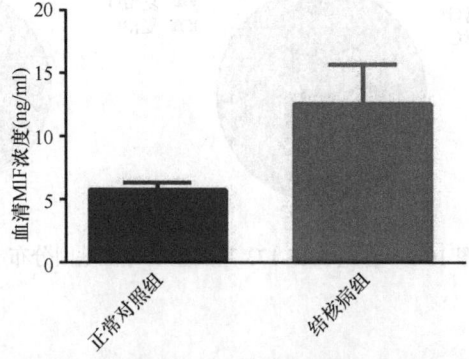

图 10-3　结核病组与健康对照组血清中 MIF 浓度的比较($P<0.05$)

2. 初治肺结核组与健康对照组比较 初治肺结核组与健康对照组血清中 MIF 浓度比较，初治结核病组患者血清中 MIF 浓度较对照组明显升高，差异有显著性，$P<0.05$（表 10-6、图 10-4）。

表 10-6 初治结核病组与健康对照组血清中 MIF 浓度的比较

组别	例数	MIF 浓度（ng/ml）	Z	P
健康对照组	43	5.750±3.260	−6.302	<0.05
初治肺结核组	75	12.050±4.500		

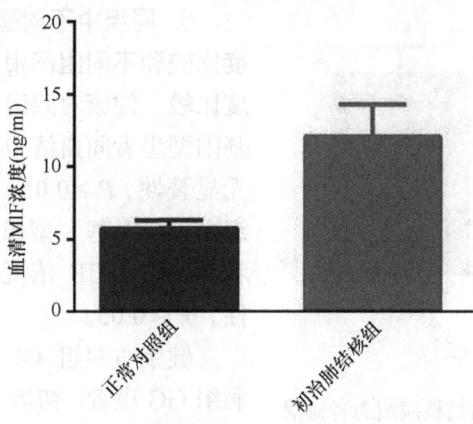

图 10-4 初治结核病组与健康对照组血清中 MIF 浓度的比较（$P<0.05$）

3. 复治结核病组与健康对照组比较 复治结核病组与健康对照组血清中 MIF 浓度比较，复治结核病组患者血清中 MIF 浓度较对照组明显升高，差异有显著性，$P<0.05$（表 10-7、图 10-5）。

表 10-7 复治结核病组与正常对照组血清中 MIF 浓度的比较

组别	例数	MIF 浓度（ng/ml）	Z	P
健康对照组	43	5.750±3.260	−7.236	<0.05
复治肺结核组	58	14.025±5.355		

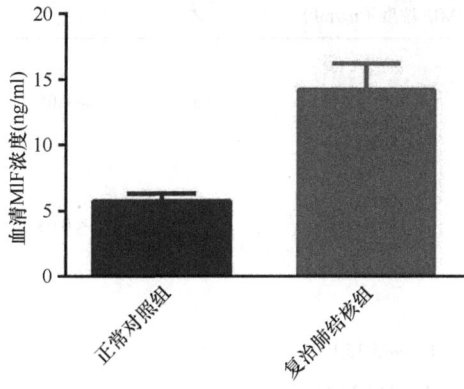

图 10-5 复治结核病组与健康对照组血清中 MIF 浓度的比较

4. 复治结核病组与初治结核病组比较 复治结核病组与初治结核病组血清中 MIF 浓

度比较，复治结核病组患者较初治组血清中 MIF 浓度升高，差异无显著性，$P>0.05$（表 10-8、图 10-6）。

表 10-8 复治结核病组与初治结核病组血清中 MIF 浓度的比较

组别	例数	MIF 浓度（ng/ml）	Z	P
初治肺结核组	75	12.050±4.500	−2.623	>0.05
复治肺结核组	58	14.025±5.355		

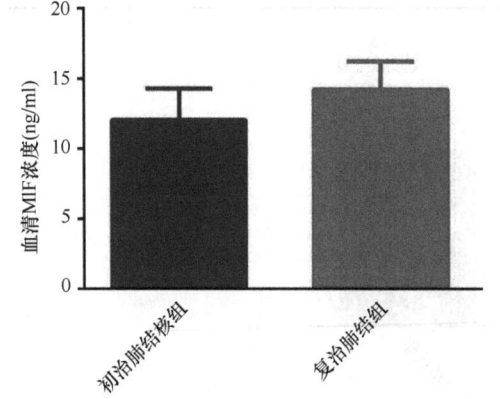

图 10-6 复治结核病组与初治结核病组患者血清中 MIF 浓度的比较

5. 同组中不同基因型患者血清中 MIF 浓度比较和不同组间相同基因型血清中 MIF 浓度比较 健康对照组与初治肺结核组中，不同基因型患者间血清中 MIF 浓度比较，差异均无显著性，$P>0.05$；结核病组与复治肺结核组中，GG 基因型患者较 GC+CC 基因型患者血清中 MIF 浓度均升高，差异均有显著性，$P<0.05$。

健康对照组 GG 基因型患者分别与结核病组 GG 患者、初治肺结核组 GG 患者、复治肺结核组 GG 患者血清中 MIF 浓度比较，各组较对照组血清 MIF 浓度均升高，差异均有显著性，$P<0.05$；正常对照组 GC+CC 基因型患者分别与结核病组 GC+CC 患者、初治肺结核组 GG 患者、复治肺结核组 GG 患者血清中 MIF 浓度比较，各组较对照组血清 MIF 浓度均升高，差异均有显著性，$P<0.05$；复治肺结核组 GG 基因型患者较初治肺结核组 GG 基因型患者血清中 MIF 浓度升高，差异有显著性，$P<0.05$；复治肺结核组 GC+CC 基因型患者较初治肺结核组 GC+CC 基因型患者血清中 MIF 浓度升高，差异无显著性，$P>0.05$（表 10-9、图 10-7）。

表 10-9 同组中不同基因型患者血清中 MIF 浓度比较和不同组间相同基因型血清中 MIF 浓度比较

组别	例数	MIF 浓度（ng/ml）	Z_1	P_1	Z_2	P_2
健康对照组	43					
GG	22	5.460±4.442	−0.681	>0.05		
GC+CC	21	5.880±1.115				
结核病组	133					
GG	59	13.400±7.600	−2.591	<0.05	−5.357	<0.05*
GC+CC	74	12.050±5.410			−5.068	<0.05*
初治肺结核组	75					
GG	28	12.290±15.100	−0.520	>0.05	−3.518	<0.05*
GC+CC	47	11.990±3.580			−4.892	<0.05*

续表

组别	例数	MIF 浓度（ng/ml）	Z_1	P_1	Z_2	P_2
复治肺结核组	58				−5.858	<0.001*
					−4.128	<0.05**
GG	31	15.350±6.450	−2.580	<0.05	−2.361	<0.05*
GC+CC	27	13.130±6.190			−0.674	>0.05**

注：Z_1、P_1，同组中不同基因型患者血清中 MIF 浓度比较结果（图 10-7）；Z_2、P_2，不同组相同基因型患者血清中 MIF 浓度比较结果（图 10-8、图 10-9）。

*与正常对照组中相同基因患者血清中 MIF 浓度比较结果

**与初治肺结核组中相同基因型患者血清中 MIF 浓度比较结果

（说明：①正常对照组中不同基因型患者血清中 MIF 浓度差异无显著性，$P>0.05$；②结核病组中不同基因型患者血清中 MIF 浓度差异有显著性，$P<0.05$；③初治肺结核组中不同基因型患者血清中 MIF 浓度差异无显著性，$P>0.05$；④复治肺结核组中不同基因型患者血清中 MIF 浓度差异有显著性，$P<0.05$；⑤正常对照组 GG 基因型患者与结核病组 GG 基因型患者血清中 MIF 浓度差异有显著性，$P<0.05$；⑥正常对照组 GG 基因型患者与初治肺结核组 GG 基因型患者血清中 MIF 浓度差异有显著性，$P<0.05$；⑦正常对照组 GG 基因型患者与复治肺结核组 GG 基因型患者血清中 MIF 浓度差异有显著性，$P<0.05$；⑧正常对照组 GC+CC 基因型患者与结核病组 GC+CC 基因型患者血清中 MIF 浓度差异有显著性，$P<0.05$；⑨正常对照组 GC+CC 基因型患者与初治肺结核组 GC+CC 基因型患者血清中 MIF 浓度差异有显著性，$P<0.05$；⑩正常对照组 GC+CC 基因型患者与复治肺结核组 GC+CC 基因型患者血清中 MIF 浓度差异有显著性，$P<0.05$；⑪复治肺结核组 GG 基因型患者与初治肺结核组 GG 基因型患者血清中 MIF 浓度差异有显著性，$P<0.05$；⑫复治肺结核组 GC+CC 基因型患者与初治肺结核组 GC+CC 基因型患者血清中 MIF 浓度差异无显著性，$P>0.05$）

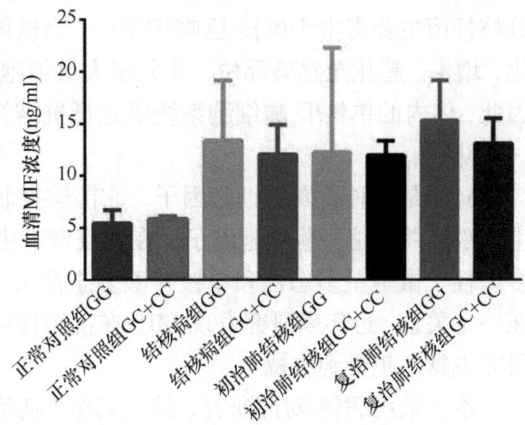

图 10-7　同组中不同基因型患者血清中 MIF 浓度比较结果

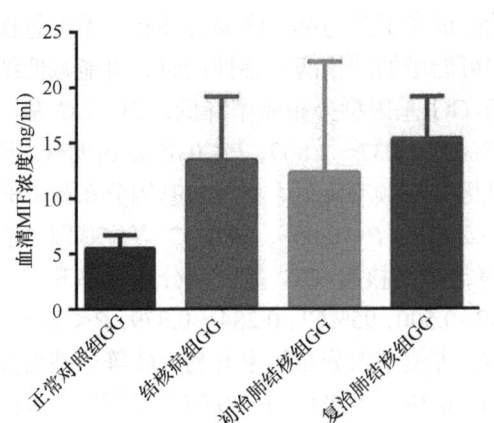

图 10-8　不同组中 GG 基因型患者血清中 MIF 浓度比较结果

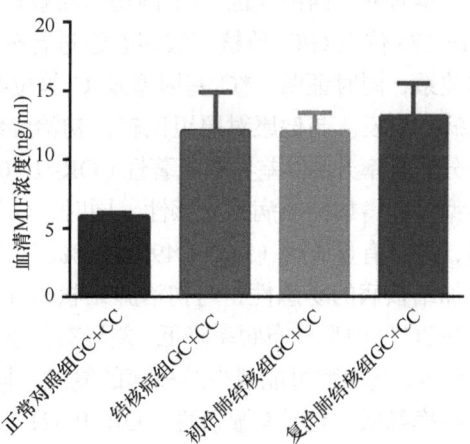

图 10-9　不同组中 GG 基因型患者血清中 MIF 浓度比较结果

第四节 总 结

（一）讨论

结核病是由结核分枝杆菌感染引发的传染性疾病，也是单一致病菌感染导致死亡率最高的疾病。国内外近年研究认为结核病的易感性大部分是由遗传因素（如基因多态性）与环境因素共同作用的结果。深入了解遗传因素在疾病中的作用将有利于疾病的诊断、治疗和预防，随着人类基因组测序工作的完成，单核苷酸多态性（SNP）的筛选及其检测正成为研究者们广泛关注的焦点。研究 SNP 有助于解释个体的表型差异、不同群体和个体对疾病，特别是对复杂疾病（如结核病）的易感性，以及对各种药物的耐受性。

结核分枝杆菌为胞内寄生菌，细胞免疫在机体抵抗其感染的过程中占主导地位。结核分枝杆菌主要寄生于单核/巨噬细胞中，当机体感染结核分枝杆菌后，体内的巨噬细胞被活化，增生、趋化至感染部位，并分泌大量细胞因子，产生强烈的免疫反应，引起组织损伤。因此，体内的单核/巨噬细胞系统既是抵抗结核分枝杆菌感染的第一道防线，也是最关键的一道防线。

MIF 是一种重要的细胞因子，它能够抑制巨噬细胞游走，促进其在炎症局部聚集、增生、激活并分泌一些细胞因子，在免疫调节中发挥重要作用。MIF 基因在 4 个位点上存在多态性（微卫星多态性和单核苷酸多态性），这些多态性与一些感染性疾病的发生发展存在一定关系。近年来研究发现 MIF 在抗结核免疫中发挥了重要作用，MIF 同结核病关系的研究也越来越受到重视。

本文采用病例-对照研究，结核病组（初治肺结核组和复治肺结核组）和健康对照组的 MIF-173G/C 位点的基因型和等位基因分布频率均符合 Hardy-Weinberg 遗传平衡定律。以往研究证实了 MIF 参与结核分枝杆菌感染后的免疫过程，并在结核病的发生发展中起着不容忽视的作用；本文将进一步研究 MIF 与结核病及其复发之间的关系。

本研究对西南地区 142 例初治结核病患者，76 例复治结核病患者和 114 例健康人的 MIF-173 位点 G/C 单核苷酸多态性进行分析比较，证实了其与结核病易感性有着不可忽视的关系，同时证明，*C 基因型及 C 等位基因在可能增加结核病易感性同时，可能减低结核病的复发。与健康对照组比较，初治肺结核组 GG 基因型分布频率降低，GC+CC 基因型分布频率升高，差异有显著性（OR=1.706，95%CI：1.037~2.809，$P<0.05$），说明*C 基因型可能增加结核病的易感性，同时，G 等位基因分布频率降低，C 等位基因分布频率升高，差异有显著性（OR=1.495，95%CI：1.007~2.218，$P<0.05$），说明 C 等位基因可能增加结核病的易感性；与初治肺结核组比较，复治肺结核组 GG 基因型分布频率升高，GC+CC 基因型分布频率降低，差异有显著性（OR=0.500，95%CI：0.284~0.879，$P<0.05$），说明*C 基因型可能减少结核病的复发，同时，G 等位基因分布频率升高，C 等位基因分布频率降低，差异有显著性（OR=0.621，95%CI：0.394~0.980，$P<0.05$），说明 C 等位基因可能减少结核病的复发；与健康对照组比较，复治肺结核组 GG+CC 基因型分布频率升高，GC 基因型分布频率减低，差异无显著性（OR=0.853，95%CI：0.476~1.529，$P>0.05$），同时，G 等位基因分布频率降低，C 等位基因分布频率升高，差异无显著性（OR=0.928，95%CI：0.570~1.513，$P>0.05$），说明*C 基因型及 C 等位基因在减少结核病复发过程中起重要作用。

本实验同时对 75 例初治肺结核患者，58 例复治肺结核患者及 43 例健康人进行血清 MIF 浓度检测，发现结核病组、初治结核病组、复治结核病组血清 MIF 浓度较对照组均显著升高，差异有显著性（$P<0.05$），说明 MIF 与结核病的发生发展密切相关；健康对照组与初治肺结核组不同基因型患者间血清中 MIF 浓度比较，均无显著性差异（$P>0.05$）；结核病组与复治肺结核组 GG 基因型比 GC+CC 基因型患者血清 MIF 浓度升高，均有显著性差异（$P<0.05$），说明 GG 基因型可能促进结核病复发时 MIF 的表达；GG 基因型患者血清中 MIF 浓度较 GG 基因型对照组均升高，差异有显著性（$P<0.05$），且复治肺结核组 GG 基因型患者比初治肺结核组 GG 基因型患者血清 MIF 浓度升高，有显著性差异（$P<0.05$），说明 GG 基因型在结核病的不同时期促进 MIF 表达的程度不同，在结核病复发时促进 MIF 表达程度最高；GC+CC 基因型患者血清 MIF 浓度较 GC+CC 基因型对照组均升高，差异有显著性（$P<0.05$），而复治肺结核组 GC+CC 基因型患者比初治肺结核组 GC+CC 基因型患者血清 MIF 浓度升高，差异无显著性（$P>0.05$），说明*C 基因型与结核病患者 MIF 表达相关，在结核病初发与复发时，促进 MIF 表达程度无差异。

国内有研究报道 MIF 多态性与结核病易感性相关[30]。塞瑞[31]等发现，肺结核患者 MIF 基因启动子区 CATT 低拷贝数（≤6）出现的频率明显高于正常，可能同结核病的致病相关；邓少丽[32]等发现结核病患者 MIF-173CC 基因型及 C 等位基因频率较健康人群明显升高（$P<0.05$），且结核病组血清 MIF 水平明显高于健康人群，本实验组前期也有报道[33]，认为 MIF-173 C 等位基因与结核病易感性相关，在结核病致病中可能发挥重要作用。Gomez[34]等从哥伦比亚西北部人群中选择了 230 名肺结核病患者和 235 名健康对照者，研究了结核病易感性同 MIF 启动子多态性的关系，结果发现两组间 MIF-173C 等位基因存在明显差异，提示 MIF-173C 等位基因可能与结核病易感性相关；Sadki[35]等对摩洛哥结核病人群 MIF-173G/C 位点的研究发现，同健康对照组比较，结核病患者 MIF-173CC 基因型存在显著差异，提示 MIF-173CC 在活动性结核病中发挥重要。

Yamada 等[36]通过研究证实结核患者血清 MIF 表达水平与血清 IFN-γ 水平具有相关性（$r=0.537$，$P<0.01$），提示 MIF 在机体对结核杆菌的免疫应答中发挥重要作用。有研究显示，MIF-173C 等位基因同 MIF 蛋白表达的增加密切相关[37]；更进一步的研究显示，等位基因 MIF-173C 携带者外周血清中 MIF 的表达量增加；这些研究均证实了 MIF 基因启动子多态性对 MIF 蛋白表达水平的调节作用[28]。

本实验通过多组间不同基因型比较，结果显示，MIF-173 位点*C 基因型及 C 等位基因可能增加结核病的易感性，并且可能减少结核病的复发；MIF 参与结核病的发生发展过程，结核病患者血清 MIF 浓度明显高于健康人群；并且进一步发现，GG 基因型在结核病的不同时期促进 MIF 表达的程度不同，在结核病复发时促进 MIF 表达程度最高；*C 基因型与结核病患者 MIF 表达相关，但在结核病初发与复发时促进 MIF 表达程度无差异。本实验研究结果与以上研究结果相同，但又进一步证明了 MIF-173G/C 位点单核苷酸多态性与结核病发展过程中 MIF 表达之间的关系；而 MIF 基因启动子多态性如何调节 MIF 表达及 MIF 表达水平在结核病人体内的作用机制则需要更进一步的研究。

（二）结论

通过对结核病患者（初治肺结核病患者和复治肺结核病患者）MIF-173G/C 单核苷酸多态性及外周血中 MIF 表达水平的分析研究，初步得到以下结论。

1. 在西南地区人群中 MIF-173G/C 位点单核苷酸多态性与结核病易感性相关,以及*C 基因型及 C 等位基因可能增加结核病的易感性,并且可能减少结核病的复发。

2. MIF 参与结核病的发生发展过程,GG 基因型在结核病的不同时期促进 MIF 表达的程度不同,在结核病复发时促进 MIF 表达程度最高;*C 基因型与结核病患者 MIF 表达相关,但在结核病初发与复发时促进 MIF 表达程度无差异。

3. MIF 在结核病的发生发展中起重要作用。

参 考 文 献

[1] Casanova JL, Abel L. The human model: a genetic dissection of immunity to infection in natural conditions. Nat Rev Immunol, 2004, 4: 55-58.

[2] Leung KH, Yip SP, Wong WS. Sex- and age- dependent association of SLC 11Al polymorphisms with tuberculosis in Chinese: a case control study. BMC Infect Dis, 2007, 7: 19.

[3] Babb C, van der Merwe L, Beyers N, et al. Vitamin D receptor gene polymorphisms and sputum conversion time in pulmonary tuberculosis patients.Tuberculosis, 2007, 87: 295-302.

[4] Delgado JC, Baena A, Thim S, et al. Aspartic acid homozygosity at codon 57 of HLA-DQ is associated with susceptibility to Pulmonary tuberculosis in Cambodia. J Immunol, 2006, 176: 1090-1097.

[5] Sahly HM, Reich RA, Dou SJ, et al. The Effect ofmannose binding lectin gene polymorphisms on susceptibility to tuberculosis in different ethnic groups.Scand J Infect Dis, 2004, 36: 106-108.

[6] Tosh K, Campbell SJ, Fielding K, et al. Variants in the SP110 gene are associated with genetic susceptibility to tuberculosis in West Africa. Proc Natl Acad Sci USA, 2006, 103: 10364-10368.

[7] Velez DR, Hulme WF, Myers JL, et al. NOS2A, TLR4, and IFNGR1 interactions influence pulmonary tuberculosis susceptibility in African-Americans.Hum Genet, 2009, 126: 643-653.

[8] de la Fontaine L, Schwarz MJ, Riedel M, et al. Investigating disease susceptibility and the negative correlation of schizophrenia and rheumatoid arthritis focusing on MIF and CD14 gene polymorphisms.Psychiatry Res, 2006, 144: 39-47.

[9] Gbmez LM, SÀnchez E, Ruiz-Narvaez EA, et al. Macrophage migration inhibitory factor gene influences the risk of developing tuberculosis in northwestern Colombian population.Tissue Antigens, 2007, 70: 28-33.

[10] Bloom BR, Bennett B. Mechanism of a reaction in vitro associated with delayed-type hypersensitivity.Science, 1966, 153(3731): 80-82.

[11] David JR. Delayed hypersensitivity in vitro: its mediation by cell-free substances formed by lymphoid cell-antigen interaction. Proc Natl Acad Sci USA, 1966, 56 (1): 72-77.

[12] Morand EF, Leech M, Bernhagen J. MIF: a new cytokine link between Rheumatoid arthritis and atherosclerosis. Nat Rev Drug Discov, 2006, 5 (5): 399-410.

[13] Calandra T, Bucala R. Macrophage migration inhibitory factor (MIF): a glucocorticoid counter-regulator within the immune system.Crit Rev Immunol, 1997, 17 (1): 77-88.

[14] Sun HW, Swope M, Cinquina C, et al. The subunit structure of human macrophage migration inhibitory factor: evidence for a trimer.Protein Eng, 1996, 9 (8): 631-635.

[15] Calandra T, Bernhagen J, Mitchell RA, et al. The macrophage is an important and previously unrecognized source of macrophage migration inhibitory factor. J Exp Med, 1994, 179 (6): 1895-1902.

[16] Rossi AG, Haslett C, Hirani N, et al. Human circulating eosinophils secret macrophage migration inhibitory factor(MIF)Potential role in asthma. J Clin Invest, 1998, 101 (12): 2869-2874.

[17] Imamura K, Nishihira J, Suzuki M, et al. Identification and immunohistochemical localization of macrophage migration inhibitory factor in human kidney. Biochem Mol Biol Int, 1996, 40 (6): 1233-1242.

[18] Nishihira J, Koyama Y, Mizue Y. Identification of macrophage migration inhibitory factor (MIF) in human vascular endothelial cells and its induction by lipopolysaccharide. Cytokine, 1998, 10 (3): 199-205.

[19] Bacher M, Metz CN, Calandra T, et al. An essential regulatory role for macrophage migration inhibitory factor in T-cell activation. Proc Natl Acad Sci USA, 1996, 93 (15): 7849-7854.

[20] Calandra T, Roger T. Macrophage migration inhibitory factor: a regular of innate immunity. Nat Rev Immunol, 2003, 3 (10): 791-800.

[21] Calandra T, Echtenacher B, Roy DL, et al. Protection from septic shock by neutralization of macrophage migration inhibitory factor. Nat Med, 2000, 6 (2): 164-170.
[22] Lai KN, Leung JC, Metz CN, et al. Role for macrophage migration inhibitory factor in acute respiratory distress syndrome. J Pathol, 2003, 199 (4): 496-508.
[23] Renner P, Roger T, Calandra T. Macrophage migration inhibitory factor: gene polymorphisms and susceptibility to inflammatory diseases. Clin Infect Dis, 2005, 41: S513-S519.
[24] Arisawa T, Tahara T, Shibata T, et al. Functional promoter polymorphisms of the macrophage migration inhibitory factor gene in gastric carcinogenesis. Oncol Rep, 2008, 19 (1): 223-228.
[25] Arisawa T, Tahara T, Shibata T, et al. Functional polymorphisms in the promoter region of macrophage migration inhibitory factor and chronic gastritis. Int J Mol Med, 2007, 20 (4): 539-544.
[26] Wu SP, Leng L, Feng Z, et al. Macrophage migration inhibitory factor promoter polymorphisms and the clinical expression of scleroderma. Arthritis Rheum, 2006, 54 (11): 3661-3669.
[27] Martinez A, Orozco G, Varade J, et al. macrophage migration inhibitory factor gene: influence on rheumatoid arthritis susceptibility. Hum Immunol, 2007, 68 (9): 744-747.
[28] Sanchez E, Gomez LM, Lopez-Nevot MA, et al. Evidence of association of macrophage migration inhibitory factor gene polymorphisms with systemic lupus erythematosus. Genes Immun, 2006, 7 (5): 433-436.
[29] 罗怀容, 施 鹏, 张亚平. 单核苷酸多态性的研究技术. 遗传, 2001, 23 (5): 417-476.
[30] 柳爱华, 宝福凯, 赵勤, 等. MIF 基因启动子多态性与结核病相关性研究进展. 热带医学杂志, 2010, 10 (9): 1143-1145.
[31] 塞瑞, 程小星, 钟敏, 等. 人MIF基因启动子多态性与结核病易感性的关系. 微生物学杂志, 2006, 26 (5): 1-3.
[32] 邓少丽, 李艳林, 陈明, 等. MIF 水平及 173G/C 多态性与结核病关系研究. 第三军医大学学报, 2010, 32 (24): 2616-2618.
[33] 代旭磊, 柳爱华, 宝福凯, 等. 人巨噬细胞移动抑制因子水平与结核病感性关系. 中国热带医学, 2011, 11 (7): 783-784.
[34] Gomez LM, Sanchez E, Ruiz-Narvaez EA, et al. Macrophage migration inhibitory factor gene influences the risk of developing tuberculosis in northwestern Colombian Population. Tissue Antigens, 2007, 70 (1): 28-33.
[35] Sadki K, Lamsyah H, Rueda B, et al. Analysis of MIF, FCGR2A and FCGR3A gene polymorphisms with susceptibility to pulmonary tuberculosis in Moroccan population. Journal of Genetics and Genomics, 2010, 37 (4): 257-264.
[36] Yamada G, Shijubo N, Takagi-Takahashi Y, et al. Elevated levels of serum macrophage migration inhibitory factor in patients with pulmonary tuberculosis. Clin Immunol, 2002, 104 (2): 123-127.
[37] Donn RP, Shelley E, Ollier WE, et al. A novel 50-flanking region polymorphism of macrophage migration inhibitory factor is associated with systemic-onset juvenile idiopathic arthritis. Arthritis Rheum, 2001, 44 (8): 1782-1785.

第十一章 MIF 基因启动子区 CATT 微卫星多态性与肺结核遗传易感性关系的研究

第一节 MIF 基因启动子区 CATT 微卫星多态性与肺结核遗传易感性关系

巨噬细胞移动抑制因子（macrophage migration inhibitory factor，MIF）具有拮抗糖皮质激素的抗炎作用和较强的刺激致炎性细胞因子（proinflammatory cytokine）产生的功能。由于机体的免疫反应，特别是迟发型变态反应在结核的致病中起了关键的作用，因此 MIF 可能同结核的致病密切相关[1, 2]。

我们实验室前期工作和其他研究人员的研究表明，MIF 与结核病易感性相关。研究结核病与 MIF 启动子多态性的关系有助于阐明结核病的发病机制，预测结核病在人群中的易感性，采取有针对性的预防措施[3, 4]。本章通过对健康对照者、初治结核病者和复治结核病者全血中 MIF 的基因多态性进行分析，从而探讨 MIF-794 位点 CATT 微卫星多态性与结核病遗传易感性的关系。

（一）材料

1. 主要仪器

振荡器：海门市其林贝尔仪器制造有限公司
PCR 仪：美国 JNetDirect Biosciences
T6 新世纪紫外可见分光光度计：北京普析通用仪器有限责任公司
电子天秤 AL204：梅特勒-托利多仪器上海有限公司
电子天平 DT1000：长沙湘仪离心机仪器有限公司
高速离心机：美国 Sigama
低速离心机：长沙湘仪离心机仪器有限公司
高压消毒锅：上海博迅实业有限公司医疗设备厂
水平电泳仪：北京百晶生物技术有限公司
超低温冰箱：中科美菱低温科技有限公司
冰箱：中国海尔集团有限公司
超净工作台：美国 Thermo 公司
凝胶成像仪：美国 Bio-Rad
微量移液器：法国 Gilson 公司
酶标仪：美国 Bio-Rad
纯水机：Millipore 公司

2. 主要试剂

Blood Genome DNA Exteraction Kit：TaKaRa 大连宝生物公司
100bp DNA Markers：TaKaRa 大连宝生物公司
PCR 快速纯化试剂盒购：TaKaRa 大连宝生物公司
核酸电泳用 6×Loading Buffer：TaKaRa 大连宝生物公司
过硫酸铵：科生物工程有限公司
低熔点琼脂糖：北京鼎国生物技术工程有限公司
乙酸：天津市红岩化学试剂厂
无水乙醇：汕头市达濠精细化学品有限公司
异丙醇：汕头市达濠精细化学品有限公司
溴乙锭（EB）：美国 Sigma 公司
氯化钠（NaCl）：汕头市西陇化工厂有限公司
乙二胺四乙酸二钠（$Na_2EDTA \cdot 2H_2O$）：汕头市西陇化工厂有限公司
三羟甲基氨基甲烷（Tris）：华美生物工程公司
碳酸氢钠（$NaHCO_3$）：上海虹光化工厂
甘油：上海华东试剂厂

3. 主要溶液试剂配制

（1）10%（W/V）过硫酸铵
1）称取 1g 过硫酸铵。
2）加入 10ml 去离子水后搅拌溶解。
3）4℃保存。

（2）50×TAE Buffer
1）称量下列试剂，置于 1L 的烧杯中。
2）向烧杯中加入约 800ml 的去离子水，充分搅拌溶解。
3）加入 57.1ml 的乙酸，充分搅拌。
4）加去离子水定容至 1L，室温保存。

（3）溴乙锭（10mg/ml）
1）称取 1g 的溴乙锭，加入 100ml 的容器中。
2）加入 100ml 去离子水，充分搅拌数小时完全溶解。
3）将溶液转至棕色瓶，室温避光保存。
4）溴乙锭工作的浓度 0.5μg/ml。

（4）5mol/L NaCl
1）称取 292.2g NaCl 置于 1L 的烧杯中。
2）加入去离子水约 800ml，充分搅拌溶解。
3）加入去离子水定容至 1L。
4）高温高压灭菌后，4℃保存。

（5）0.5mol/L EDTA
1）称取 186.1 $Na_2EDTA \cdot 2H_2O$ 置于 1L 的烧杯中。
2）加入去离子水约 800ml，充分搅拌溶解。
3）用 NaOH，调节 pH 至 8.0。

4)加入去离子水定容至 1L。

5)分装成小份,高温高压灭菌后,室温保存。

(6)TE 缓冲液

1)量取下列液体,置于 50ml 的离心管内:

1mol/L Tris-HCl　　　　　　5ml　pH 为 8.0

0.5mol/L EDTA　　　　　　 1ml　pH 为 8.0

2)加去离子水定容至 500ml。

(二)实验方法

1. 实验对象　结核病组 62 例,包括初治结核病组 49 例和复治结核病组 13 例,病例均为昆明市第三人民医院 2011 年 2 月至 2011 年 7 月的住院患者,根据临床症状、体征、X 线胸片、痰菌检查确诊,其中男性 30 例,女性 32 例,年龄 23~79 岁。对照组为昆明市疾病预防控制中心的健康体检者,共 56 例,其中男性 32 例,女性 24 例,年龄 22~70 岁。复治结核病纳入标准按照我国现行的复治肺结核定义:①初治失败的患者;②规则用药满疗程后痰菌又复阳的患者;③不规律化疗超过 1 个月的患者;④慢性排菌患者。所有研究对象均无高血压、糖尿病、甲状腺疾病、肝肾疾病、恶性肿瘤、慢性消耗性疾病,排除心、脑、肾、肺部感染。

2. 标本采集和处理　抽取所有研究对象的静脉血 2ml,以 2%乙二胺乙酸二钠(EDTA)抗凝,放于-80℃冰箱中保存备用,抽血前均未用过影响血液流变学的药物和皮质醇类药物。

3. 全血基因组 DNA 提取　用 TaKaRa 公司提供的全血基因组 DNA 提取试剂盒,按照说明书进行操作,步骤如下。

(1)全血标本提前 30min 从-80℃冰箱中取出,完全溶解后备用。

(2)按处理样品数准备 1.5ml 离心管,并各加入 GenTLE Solution Ⅰ 500μl。

(3)把混合均匀的 100μl 血液,加入到分装好的 GenTLE Solution Ⅰ 的离心管中,立即振荡数秒。

(4)室温放置 10min 以上,然后在室温条件下 12 000r/min 以上离心 5min。

(5)用移液枪除去管中溶液,加入 1ml 的 GenTLE Solution Ⅱ。

(6)轻柔地上下颠倒离心管数次,室温 12 000r/min 以上离心 2min,用移液枪除去上清液。

(7)向离心管中加入 GenTLE Solution Ⅲ 500μl,轻微振荡 10s 充分混合。

(8)室温 12 000r/min 以上离心 5min,把上清溶液移至另一个新的离心管中。

(9)加入等体积(500μl)的异丙醇,上下轻柔颠倒数次,均匀混合。

(10)4℃、12 000r/min 离心 5min,除去上清液。

(11)加入 1ml 的 70%乙醇清洗沉淀,4℃、12 000r/min 离心 5min,除去上清液。

(12)简单干燥沉淀,用 50μl TE 缓冲液溶解沉淀。

(13)琼脂糖凝胶电泳检测。

4. PCR 扩增目的基因

(1)PCR 引物:引物设计参照文献[25,26],引物由大连宝生物公司合成,测序引物均分别采用各自上下游引物。

引物序列：

序列5'-3'	位置	扩增产物
上游引物：5'-TGCAGGAACCAATACCCATAGG-3'	−1096～−1074	346bp
下游引物：5'-AATGGTAAACTCGGGGAC-3'	−746～−728	

（2）PCR反应：采用TaKaRa公司的PCR试剂盒，PCR反应体系为（总体积50μl）：

10PCR Buffer	10μl
$MgCl_2$（25mM）	6μl
dNTP Mixture（各2.5mmol/L）	8μl
TAKARA Taq酶（2.5U/μl）	1μl
引物1（20μmol/L）	1μl
引物2（20μmol/L）	1μl
$(NH_4)_2SO_4$	1μl
模板DNA	2μl
灭菌双蒸水	20μl

反应条件：预变性95℃ 12min；变性95℃ 30s，退火53.8℃ 30s，延伸72℃ 60s，共40次循环；终末延伸72℃ 12min。

5. PCR产物纯化 采用TaKaRa公司的DNA片段纯化试剂盒，按照说明书进行操作，步骤如下。

（1）向Buffer WB中加入了56ml的100%乙醇。

（2）向PCR反应液中加入5倍量的Buffer DC，均匀混合。

（3）将试剂盒中的Spin Column安置于Collection Tube上。

（4）将上述操步骤（1）的溶液转移至Spin Column中，室温12 000 r/min离心1min，弃滤液。

（5）将滤液再加入Spin Column中离心一次。

（6）将700μl的Buffer WB加入Spin Column中，室温12 000r/min离心30s，弃滤液。

（7）重复操作步骤（6）。

（8）将Spin Column安置于Collection Tube上，室温12 000r/min离心1min。

（9）将Spin Column安置于新的1.5ml的离心管上，在Spin Column膜的中央处加入30μl 60℃预热的Elution Buffer，室温静置1min。

（10）室温12 000r/min离心1min洗脱DNA。

（11）1.0%琼脂糖凝胶电泳检测纯化结果。

6. 基因测序 将纯化后的DNA送至上海生物技术有限公司用ABI-PRISM3730测序仪进行自动化测序。

7. 统计学处理 用Hardy-Weinberg平衡吻合度检测等位基因和基因型分布，基因型频率按直接计数法计算，两组基因型及等位基因型分布频率使用χ^2检验。两组间基因型的两两比较以$P<0.05$为差异有统计学意义，计算出比值比（OR）及95%可信区间（confidence interval，CI）。数据均用SPSS 17.0软件进行统计分析。

（三）实验结果

1. 初治结核病组、复治结核病组和正常对照组中 MIF-794CATT 基因型的遗传平衡检验　使用 Hardy-Weinberg 平衡吻合度检测初治结核病组、复治结核病组和正常对照组中 MIF-794CATT 基因型分布后得出 $P>0.05$，符合 Hardy-Weinberg 遗传平衡定律，说明三组 MIF-794CATT 基因型频率处于平衡状态，具有群体代表性（表 11-1）。

表 11-1　MIF-794CATT 基因型的 Hardy-Weinberg 平衡吻合度检验

基因型	正常对照组（n=56）			TB 初治组（n=49）			TB 复治组（n=13）		
	观察值	预期值	HWE	观察值	预期值	HWE	观察值	预期值	HWE
5/5	12	6.44	$P>0.05$	6	3.19	$P>0.05$	1	0.48	$P>0.05$
5/6	14	20.36		13	11.99		3	2.31	
6/6	19	16.07		14	11.27		4	2.77	
6/7	8	6.97		6	9.59		1	3.23	
7/7	2	0.75		4	2.04		2	0.94	
7/8	1	0.004		6	1.22		2	0.54	

2. 人基因组 DNA、PCR 扩增产物及纯化产物检测，采用凝胶电泳图（图 11-1）。

3. MIF-794CATT 测序图（图 11-2）。

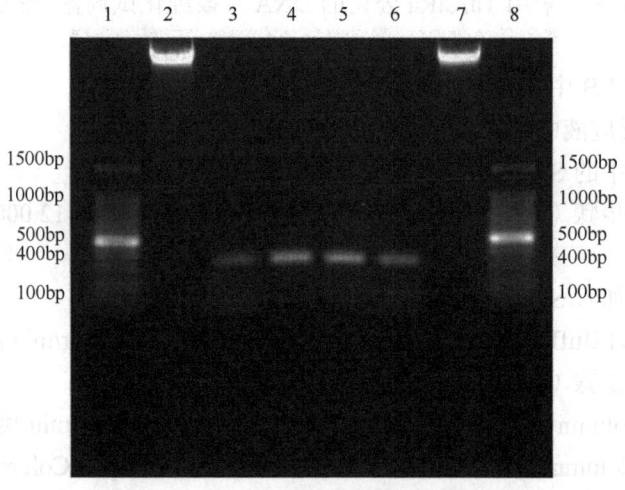

图 11-1　Bio-Rad 凝胶成像仪拍照结果

1、8. 100bpDNA Ladder Marker；2、7. 人基因组 DNA；3、6. PCR 扩增的 DNA；4、5. PCR 产物纯化后的 DNA

ACTTGCAAATGGGCATGGGGCCTCCCAGCTGGAGGCTGGCTGGTGCCACGAGGGTCCCACAGGCATGGTGTCCTTCCT
ATATCACATGGCCTTCACTGAGACTGGTATATGGATTGCACCTATCAGAGACCAAGGACAGGACCTCCCTGGAAATCTCTGA
GGACCTGGCCTGTGATCCAGTTGCTGCCTTGTCCTCTTCCTGCTATGTCATGGCTTATCTTCTTTCACCCATTCATTCATTCATT
CATTCAGCAGTATTAGTCAATGTCTCTTGTATGCCTGGCACCTGCTAGATGGTCCCCGAGATTACCATTAAA

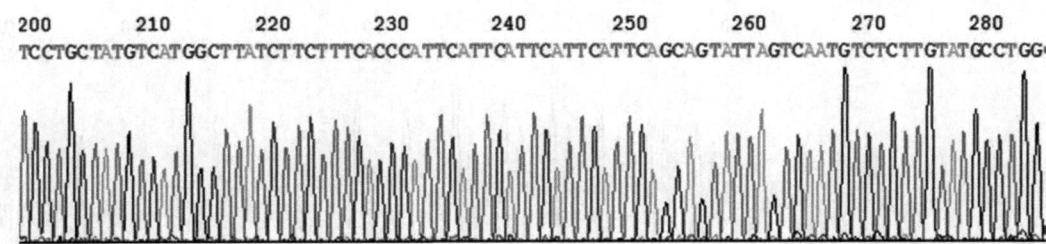

ATGCTAATGGGCATGGGGCCTCCCAGCTGGAGGCTGGCTGGTGCCACGAGGGTCCCACAGGCATGGGTGTCCTTCCTAT

ATCACATGGCCTTCACTGAGACTGGTATATGGATTGCACCTATCAGAGACCAAGGACAGGACCTCCCTGGAAATCTCTGAGG

ACCTGGCCTGTGATCCAGTTGCTGCCTTGTCCTCTTCCTGCTATGTCATGGCTTATCTTCTTTCACCCATTCATTCATTCATTCAT

TCATTCAGCAGTATTAGTCAATGTCTCTTGTATGCCTGGCACCTGCTAGATGGTCCCCGAGTTTACCATTA

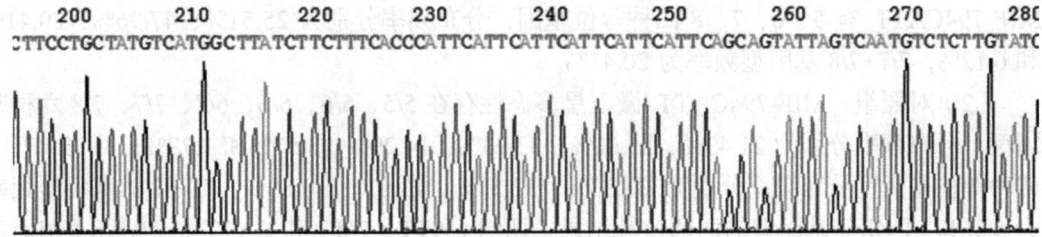

GCGGCAAACATGTACCTGTAGGGTCCCAGCTGGAGGCTGGCTGGTGCCACGAGGGTCCCACAGGCATGGGTGTCCTTCC

TATATCACATGGCCTTCACTGAGACTGGTATATGGATTGCACCTATCAGAGACCAAGGACAGGACCTCCCTGGAAATCTCTG

AGGACCTGGCCTGTGATCCAGTTGCTGCCTTGTCCTCTTCCTGCTATGTCATGGCTTATCTTCTTTCACCCATTCATTCATTCAT

TCATTCATTCATTCAGCAGTATTAGTCAATGTCTCTTGTATGCCTGGCACCTGCTAGATGGTCCCCGAGTTTACCATTA

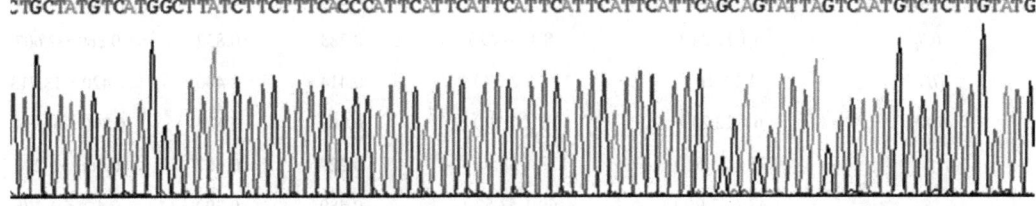

GCTGGGGCGTGGCTTCAAAAGAATTGACTAATACTGCTGAATGAATGAATGAATGAATGAATGAATGAATGAATATCAA

ACTAGACTTACCGGGAAGACAAGAGGGCAGCAACTGACTCACTGGCCCGGACGTCAGATACTTCCAGGGAGGTCCGGTCCT

TGTGCTCTTGTACTCTCAATCCATATACCCATCTCCCTGAATGCCATGTGATCTAGTAAGGACACCCGGACCTGTGTGACCGTC

GTGCCCCCAGGCAACCTCCCGCTGGCAGGCCGCGTGGCCCCTTGATACATATATACAAAGGGTATTGGGGCCTGGAATCCTG

CAA

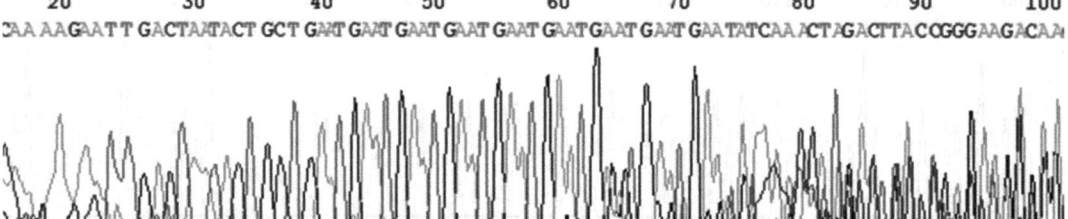

图 11-2 MIF-794 CATT 测序图

4. 初治结核病组和对照组 MIF-794CATT 多态性分布及比较

（1）初治结核病组：MIF-794CATT 微卫星多态性存在 5/5、5/6、6/6、6/7、7/7、7/8 六种基因型，分布频率分别为 12.24%、26.53%、28.57%、12.24%、8.16% 和 12.24%；MIF-794CATT 有 5、6、7、8 四种等位基因，分布频率分别为 25.51%、47.96%、20.41% 和 6.12%，7/7+7/8 基因型频率为 20.41%。

（2）对照组：MIF-794CATT 微卫星多态性存在 5/5、5/6、6/6、6/7、7/7、7/8 六种基因型，分布频率分别为 21.43%、25.00%、33.93%、14.29%、3.57% 和 1.79%；5、6、7、8 四种等位基因型分布频率分别为 33.93%、53.57%、11.61%、0.89%，7/7+7/8 基因型频率为 5.36%。两组间基因型的两两比较结果：两组 CATT（7/8）和 CATT（7/7+7/8）基因型的分布频率差异有统计学意义（$P<0.05$），见表 11-2。

表 11-2 初治肺结核病组及正常对照组中 MIF-794CATT$_{5\sim8}$ 基因型及等位基因分布

基因型和等位基因	初治组 n=49（%）	对照组 n=56（%）	P 值	OR 值	95%CI
5/5	6（12.24）	12（21.43）	0.300	0.512	0.176~1.486
5/6	13（26.53）	14（25.00）	1.000	1.083	0.451~2.602
6/6	14（28.57）	19（33.93）	0.674	0.779	0.339~1.788
6/7	6（12.24）	8（14.29）	0.783	0.837	0.269~2.607
7/7	4（8.16）	2（3.57）	0.414	2.400	0.420~13.713
7/8*	6（12.24）	1（1.79）	0.048	7.674	0.890~66.166
5	25（25.51）	38（33.93）	0.227	0.667	0.366~1.214
6	47（47.96）	60（53.57）	0.489	0.799	0.464~1.375
7	20（20.41）	13（11.61）	0.090	1.953	0.914~4.170
8	6（6.12）	1（0.89）	0.052	7.239	0.856~61.219
7/7+7/8*	10（20.41）	3（5.36）	0.035	4.530	1.169~17.559

*表示与对照组相比，$P<0.05$

5. 复治结核病组和对照组 MIF-794CATT 多态性分布及比较

（1）复治结核病组：MIF-794CATT 微卫星多态性存在 5/5、5/6、6/6、6/7、7/7、7/8 六种基因型，分布频率分别为 7.69%、23.08%、30.77%、7.69%、15.38% 和 15.38%；MIF-794CATT 有 5、6、7、8 四种等位基因，分布频率分别为 19.23%、46.15%、26.92% 和 7.69%，7/7+7/8 基因型频率为 30.77%。

（2）对照组：MIF-794CATT 微卫星多态性存在 5/5、5/6、6/6、6/7、7/7、7/8 六种基因

型，分布频率分别为 21.43%、25.00%、33.93%、14.29%、3.57%和 1.79%；5、6、7、8 四种等位基因型分布频率分别为 33.93%、53.57%、11.61%、0.89%，7/7+7/8 基因型频率为 5.36%。

两组间基因型的两两比较结果：两组 CATT（7/7+7/8）基因型的分布频率差异有统计学意义（$P<0.05$），见表 11-3。

表 11-3　复治肺结核病组及正常对照组中 MIF-794CATT$_{5\sim8}$ 基因型及等位基因分布

基因型和等位基因	复治组 n=13（%）	对照组 n=56（%）	P 值	OR 值	95%CI
5/5	1（7.69）	12（21.43）	0.436	0.306	0.036~2.591
5/6	3（23.08）	14（25.00）	1.000	0.900	0.216~3.742
6/6	4（30.77）	19（33.93）	1.000	0.865	0.236~3.180
6/7	1（7.69）	8（14.29）	1.000	0.500	0.057~4.392
7/7	2（15.38）	2（3.57）	0.158	4.909	0.623~38.687
7/8	2（15.38）	1（1.79）	0.089	10.00	0.832~120.16
5	5（19.23）	38（33.93）	0.166	0.464	0.162~1.326
6	12（46.15）	60（53.57）	0.521	0.743	0.316~1.748
7	7（26.92）	13（11.61）	0.062	2.806	0.990~7.925
8	2（7.69）	1（0.89）	0.091	9.250	0.806~106.19
7/7+7/8*	4（30.77）	3（5.36）	0.020	7.852	1.500~41.103

*表示与对照组相比，$P<0.05$

6. 初治结核病组和复治结核病组 MIF-794CATT 多态性分布及比较

（1）初治结核病组：MIF-794CATT 微卫星多态性存在 5/5、5/6、6/6、6/7、7/7、7/8 六种基因型，分布频率分别为 12.24%、26.53%、28.57%、12.24%、8.16%和 12.24%；MIF-794CATT 有 5、6、7、8 四种等位基因，分布频率分别为 25.51%、47.96%、20.41%和 6.12%，7/7+7/8 基因型频率为 20.41%。

（2）复治结核病组：MIF-794CATT 微卫星多态性存在 5/5、5/6、6/6、6/7、7/7、7/8 六种基因型，分布频率分别为 7.69%、23.08%、30.77%、7.69%、15.38%和 15.38%；5、6、7、8 四种等位基因型分布频率分别为 19.23%、46.15%、26.92%和 7.69%，7/7+7/8 基因型频率为 30.77%。两组间基因型和等位基因的两两比较结果分布频率差异无统计学意义（$P>0.05$），见表 11-4。

表 11-4　初治肺结核病组及复治肺结核病组中 MIF-794CATT$_{5\sim8}$ 基因型及等位基因分布

基因型和等位基因	初治组 n=49（%）	复治组 n=13（%）	P 值	OR 值	95%CI
5/5	6（12.24）	1（7.69）	1.000	1.674	0.183~15.288
5/6	13（26.53）	3（23.08）	1.000	1.204	0.286~5.069
6/6	14（28.57）	4（30.77）	1.000	0.900	0.238~3.406
6/7	6（12.24）	1（7.69）	1.000	1.674	0.183~15.288
7/7	4（8.16）	2（15.38）	0.597	0.489	0.079~7.574
7/8	6（12.24）	2（15.38）	0.670	0.767	0.136~4.337
5	25（25.51）	5（19.23）	0.612	1.438	0.490~4.218

续表

基因型和等位基因	初治组 n=49（%）	复治组 n=13（%）	P 值	OR 值	95%CI
6	47（47.96）	12（46.15）	1.000	1.075	0.452~2.558
7	20（20.41）	7（26.92）	0.593	0.696	0.257~1.885
8	6（6.12）	2（7.69）	0.673	0.783	0.148~4.125
7/7+7/8	10（20.41）	4（30.77）	0.466	0.577	0.147~2.265

7. 初治结核病组和对照组 MIF-794CATT 多态性分布及比较

（1）初治结核病组：MIF-794CATT 微卫星多态性存在 5/5、5/6、6/6、6/7、7/7、7/8 六种基因型，分布频率分别为 11.29%、25.81%、29.03%、11.29%、9.68%和 12.90%；MIF-794CATT 有 5、6、7、8 四种等位基因，分布频率分别为 24.19%、47.58%、21.77%和 6.45%，7/7+7/8 基因型频率为 22.58%。

（2）对照组：MIF-794CATT 微卫星多态性存在 5/5、5/6、6/6、6/7、7/7、7/8 六种基因型，分布频率分别为 21.43%、25.00%、33.93%、14.29%、3.57%和 1.79%；5、6、7、8 四种等位基因型分布频率分别为 33.93%、53.57%、11.61%、0.89%，7/7+7/8 基因型频率为 5.36%。两组间基因型的两两比较结果：两组 CATT（7/8）、CATT（7/7+7/8）基因型和 CATT（8）等位基因的分布频率差异有统计学意义（$P<0.05$），见表 11-5。

表 11-5　肺结核病组及正常对照组中 MIF-794CATT$_{5\sim8}$ 基因型及等位基因分布

基因型和等位基因	结核病组 n=62（%）	对照组 n=59（%）	P 值	OR 值	95%CI
5/5	7（11.29）	12（21.43）	0.209	0.467	0.169~1.285
5/6	16（25.81）	14（25.00）	1.000	1.043	0.455~2.394
6/6	18（29.03）	19（33.93）	0.691	0.797	0.366~1.736
6/7	7（11.29）	8（14.29）	0.783	0.764	0.258~2.262
7/7	6（9.68）	2（3.57）	0.277	2.893	0.559~14.964
7/8*	8（12.90）	1（1.79）	0.034	8.148	0.985~67.376
5	30（24.19）	38（33.93）	0.114	0.622	0.352~1.096
6	59（47.58）	60（53.57）	0.365	0.787	0.471~1.313
7	27（21.77）	13（11.61）	0.055	2.120	1.033~4.348
8*	8（6.45）	1（0.89）	0.038	7.655	0.942~62.21
7/7+7/8*	14（22.58）	3（5.36）	0.009	5.153	1.395~19.034

*表示与对照组相比，$P<0.05$

（四）讨论

结核病是全世界由单一致病菌引致死亡最多的疾病之一。国内外近年研究认为由于糖尿病、酗酒、HIV 感染、肾上腺皮质激素的应用及人口老龄化等明显原因造成的结核感染只是少数，结核病的易感性大部分是由遗传因素（如基因多态性）与环境因素共同作用的结果[5-8]。Bellamy 等[9]也通过对家族、双生子和病例对照研究，表明宿主基因在决定接触和感染结核的疾病转归中有重要的作用。影响结核易感的基因较多，现在确定的结核病易感性候选基因有人类自然抵抗相关巨噬细胞蛋白 1（NRAMP1）、维生素 D 受体（VDR）基因、甘露糖结合凝集素基因（MBL）、人类白细胞抗原（HLA）2DR 基因、γ-干扰素（INF-γ）受体基因等[10, 11]。其他的候选基因还有一氧化氮和酶-2（NOS-2）断裂基因，SP110 基因[12]，以及白细胞介素（IL）-1、IL-10、IL-12[13]、单核细胞趋化蛋白-1（MCP-1）、肿瘤坏死因子（TNF-α）等，也被证实与结核病的易感性有一定的关联性。基因多态性在结核病的发生和发展中起重要作用，通过对基因多态性同结核易感性关系的研究对结核防治有着重大意义。

MIF 主要来源于巨噬细胞，且能够抑制巨噬细胞的游走，促进巨噬细胞在炎症或感染局部的聚集[14]。Baugh 等[15]通过对 159 例正常人群和 184 例风湿性关节炎患者（包括 105 例轻微患者，79 例严重患者）中 MIF-794 位点 CATT 微卫星小随体的分布研究，发现 5-CATT 在正常人群中和轻微患者中的分布较严重患者中多，提示 MIF-794CATT 多态性可能影响风湿性关节炎的发病风险。体外实验证明，人 MIF 可以抑制致病性结核分枝杆菌在巨噬细胞内的繁殖，提示 MIF 在抗结核免疫中起了重要的作用。塞锐[16]等发现，肺结核患者 MIF 基因启动子区 CATT 低拷贝数（低于或等于 6 个）出现的频率明显高于正常（85.6%比 66.6%），可能同结核病的致病相关。邓少丽等[17]发现结核病患者 MIF-173CC 纯合基因型及 MIF-173C 等位基因频率较正常对照组明显升高（OR 值为 3.99 和 1.58，$P<0.05$），结核组 MIF 水平明显高于对照组，表达水平平均升高 1 倍左右。认为 MIF-173C 等位基因与结核杆菌易感有关，在结核病发病中可能发挥重要作用。

Gómez 等[18]在拉丁美洲人群中进行了 MIF 启动子多态性与结核病易感性关系的研究。作者选择 230 名肺结核患者和 235 名结核菌素皮肤试验和 HIV 试验阴性的健康对照人群进行启动子 MIF-173 位点单核苷酸多态性和 MIF-794 位点微卫星多态性分析，结果表明，MIF-173C 型等位基因个体与肺结核相关，优势比=1.64，95% CI：1.07～2.52，MIF-794CATT 微卫星多态性与结核病无关。国内有研究报道 MIF 多态性与结核病易感性相关[19]。李艳林等[20]分析了 151 名结核患者及 149 名健康体检者，结果显示结核病组 MIF-794 位点 CATT 拷贝数 7/7 和 7/8 的频率（17.89%）较对照组（8.05%）明显升高，表明 7/7 和 7/8 基因型同结核易感性相关。本实验发现，初治结核病组 MIF-794 位点 CATT 拷贝数 7/8 基因的频率（12.24%）较对照组（1.79%）明显升高，初治结核病组 CATT（7/7+7/8）基因型分布频率（20.41%）较对照组（5.36%）明显升高，优势比为 4.530，95%CI 为 1.169～17.559；复治结核病组 MIF-794 位点 CATT（7/7+7/8）基因型分布频率（30.77%）较对照组（5.36%）明显升高，优势比为 7.852，95%CI 为 1.500～41.103；结核病组等位基因 $CATT_8$ 的频率（6.45%）较对照组（0.89%）明显升高，MIF-794 位点 CATT 拷贝数 7/8 频率（12.90%）较对照组（1.79%）明显升高，结核病组 CATT（7/7+7/8）基因型分布频率（22.58%）较对照组（5.36%）明显升高，优势比为 5.153，95%CI 为 1.395～19.034。以上结果表明 MIF 启动子区 CATT 高拷贝数与结核易感性密切相关，拷贝数越高，患结核病的可能性越大。本研究还发现，初治结核病组与复治结核病组各基因型和等位基因之间均无显著性差异，表明结核病的复发与 MIF 启动子区 CATT 拷贝数的高低无关。但是由于样本量较小，导致误差大，因此更确切的结论还需加大样本量后进一步证实。另外由于云南地处高海拔，民族众多，所以结核病的发生发展很有可能与海拔高低和种族差异有关。

（五）结论

本研究证实了 MIF-794CATT 微卫星多态性与结核病的发病之间存在相关性，且 7/7+7/8 基因型或 $CATT_8$ 等位基因是结核病患病的危险因素，携带以上基因或等位基因者更易患结核病；MIF-794CATT 微卫星多态性与结核病初发或复发之间没有相关性，提示结核病的复发与 MIF-794CATT 拷贝数无关，但由于样本含量较少，并且实验以医院人群为研究对象，具有一定的局限性，其意义尚需进一步验证。

第二节 MIF 蛋白在肺结核病患者血清中的表达与 MIF 基因启动子区 CATT 微卫星多态性的相关性

本章第一部分中探讨了 MIF-794CATT 微卫星多态性与结核病遗传易感性的相关性，实验结果显示，MIF-794CATT 高拷贝数是易患结核病的高危因素。本节将从蛋白水平进一步评价 MIF 与结核病的关系及 MIF 表达水平与 MIF-794CATT 多态性的关系。

（一）材料和方法

1. 材料

（1）试剂盒组成及试剂配制：R&D 公司的人 MIF ELISA 试剂盒，包括以下物品。

酶联板：1 块（12 孔×8 条）

标准品：1 瓶（40ng/ml）

标准品稀释液：一瓶（6ml）

样品稀释液：1×20ml/瓶

酶标试剂：一瓶（6ml）

20×浓缩洗涤液：一瓶（6ml）

显色剂 A 液：一瓶（6ml）

显色剂 B 液：一瓶（6ml）

终止液：一瓶（6ml）

封板膜：两张

密封袋：一个

（2）主要实验仪器

高速离心机：美国 Sigama

隔水式电热恒温培养箱：上海跃进医疗器械一厂

微量移液器：法国 Gilson 公司

酶标仪：美国 Bio-Rad

2. 方法

（1）研究对象：结核病组 68 例，分为初治结核病组 55 例、复治结核病组 13 例，病例均为昆明市第三人民医院 2011 年 2 月至 2011 年 7 月的住院患者，根据临床症状、体征、X 线胸片、痰菌检查确诊，其中男性 48 例，女性 20 例，年龄 23～79 岁。对照组为昆明市疾病预防控制中心的健康体检者，共 53 例，其中男性 30 例，女性 23 例，年龄 22～70 岁。复治结核病纳入标准按照我国现行的复治肺结核定义：①初治失败的患者；②规则用药满疗程后痰菌又复阳的患者；③不规律化疗超过 1 个月的患者；④慢性排菌患者。所有研究对象均无高血压、糖尿病、甲状腺疾病、肝肾疾病、恶性肿瘤、慢性消耗性疾病，排除心、脑、肾、肺部感染。

（2）标本采集：收集所有研究对象的全血，离心后取上清液，于 –80℃保存备用。

（3）试验方法：采用 R&D 公司的 ELISA 试剂盒进行测定，具体操作步骤如下。

1）从 4℃冰箱中取出试剂盒，室温平衡 30min。

2）分别设空白孔（空白对照孔不加样品及酶标试剂，其余各步操作相同）、标准品孔、待测样品孔。

3）倍比稀释标准品：40ng/ml、20ng/ml、10ng/ml、5ng/ml、2.5ng/ml、0ng/ml。

4）在酶标包被板上标准品孔中加入标准品 50μl；在酶标包被板上待测样品孔中先加样品稀释液 40μl，然后再加待测样品 10μl，样品最终稀释度为 5 倍。每孔加入酶标试剂 50μl，空白孔除外。轻轻晃动混匀，37℃温育 60min。

5）弃去液体，甩干，每孔加满稀释后洗涤液，振荡 30s，甩去洗涤液，用吸水纸拍干。如此重复 5 次，拍干。

6）每孔先加入显色剂 A 50μl，再加入显色剂 B 50μl，轻轻振荡混匀，37℃避光显色 15min。

7）取出酶标板，每孔加终止液 50μl，终止反应（此时蓝色立转黄色）。

8）测定：以空白孔调零，在 450nm 波长下测量各孔的吸光度值（OD 值）。测定在加终止液后 15min 以内进行。

9）根据标准品的浓度及对应的 OD 值计算出标准曲线的直线回归方程，再根据样品的 OD 值在回归方程上计算出对应的样品浓度，实际浓度乘以总稀释倍数。

3. 统计分析　数据采用均数±标准差（$\bar{x}\pm s$）表示，用 SPSS17.0 软件进行统计学分析，采用秩和检验 Mann-Whitney 方法分析。

（二）实验结果

1. 结核病组与正常对照组血清中 MIF 浓度的比较，结核病组患者 MIF 浓度较对照组明显升高，$P<0.01$（表 11-6A、图 11-3）。

2. 初治结核病组与复治结核病组血清中 MIF 浓度的比较，初治结核病组患者与复治结核病患者血清 MIF 浓度无显著性差异，$P>0.05$（表 11-6B）。

表 11-6A　结核病组与正常对照组血清中 MIF 浓度的比较

组别	例数	MIF 浓度（ng/ml）	P 值
结核病组	68	38.16±27.57	0.0001
正常对照组	53	15.98±8.70	

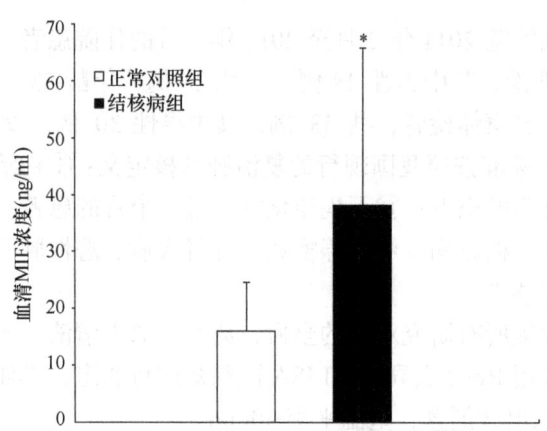

图 11-3 结核病组与正常对照组血清中 MIF 浓度的比较

*与对照组相比，$P<0.01$

表 11-6B 初治结核病组与复治结核病组血清中 MIF 浓度的比较

组别	例数	MIF 浓度（ng/ml）	P 值
初治结核病组	55	40.12±30.18	0.548
复治结核病组	13	29.86±7.25	

3. 结核病组与正常对照组中 MIF-794 不同等位基因的血清 MIF 浓度比较 结核病组与正常对照组血清中 $CATT_5$、$CATT_6$、$CATT_7$、$CATT_8$ 的 MIF 浓度差异均有显著性，$P<0.01$。但结核病组中 $CATT_5$、$CATT_6$、$CATT_7$、$CATT_8$ 的 MIF 浓度差异无显著性，$P>0.05$。正常对照组中 $CATT_5$、$CATT_6$、$CATT_7$、$CATT_8$ 的 MIF 浓度差异无显著性，$P>0.05$（表11-7、图 11-4）。

表 11-7 结核病组与正常对照组中 MIF-794 不同等位基因的血清浓度比较

组别	例数	MIF 浓度（ng/ml）
结核病组	118	38.16±27.57
$CATT_5$	30	33.34±11.53
$CATT_6$	59	33.98±17.22
$CATT_7$	22	35.15±16.36
$CATT_8$	7	40.09±31.50
正常对照组	102	15.98±8.70
$CATT_5$	28	12.41±2.21
$CATT_6$	55	14.15±2.64
$CATT_7$	15	15.76±8.92
$CATT_8$	4	17.84±10.15

结核病组与正常对照组血清中 $CATT_5$ 的 MIF 浓度差异有显著性，$P<0.01$
结核病组与正常对照组血清中 $CATT_6$ 的 MIF 浓度差异有显著性，$P<0.01$
结核病组与正常对照组血清中 $CATT_7$ 的 MIF 浓度差异有显著性，$P<0.01$
结核病组与正常对照组血清中 $CATT_8$ 的 MIF 浓度差异有显著性，$P<0.01$
结核病组中 $CATT_5$、$CATT_6$、$CATT_7$、$CATT_8$ 的 MIF 浓度差异无显著性，$P>0.05$
正常对照组中 $CATT_5$、$CATT_6$、$CATT_7$、$CATT_8$ 的 MIF 浓度差异无显著性，$P>0.05$

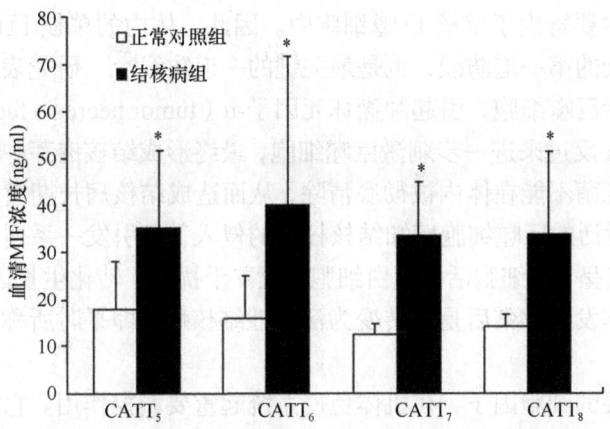

图 11-4　结核病组与正常对照组中 MIF-794 不同等位基因的血清浓度比较
*与对照组相比，$P<0.01$

4. 结核病组与正常对照组中 MIF-794 位点不同基因型血清 MIF 浓度比较　我们将病例组和对照组按照是否含有 $CATT_7$、$CATT_8$ 等位基因分为两组：5/5+5/6+6/6 和 6/7+7/7+7/8，两组的血清浓度在结核病组（$Z=-3.109$，$P<0.05$）和正常对照组（$Z=-2.385$，$P<0.05$）中差异有统计学意义，携带有 6/7+7/7+7/8 基因型的患者，血清 MIF 浓度较高，感染结核病的风险升高（表 11-8、图 11-5）。

表 11-8　结核病组与正常对照组中 MIF-794 不同基因型的血清浓度比较

组别	例数	基因型（ng/ml）		Z	P
		5/5+5/6+6/6	6/7+7/7+7/8		
结核病组	59	31.99±11.91	41.64±12.39	−3.109	0.002[1]
正常对照组	51	12.92±6.62	19.48±9.55	−2.385	0.017[2]

注：1. 表示结核病组内不同基因型的 MIF 浓度有差别（$P<0.05$）
　　2. 表示正常对照组内不同基因型的 MIF 浓度有差别（$P<0.05$）

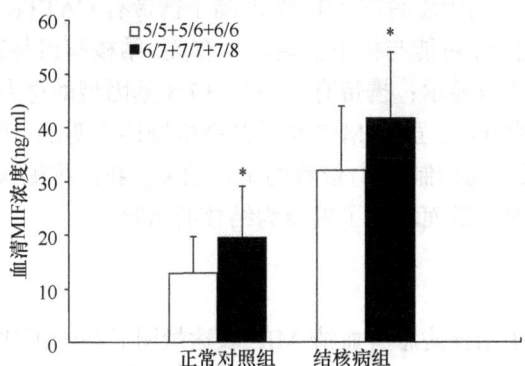

图 11-5　结核病组与正常对照组中 MIF-794 不同基因型的血清浓度比较

（三）讨论

结核病是由结核分枝杆菌感染引发的传染性疾病，也是单一致病菌感染导致死亡率最高的疾病。结核分枝杆菌为胞内寄生菌，细胞免疫在抵抗其感染的过程中占主导地位。结核分枝杆菌在体内主要寄生于单核/巨噬细胞中。因此，体内的单核/巨噬细胞系统既是抵抗结核分枝杆菌感染的第一道防线，也是最关键的一道防线[21]。研究表明，结核分枝杆菌细胞壁成分首先激活巨噬细胞，引起肿瘤坏死因子-α（tumor necrosis factor alpha，TNF-α）分泌增加，而 TNF-α 反过来进一步刺激巨噬细胞，最终形成结核肉芽肿[22]。结核肉芽肿的形成被认为是结核杆菌不能在体内被彻底清除，从而造成结核病长期潜伏和反复发作的关键因素。另外，被激活的巨噬细胞感知结核杆菌的侵入，又引发一系列的主动免疫与被动免疫反应，如抗原提呈、T 细胞活化、白细胞介素、干扰素、转化生长因子产生等。因此，巨噬细胞性能是机体发生感染后是否转变为活动性结核病（即平时所称的发病）的决定因素之一。

MIF 是一种重要的细胞因子，在机体免疫系统起重要调控作用。它能够抑制巨噬细胞的游走，促进巨噬细胞在炎症局部的聚集、增生、激活及分泌一些细胞因子，因而在免疫调节中发挥中枢作用。MIF 参与很多急性、慢性炎症反应的发病机制，并且在自身免疫性疾病和其他多种疾病中发挥重要作用。日本学者 Yamada 等[23]用 ELISA 方法对 34 名结核病患者（16 名男性和 18 名女性）和 30 名健康人的血清 MIF 浓度进行了测定，结果发现，结核病患者血清 MIF 水平（19.84±11.27）ng/ml 显著高于健康对照组（4.38±1.34）ng/ml，$P<0.0001$。本实验组前期也有相关报道[24]。本次实验结果表明：结核病组血清 MIF 水平（38.16±27.57）ng/ml 高于正常对照组（15.98±8.70）ng/ml，与上述报道一致。本实验结果得出初治结核病组与复治结核病组血清 MIF 水平无差异，说明血清 MIF 水平不能作为评价结核病病情复发的指标。

Renner 等研究发现该微卫星多态性由 5、6、7 或 8 个 CATT 核苷酸序列重复所致的 4 种等位基因，其中 5 个片段重复与 MIF 低水平的表达有关。另外还发现，MIF-794CATT$_{5\sim8}$ 重复序列与 MIF-173G>C 之间也有功能相关性。在不同的组织细胞中，通过 MIF-794CATT$_{5\sim8}$ 及 MIF-173G>C 多态性结合，体现不同的转录活性。有研究显示，MIF-794 CATT$_{5\sim8}$ 重复序列的拷贝数在人群中具有明显差异，CATT 拷贝数对 MIF 基因启动子的活性具有调控作用，拷贝数越多，启动子活性越强，MIF 表达越高[3]。本实验结果显示，携带有 CATT$_7$、CATT$_8$ 等位基因患者的 MIF 浓度高于携带有 CATT$_5$、CATT$_6$ 等位基因的患者，但是差异无统计学意义，可能与样本数量偏少有关。结核病组与正常对照组中 MIF-794 不同基因型的血清浓度比较显示：携带有 6/7+7/7+7/8 基因型的患者，血清 MIF 蛋白表达较高，感染结核病的风险升高。虽然 MIF 水平升高机制还不明确，可能与调节细胞溶质磷脂酶 A$_2$ 的炎症反应相关，与抑制 p53 依赖的凋亡相关。我们推测 MIF 启动区的基因变异可能改变了炎性途径功能，继而增加了发展为结核的风险。

（四）结论

本研究进一步验证了结核病患者血清 MIF 表达量明显高于正常人，提示血清 MIF 水平可作为辅助诊断结核病的指标；但 MIF 表达水平不能作为评价结核病复发的指标，血清 MIF 的表达量与 MIF-794 位点 CATT 重复序列多态性有相关性，拷贝数越高，MIF 表达越高。本研究样本量不够大，结果还有待进一步证实，而且 MIF 基因族的表达调控呈多水平和多因素，MIF 基因的遗传变异如单核苷酸多态性在不同人种结核病发生、发展的作用有待进一步研究。

参 考 文 献

[1] Calandra T, Bucala R. Macrophage migration inhibitory factor (MIF): aglucocorticoid counter—regulator within the immune system. Crit Rev Immunol, 1997, 17 (1): 77-88.
[2] Calandra T, Roger T. Macrophage migration inhibitory factor: a regulator of innate immunity. Nat Rev Immunol, 2003, 3 (10): 791-800.
[3] Renner P, Roger T, Calandra T, et all Macrophage migration inhibitory factor: gene polymorphisms and susceptibility to inflammatory diseases. Clin Infect Dis, 2005, 41 (S7): 513-519.
[4] Oddo M, Calandra T, Bucala R, et al. Macrophage migration inhibitory factor reduces the growth of virulent Mycobacterium tuberculosis in human macrophage. Infect Immun, 2005, 73: 3783-3786.
[5] Bellamy R. Susceptibility to mycobacterial infections: the importance of host genetics. Genes Immun, 2003, 4 (1): 4-11.
[6] Alcais A, Fieschi C, Abel L, et al. Tuberculosis in children and adults: two distinct generic diseases. J Exp Med, 2005, 202 (12): 1617-1621.
[7] Alcais A, Abel L, Casanova JL. Human genetics of infectious diseases: between proof of principle and paradigm. J Clin Invest, 2009, 119 (9): 2506-2514.
[8] Casanova JL, Abel L. Human genetics of infectious diseases: a unified theory. EMBO J, 2007, 26 (4): 915-922.
[9] Bellamy R. Inferferon gamma and host suscepitibility to tuberculosis. Am J Respir Crit Care Med, 2003, 167 (9): 946-947.
[10] Kaufmann SH. How can immunology contribute to the control of tuberculosis? Nat Rev Immunol, 2001, 1 (1): 20-30.
[11] Maglione PJ, Xu J, Casadevall A, et al. Fc gamma receptors regulate immune activation and susceptibility during Mycobacterium tuberculosis infection. J Immunol, 2008, 180 (5): 3329-3338.
[12] Tosh K, Campbell SJ, Fielding K, et al. Variants in the SP110gene are associated with genetic susceptibility to tuberculosis in West Africa. Pro Natl Acad Sci, 2006, 103 (27): 10364-10368.
[13] CooperA M, Kipnis J, Turner J, et al. Mice lackin bioactive IL-12 can generate protective, antigen specific cellular responses to mycobacterial infection only if the IL-12 p40 subunit is present. J Immunol, 2002, 168 (3): 1322-1327.
[14] Martinez A, Orozco G, Varade J, et al. Macrophage migration inhibitory factor gene: influence on rheum atoid arthritis susceptibility.Hum Imm unol, 2007, 68 (9): 744-747.
[15] Baugh JA, Chitnis S, Donnelly SC, et al.A functional promoter polymorphism in the macrophage migration inhibitory factor (MIF) gene associated with disease severity in rheumatoid arthritis. Genes Immun, 2002, 3: 170-176.
[16] 蹇锐, 程小星, 钟敏, 王易伟. 人 MIF 基因启动子多态性与结核病易感性的关系. 微生物学杂志, 2006, 9 (26): 1-3.
[17] 邓少丽, 李艳林, 陈鸣, 等.MIF 水平及 173G/C 多态性与结核病关系研究. 第三军医大学学报, 2010 (24): 2616-2618.
[18] Gómez LM, Sánchez E, Ruiz-Narvaez EA, et al. Macrophage migration inhibitory factor gene influences the risk of developing tuberculosis in northwestern Colombian population. Tissue Antigens, 2007, 70 (1): 28-33.
[19] 柳爱华, 宝福凯, 赵勤, 等. MIF 基因启动子多态性与结核病相关性研究进展. 热带医学杂志, 2010, 10 (9): 1143-1145.
[20] 李艳林, 邓少丽, 曾照芳. 人 MIF 基因-794CATT$_{5\sim8}$ 微卫星多态性与结核病易感性关系的研究. 激光杂志, 2011, 32 (4): 62-63.
[21] Tsolaki AG. Innate immune recognition in tuberculosis infection. Adv Exp Med Biol, 2009, 653: 185-197.
[22] Underhill DM, Ozinsky A, Smith KD, Aderem A. Toll-like receptor-2 mediates mycobacteria-induced proinflammatory signaling in macrophages. Proc Natl Acad Sci USA, 1999, 96 (25): 14459-14463.
[23] Yamada G, Shijubo. N, Takagi-Takahashi. Y, et al. Elevated levels of serum macrophage migration inhibitory factor in patients with pulmonary tuberculosis. Clin Immunol, 2002, 104: 123-127.
[24] 代旭磊, 柳爱华, 宝福凯, 等. 人巨噬细胞移动抑制因子水平与结核病易感性关系. 中国热带医学, 2011, 11 (7): 783-784.

第十二章　MIF 基因启动子多态性与肺结核病遗传易感性关系的研究

WHO 报道，全球大约 1/3 的人曾受到结核分枝杆菌的感染[1]。但大多数为阴性感染，在一般人群中约 20% 的人对结核杆菌有天然的抗感染力，在感染者中仅有 10% 的人最终发展为结核病，提示个体差异可能与结核病易感性相关[2]。随着人类基因组学和蛋白质组学的进展，越来越多的候选基因被证实与结核病的遗传易感性相关（表 12-1）。

表 12-1　结核病的易感基因

基因名称	理化性质	参考文献
自然抗性相关巨噬细胞蛋白-1（NRAMP-1）基因	该基因存在多个多态性位点，其不同基因型影响宿主对结核分枝杆菌抵抗力，且基因型分布频率存在人种差异性	[3, 4]
维生素 D 受体（VDR）基因	VDR 与维生素 D 活性代谢产物 1, 25（OH）$_2$D$_3$ 结合后可使维生素 D 活化，活化的维生素 D 可激活单核细胞，刺激细胞介导的免疫，从而协同杀灭结核分枝杆菌	[5, 6]
甘露糖结合凝集素（MBL）基因	一种钙离子依赖性糖结合蛋白，在天然免疫应答中发挥重要作用，可作为调理素促进吞噬作用和增强补体作用，血清 MBL 水平低下时易患感染性疾病	[7, 8]
单核细胞趋化蛋白-1（MCP-1）	由单核细胞和巨噬细胞生成，结核分枝杆菌主要刺激单核细胞产生 MCP-1，促使炎性细胞向感染部位聚集，参与组织炎症和肉芽肿形成，影响结核的转归	[9]
人类白细胞分化抗原（HLA）基因	HLA 分子通过氨基酸电荷互补原则与结核分枝杆菌致病性肽结合并递呈给 T 细胞触发免疫反应，影响机体的免疫功能，与结核病易感性发生关联	[10]
Toll 样受体基因（TLRs）	机体巨噬细胞通过其表面的 TLRs 识别 MTB，通过 MyD88 依赖途径与 MyD88 非依赖等途径进行信号传导，导致基因表达上调，产生免疫反应以对抗 MTB；TLRs 可促进细胞因子合成与释放，引发炎症反应	[11]
SP110 基因	一种新的与肺结核易感性相关候选基因，其表达可有效抑制结核杆菌在细胞内和细胞外的繁殖	[12]
一氧化氮合成酶（NOS）基因	巨噬细胞中的 NOS 活性与机体的免疫状况密切相关，单核细胞中 NOS 产生的一氧化氮能有效杀灭体内的结核杆菌，有助于结核病的恢复	[13, 14]
肿瘤坏死因子-α（TNF-α）	一方面通过刺激 T 细胞释放 IFN-γ 激活巨噬细胞，加强对 MTB 杀伤；另一方面通过直接激活巨噬细胞，产生活性氮介质对 MTB 进行控制和杀灭	[15, 16]
白细胞介素	激活与调节免疫细胞，介导 T、B 细胞活化、增殖与分化，在炎症反应中起重要作用，目前与结核易感性有关的白细胞介素主要是 IL-10、IL-12、IL-18	[17]
γ-干扰素（INF-γ）受体基因	在抗 MTB 感染免疫反应中起着关键作用，通过促进 T 细胞增殖和分化，激活巨噬细胞，参与结核病的肉芽肿免疫反应等多方面发挥抗结核免疫作用	[18]

巨噬细胞移动抑制因子（macrophage migratory inhibitory factor, MIF）是 1966 年 Bloom0

和 David 在研究迟发型超敏反应过程中首次被发现的，因在体外实验中可以抑制巨噬细胞随机移动而得名。MIF 主要由巨噬细胞产生，此外单核细胞、树突状细胞、T/B 淋巴细胞、中性粒细胞、上皮细胞、内皮细胞、嗜酸（碱）性细胞、杆状细胞都可以表达 MIF[2]。人类 MIF 基因是单拷贝基因，编码基因位于染色体 22q 11.2，含有 3 个外显子和 2 个内含子。MIF 是一种含有 115 个氨基酸的蛋白质，应用高显示液相染色体图谱分析技术分析发现 MIF 在 4 个位点上存在多态性位点，包括-794 位点 CATT 重复序列微卫星多态性位点和 3 个单核苷酸多态性位点（SNP）：-173 位点 G/C（rs755622）、+254 位点 T/C（rs2096525）、+656 位点 C/G（rs2070766），其中 rs2096525 和 rs2070766 位于内含子区域，与疾病的蛋白表达不相关，位置不重要；而-794 位点 CATT 重复序列和 rs755622 位于 MIF 基因启动子的外显子区域，与疾病的蛋白表达有关，因此目前主要研究这两个区域[19, 20]。

肺结核病的发病机制非常复杂，是严重危害人类健康的慢性传染病，感染后肺结核病的发生与多种因素有关，但流行病学资料和实验研究均表明，遗传因素发挥重要作用[2, 21]。结核分枝杆菌在体内主要感染巨噬细胞，导致巨噬细胞的增生，向感染部位移动、聚集、分泌细胞因子产生免疫反应，从而导致组织的损伤。而巨噬细胞的功能受到 MIF 表达量高低的影响，其表达量的多少又受到 MIF 基因启动子多态性的调控。由此我们推测 MIF 基因启动子多态性与肺结核病的发生发展密切相关。因此，本章从 DNA-RNA-蛋白三个不同层面研究 MIF 基因启动子多态性与肺结核病遗传易感性的关系，从而进一步阐明肺结核病的发病机制，为今后肺结核病的预防和治疗提供理论基础和依据。

第一节　肺结核病患者与健康对照组人群外周血清 MIF 蛋白含量差异分析

本节研究运用酶联免疫吸附试验（enzyme linked immuno sorbent assay，ELISA）方法检测试验人群外周血清 MIF 蛋白表达含量的差异，并对-794CATT 位点和-173G/C 位点不同基因型和等位基因 MIF 蛋白含量差异进行分析。

（一）材料与方法

1. 材料

（1）实验对象：肺结核病组 200 例（初治肺结核病组 100 例、复治肺结核病组 100 例），样本来自于 2011 年 2 月至 2013 年 1 月期间，云南省昆明市第三人民医院（昆明市传染病医院）和云南省昆明市结核病防治院（长坡）根据临床表现、细菌学检查及胸部 X 线确诊的肺结核病患者，其中初治肺结核病组男性 58 例，女性 42 例，年龄（40.16±19.99）岁；复治肺结核病组男性 75 例，女性 25 例，年龄（40.52±15.70）岁。健康对照组 100 例，样本来自于云南省昆明市疾病预防控制中心的健康体检者，其中男性 37 例，女性 59 例（4 例临床资料性别不详），年龄（28.65±9.15）岁。纳入标准：无高血压、糖尿病、甲状腺疾病、肝肾疾病、恶性肿瘤、慢性消耗性疾病，同时排除心、脑、肾、肺部感染。肺结核病分组按照 WHO 对初治肺结核病组和复治肺结核病组的定义，初治肺结核病组：从未接受过肺结核病治疗或者使用抗结核药物小于 1 个月的患者。复治肺结核病组：初治治疗失败的患者；规则用药疗程满后痰菌复阳的患者；不规律化疗超过 1 个月的患者；慢性排菌患者。

（2）主要仪器及来源：本部分所使用的主要仪器及生产厂家如表12-2所示。

表12-2 主要使用仪器及厂商

仪器	厂商
–86℃超低温冰箱	中科美菱低温科技有限公司
–30℃低温冰箱	中国海尔集团有限公司
4℃冰箱	中国海尔集团有限公司
HF Super NW 系列超纯水系统	上海康雷分析仪器有限公司
立式高压蒸汽灭菌器	上海博讯实业有限公司医疗仪器厂
单道手动可调移液器	百得实验仪器（苏州）有限公司
大龙 TopPette 手动 8 道移液器	上海万岛仪器科技有限公司
台式高速离心机	美国 Sigama
iMark 酶标仪	美国 Bio-Rad 公司
SHP-250 型生化培养箱	上海森信实验仪器有限公司

（3）主要试剂及来源：本部分所使用的主要试剂及来源厂家如表12-3所示。

表12-3 主要使用试剂及厂商

试剂	厂商
RayBio®Human MIF ELISA Kit	美国 R&D 公司
RNase-free water	TaKaRa 大连宝生物公司

2. 方法

（1）外周血清的标本收集：采集所有肺结核病组（初治肺结核病组与复治肺结核病组）和健康对照组人群外周静脉血 2ml，用抗凝剂 2%乙二胺四乙酸（EDTA）抗凝，3000r/min 离心 10min 后分离血清，冻存于 –80℃冰箱保存备用。

（2）血清 MIF 蛋白表达量的检测：采用美国 R&D 公司 ELISA 试剂盒检测血清 MIF 蛋白表达量，操作过程严格按照说明书，步骤如下。

1）将试剂盒从 4℃冰箱取出，室温平衡 30min。

2）建立标准曲线：在酶标板依照次序对应分别加入 100μl 标准品（0pg/ml，8.23 pg/ml，24.69 pg/ml，74.07 pg/ml，222.2 pg/ml，666.7 pg/ml，2000 pg/ml，6000pg/ml）至空白微孔中；标记样品编号，加入 100μl 解冻血清样品于空白微孔中；样品和标准品都需要设置复孔，轻轻振荡后室温放置温育 2.5h。

3）洗板：将浓缩的洗涤液用双蒸水稀释 20 倍后，洗涤酶标板 4 次，每次 250μl/孔，停留 1min，在滤纸上拍干。

4）加入稀释好的生物素标记抗体，100μl/孔，轻轻振荡混匀后，室温放置温育 1h。

5）同步骤 3。

6）加入亲和素-HRP 标志物，100μl/孔，轻轻振荡混匀后，室温放置温育 45min。

7）同步骤 3。

8）加入 TMB 显色液，100μl/孔，轻轻振荡混匀后，室温放置避光显色 30min。

9）加入终止液，50μl/孔，终止反应。

10）10min 内于波长 450nm 的酶标仪上读取各孔的 OD 值；绘制标准曲线并计算相应

的 MIF 浓度。

(3) 统计学分析：该资料为完全随机设计多组计量资料，数据用均数±标准差 ($\bar{X} \pm s$) 表示，采用 SPSS17.0 统计软件进行完全随机设计方差分析，两两比较采用 LSD-t 检验。检验水准 α=0.05，$P<0.05$ 差异有统计学意义。

(二) 实验结果

1. 肺结核病组与健康对照组血清 MIF 蛋白表达含量差异分析 通过对初治肺结核病组、复治肺结核病组、肺结核病组和健康对照组人群血清中 MIF 浓度进行检测，各试验组血清 MIF 蛋白表达含量差异如图 12-1 所示。结果显示，初治肺结核病组血清 MIF 蛋白表达含量（8.20±4.62）ng/ml、复治肺结核病组血清 MIF 蛋白表达含量（11.20±8.97）ng/ml、肺结核病组血清 MIF 蛋白表达含量（9.67±7.24）ng/ml 均显著高于健康对照组（4.57±1.89）ng/ml。$P<0.05$，差异有统计学意义（表 12-4）。

表 12-4 肺结核病组（初治、复治）与健康对照组血清 MIF 检测结果

组别	例数	MIF 浓度（ng/ml）
健康对照组	100	4.57±1.89
初治肺结核病组	100	8.20±4.62*
复治肺结核病组	100	11.20±8.97*/△
肺结核病组	200	9.67±7.24*

*与健康对照组比较，$P<0.05$，差异有统计学意义。
△与初治肺结核病组比较，$P<0.05$，差异有统计学意义。

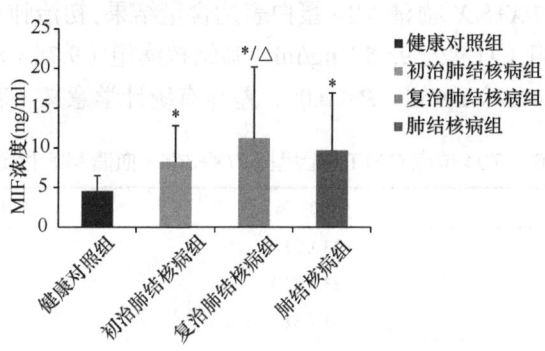

图 12-1 肺结核病组（初治、复治）与健康对照组血清 MIF 比较

2. 肺结核病组与健康对照组-794 位点 CATT 不同基因型血清 MIF 蛋白表达含量差异分析

(1) 肺结核病组与健康对照组-794 位点 CATT 基因型（5/5+5/6+6/6）血清 MIF 蛋白表达含量差异分析：从表 12-5 和图 12-2 可以看出，MIF-794 位点 CATT 位点基因型（5/5+5/6+6/6）血清 MIF 蛋白表达含量结果为：初治肺结核病组（8.38±4.25）ng/ml、复治肺结核病组（10.85±8.54）ng/ml、肺结核病组（9.62±6.83）ng/ml 均显著高于健康对照组（4.50±1.98）ng/ml。$P<0.05$，差异有统计学意义。

表 12-5 -794 位点 CATT 基因型（5/5+5/6+6/6）血清 MIF 检测结果

组别	例数（%）	MIF 浓度（ng/ml）
健康对照组	77（77）	4.50±1.98
初治肺结核病组	67（67）	8.38±4.25*
复治肺结核病组	69（69）	10.85±8.54*/△
肺结核病组	136（68）	9.62±6.83*

*与健康对照组比较，$P<0.05$，差异有统计学意义
△与初治肺结核病组比较，$P<0.05$，差异有统计学意义

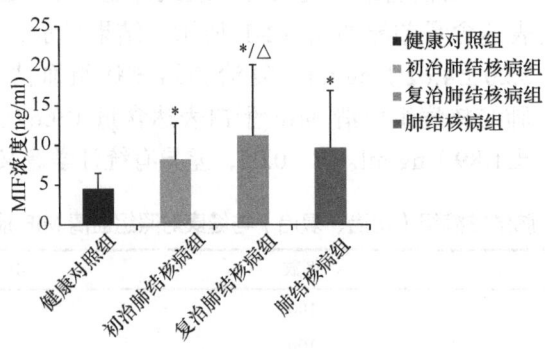

图 12-2 -794 位点 CATT 基因型（5/5+5/6+6/6）血清 MIF 比较

（2）肺结核病组与健康对照组-794 位点 CATT 基因型（7/X+8/X）血清 MIF 蛋白表达含量差异分析：初治肺结核病组、复治肺结核病组、肺结核病组和健康对照组 MIF-794 位点 CATT 位点基因型（7/X+8/X）血清 MIF 蛋白表达含量结果：初治肺结核病组（7.84±5.32）ng/ml、复治肺结核病组（11.92±9.95）ng/ml、肺结核病组（9.78±8.06）ng/ml 均显著高于健康对照组（4.80±1.59）ng/ml。$P<0.05$，差异有统计学意义（表 12-6 和图 12-3）。

表 12-6 -794 位点 CATT 基因型（7/X+8/X）血清 MIF 检测结果

组别	例数（%）	MIF 浓度（ng/ml）
健康对照组	23（23）	4.80±1.59
初治肺结核病组	33（33）	7.84±5.32*
复治肺结核病组	31（31）	11.92±9.95*/△
肺结核病组	64（32）	9.78±8.06*

*与健康对照组比较，$P<0.05$，差异有统计学意义
△与初治肺结核病组比较，$P<0.05$，差异有统计学意义

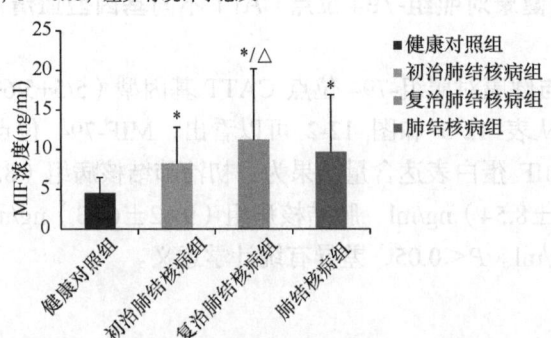

图 12-3 -794 位点 CATT 基因型（7/X+8/X）血清 MIF 比较

3. 肺结核病组与健康对照组-173 位点 G/C 不同基因型血清 MIF 蛋白表达含量差异分析

（1）肺结核病组与健康对照组-173 位点 G/C 基因型 GG 血清 MIF 蛋白表达含量差异分析：从表 12-7 和图 12-4 可以看出，-173 位点 G/C 基因型 GG 血清 MIF 蛋白表达含量结果显示：初治肺结核病组（7.52±4.15）ng/ml、复治肺结核病组（12.61±7.24）ng/ml、肺结核病组（9.80±6.24）ng/ml 均显著高于健康对照组（4.46±1.99）ng/ml。$P<0.05$，差异有统计学意义。

表 12-7　-173 位点 G/C 基因型 GG 血清 MIF 检测结果

组别	例数（%）	MIF 浓度（ng/ml）
健康对照组	57（57）	4.46±1.99
初治肺结核病组	42（42）	7.52±4.15*
复治肺结核病组	38（38）	12.61±7.24*/△
肺结核病组	80（40）	9.80±6.24*

*与健康对照组比较，$P<0.05$，差异有统计学意义
△与初治肺结核病组比较，$P<0.05$，差异有统计学意义

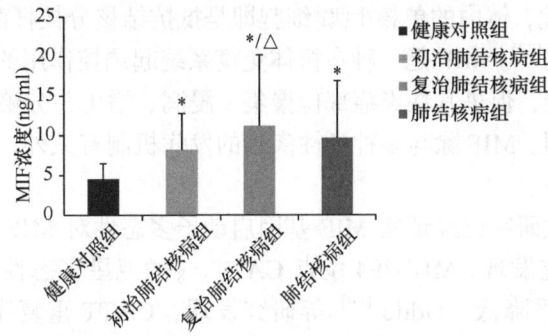

图 12-4　-173 位点 G/C 基因型 GG 血清 MIF 比较

（2）肺结核病组与健康对照组-173 位点 G/C 基因型（GC+CC）血清 MIF 蛋白表达含量差异分析：初治肺结核病组、复治肺结核病组、肺结核病组及健康对照组 MIF-173 位点 G/C 位点基因型（GC+CC）血清 MIF 蛋白表达含量结果：初治肺结核病组（8.67±4.91）ng/ml、复治肺结核病组（10.45±9.75）ng/ml、肺结核病组（9.59±7.82）ng/ml 均显著高于健康对照组（4.61±1.79）ng/ml。$P<0.05$，差异有统计学意义（表 12-8 和图 12-5）。

表 12-8　-173 位点 G/C 基因型（GC+CC）血清 MIF 检测结果

组别	例数（%）	MIF 浓度（ng/ml）
健康对照组	43（43）	4.61±1.79
初治肺结核病组	58（58）	8.67±4.91*
复治肺结核病组	62（62）	10.45±9.75*/△
肺结核病组	120（60）	9.59±7.82*

*与健康对照组比较，$P<0.05$，差异有统计学意义
△与初治肺结核病组比较，$P>0.05$，差异无统计学意义

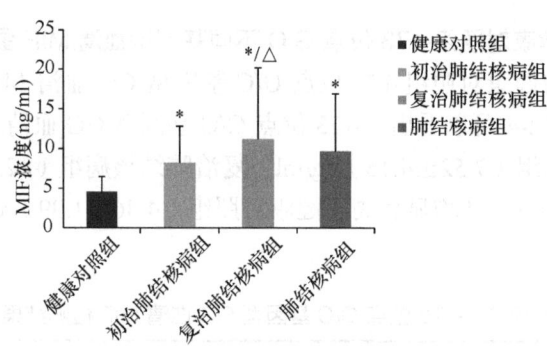

图 12-5 -173 位点 G/C 基因型（GC+CC）血清 MIF 比较

（三）结论

肺结核病是由结核分枝杆菌感染所致的慢性传染性疾病，也是由单一致病菌感染引发死亡率最高的疾病，肺结核病目前仍是全世界范围内的一个重大公共卫生问题和社会问题，其流行严重阻碍社会和经济的发展。结核分枝杆菌为胞内寄生菌，在体内主要寄生于单核/巨噬细胞中，因此，体内的单核/巨噬细胞即是抵抗结核分枝杆菌感染的第一道防线，也是最关键的一道防线[22]。MIF 是一种在机体免疫系统起调控作用的重要的细胞因子，能够抑制巨噬细胞的游走，促进其在炎症部位聚集、浸润、增生并分泌一些细胞因子，在免疫调节中发挥中枢作用。MIF 除与多种炎性疾病的发病机制有关外，在自身免疫性疾病中也发挥不容忽视的作用。

国内外大量的实验研究已经证实 MIF 基因启动子多态性对 MIF 的表达水平具有调控作用。Renner[23]等研究发现，MIF-794 位点 $CATT_{5\sim 8}$ 微卫星多态性位点重复序列数为 5 时，MIF 蛋白表达水平降低。Oddo[24]等研究发现，CATT 重复序列可调节 MIF 基因启动子并增强其活性，重复序列数同启动子活性呈正相关，也与 MIF 表达水平呈正相关；MIF-173 位点等位基因 C 与 MIF 蛋白表达的增加也存在密切关系。Yamada[25]等用 ELISA 方法检测 34 例肺结核病患者（16 例男性和 18 例女性）和 30 例健康人血清 MIF 浓度，结果显示肺结核病组血清 MIF 蛋白表达含量为（19.84±11.27）ng/ml 显著高于健康对照组（4.38±1.34）ng/ml，$P<0.001$，差异有统计学意义。李艳林[26]等通过对中国西南地区（重庆）68 例肺结核病患者和 70 例健康对照者外周血清中 MIF 蛋白表达含量的检测，结果显示肺结核病组患者 MIF 的蛋白表达含量显著高于健康对照组，平均升高 1 倍左右。

本部分采用病例-对照研究，主要通过 ELISA 方法检测试验人群外周血清 MIF 蛋白表达含量的差异，并对-794CATT 位点和-173G/C 位点不同基因型和等位基因 MIF 蛋白表达含量差异进行分析。研究结果与上述的文献报道结果基本一致，MIF 蛋白表达含量在初治肺结核病组（8.20±4.62）ng/ml、复治肺结核病组（11.20±8.97）ng/ml、肺结核病组（9.67±7.24）ng/ml 中均显著高于健康对照组（4.57±1.89）ng/ml，而且各试验组与健康对照组比较 $P<0.05$，差异均有统计学意义，进一步提示 MIF 参与肺结核病的发生发展过程。在-794 位点 CATT 重复次数越高的组中，MIF 蛋白表达含量越高，$P<0.05$，差异有统计学意义；在-173 位点含基因突变 C 的组中，MIF 蛋白表达含量高，$P<0.05$，差异有统计学意义。但目前 MIF 表达水平升高的机制仍不明确，可能与其调节细胞溶质磷脂酶 2 的炎症反应相关，也与其抑制 p53 依赖的凋亡等因素相关[27]。随着基因组学和蛋白组学的

发展，MIF 与肺结核病关系的研究越来越多，同时很多研究结果也证实了 MIF 与肺结核病的关系非常密切。因此我们推测：MIF 启动子区的基因变异可能改变了肺结核病的某些炎性途径功能，从而增加了发展为肺结核病的风险，但其具体机制还需要进一步大量的实验研究来证实。

第二节 MIF-794 位点 CATT 重复序列微卫星多态性与肺结核病遗传易感性关系的研究

微卫星作为一种新的遗传标志，为多种疾病（如肺结核病）提供了重要的遗传标志，其基因启动子不同位点的多态性也与疾病的易感性相关，尤其是对自身免疫性疾病和炎性疾病。大量研究表明肺结核病受自然社会环境因素和遗传因素的影响，多基因和基因多态性与肺结核病的易感性关系密切。研究发现，MIF-794 位点 CATT 重复序列的拷贝数在不同人群中具有明显差异，同时 CATT 拷贝数对 MIF 基因启动子的活性具有调控作用，拷贝数越多，启动子活性越强，MIF 表达越高[24]。本部分通过对初治肺结核病组、复治肺结核病组、肺结核病组和健康对照组人群 MIF-794 位点 CATT 重复序列基因型和等位基因微卫星多态性进行分析，探讨其与肺结核病遗传易感性的关系。

（一）材料与方法

1. 材料

（1）实验对象：同第一节。
（2）主要仪器及来源：本部分所使用的主要仪器及生产厂家如表 12-9 所示。

表 12-9 主要使用仪器及厂商

仪器	厂商
−86℃超低温冰箱	中科美菱低温科技有限公司
−30℃低温冰箱	中国海尔集团有限公司
4℃冰箱	中国海尔集团有限公司
HF Super NW 系列超纯水系统	上海康雷分析仪器有限公司
立式高压蒸汽灭菌器	上海博讯实业有限公司医疗器械厂
单道手动可调移液器	百得实验仪器（苏州）有限公司
电子秤 AL204	梅特勒-托利多仪器上海有限公司
电子天平 DT1000	长沙湘仪离心机仪器有限公司
台式高速离心机	美国 Sigama 公司
电热恒温水浴箱	上海医疗器械七厂
QL-901 涡旋振荡器	海门市其林贝尔仪器制造有限公司
BG-power 600i 电泳仪	北京百晶生物技术有限公司
MG96 PCR 仪	杭州朗基科学仪器有限公司
UV204 紫外透射台	北京汇孚兴业科技有限公司
凝胶成像仪	美国 Bio-Rad 公司
核酸蛋白检测仪	美国 BDTND 公司

（3）主要试剂及来源：本部分所使用的主要试剂及来源厂家如表 12-10 所示。

表 12-10　主要使用试剂及厂商

试剂	厂商
全血基因组 DNA 提取试剂盒	TIANGEN 公司
2×Taq plus PCR MasterMix	TIANGEN 公司
普通 DNA 产物纯化试剂盒	TIANGEN 公司
100bp DNA Ladder Marker	TaKaRa 大连宝生物公司
250bp DNA Ladder Marker	TaKaRa 大连宝生物公司
引物合成	上海生工生物工程股份有限公司
三羟甲基氨基甲烷（Tris）	北京鼎国生物技术有限责任公司
乙二胺四乙酸（EDTA）	广东汕头市西陇化工厂
氢氧化钠（NaOH）	广东汕头市西陇化工厂
氯化钠（NaCl）	天津市风船化学试剂科技有限公司
乙酸（冰醋酸）	四川西陇化工有限公司
溴酚蓝（Bromophenol Blue）	天津市标准科技有限公司
二甲苯青（Xylene Cyanol FF）	Amresco 公司
甘油（Glycerol）	Amresco 公司
琼脂糖	TIANGEN 公司
液体石蜡	天津市博迪化工有限公司
无水乙醇	天津市大茂化学试剂厂
浓盐酸	北京化工厂

（4）试剂配制

1）50×TAE 缓冲液

A. 称取下列试剂，置于 50ml 离心管中：Tris 12.1g；$Na_2EDTA \cdot 2H_2O$；0.730625g。

B. 向离心管中加入约 30ml 去离子水，充分搅拌溶解。

C. 加入 2.805ml 乙酸，充分搅拌溶解。

D. 加去离子水定容至 50ml，室温保存。

（注：使用时用 ddH_2O 将 50×TAE 缓冲液稀释至 1×TAE 缓冲液即可）

2）溴乙锭（10mg/ml）

A. 称取 1g 的溴乙锭，加入 100ml 容器中。

B. 加入 100ml 去离子水，充分搅拌数小时完全溶解。

C. 将溶液转至棕色瓶，室温避光保存。

D. 溴乙锭的工作浓度为 0.5μg/ml。

3）2N NaOH 配制

A. 量取 80ml 去离子水置于 100～200ml 塑料烧瓶中（NaOH 溶解过程中大量放热，有可能使玻璃烧瓶炸裂）。

B. 称取 8g NaOH 小心地逐渐加入烧杯中，边加热边搅拌。

C. 待 NaOH 完全溶解后，用去离子水将溶液定容至 100ml。

D. 将溶液转移至塑料容器中，室温保存。

4）6×Loading Buffer 配制

A. 称取下列试剂，置于 500ml 烧杯中：

EDTA 4.4g；Bromophenol Blue 250mg；Xylene Cyanol FF 250mg。

B. 向烧杯中加入约 200ml 去离子水，加热搅拌充分溶解。

C. 加入 180ml 甘油（Glycerol）后，用 2N NaOH 调 pH 至 7.0。

D. 用去离子水定容至 500ml 后，室温保存。

5）1.5%Agarose 凝胶配制

A. 称取琼脂糖 1.05g，置于 500ml 锥形瓶中，加入 70ml 1×TAE 缓冲液。

B. 微波炉中加热 2min 10s，充分溶解琼脂糖。

C. 当溶液冷却至 60℃左右，加入 10mg/ml 溴乙锭 3.5μl，充分混匀。

D. 将琼脂糖溶液倒入制胶膜，在适当位置处插入梳子。

E. 室温放置 40min 使胶凝固，放置电泳槽中进行电泳。

（注：如果凝胶不立即使用，用保鲜膜裹好，放入 4℃冰箱保存）

2. 方法

（1）标本收集：采集所有肺结核病组（初治肺结核病组和复治肺结核病组）和健康对照组人群外周静脉血 2ml，用抗凝剂 2%乙二胺四乙酸（EDTA）抗凝，分装后冻存于-80℃冰箱保存备用，所有研究对象在采集外周静脉血前均未使用过影响血液流变学的药物和皮质醇类药物。

（2）外周血基因组 DNA 提取

1）外周血基因组 DNA 提取方法如下

A. 将冻存的 EDTA 抗凝血标本解冻，吸取 200μl 至 1.5ml 离心管中，加入细胞裂解液 CL500μl，颠倒混匀，10 000r/min 离心 1min，吸去上清，留下细胞核沉淀，再加入 200μl 缓冲液 GS，振荡至彻底混匀。

B. 加入 20μl 蛋白酶 K 溶液，混匀。

C. 加入 200μl 缓冲液 GB，充分颠倒混匀，56℃放置 10min，其间颠倒混匀数次，溶液应变清亮。

D. 加入 200μl 无水乙醇，充分颠倒混匀，此时可能会出现絮状沉淀。

E. 将上一步所得溶液和絮状沉淀都加入一个吸附柱 CB3 中（吸附柱 CB3 放入收集管中），12 000r/min 离心 30s，倒掉收集管中的废液，将吸附柱 CB3 放入收集管中。

F. 向吸附柱 CB3 中加入 500μl 缓冲液 GD（使用前按要求已加入无水乙醇），12 000r/min 离心 30s，倒掉收集管中的废液，将吸附柱 CB3 放入收集管中。

G. 向吸附柱 CB3 中加入 600μl 漂洗液 PW（使用前按要求已加入无水乙醇），12 000r/min 离心 30s，倒掉收集管中的废液，将吸附柱 CB3 放入收集管中。

H. 重复操作步骤 7。

I. 将吸附柱 CB3 放回收集管中，12 000r/min 离心 2min，倒掉废液。将吸附柱 CB3 置于室温放置数分钟，以彻底晾干吸附材料中残余的漂洗液。

J. 将吸附柱 CB3 转入 1.5ml 离心管中，向吸附膜中间位置悬空滴加 50μl 洗脱缓冲液 TB，室温放置 5min，12 000r/min 离心 2min，将溶液收集到离心管中（此步骤可重复一次，以增加基因组 DNA 得率）。

2）基因组 DNA 进行琼脂糖凝胶电泳

配胶：用电子分析天平称取 1.05g 琼脂糖，加入至 70ml 1×TAE 电泳缓冲液中，在微波炉中加热 2min10s 使之融化；然后加入 10mg/ml 溴乙锭 3.5μl，轻轻摇匀，避免产生气泡，冷却至不烫手时倒入制胶膜中、插梳子，待其完全凝固后拔掉梳子，放入电泳槽中进行电泳。

电泳：将基因组 DNA 5μl 与 6×Loading Buffer 1μl 混合均匀后，加入至 1.5% 琼脂糖凝胶上样孔中，在核酸电泳系统中设置电泳电压 110V，电泳时间 38min，室温下进行电泳。在紫外透射仪下判断结果，并在凝胶成像仪中拍摄凝胶，记录电泳图谱。

3）基因组 DNA 品质检测：取基因组 DNA 2μl 加入至核酸蛋白检测仪检测孔中，测定其浓度与纯度，DNA 应在 OD_{260} 处有显著吸收峰，DNA 浓度（ng/μl）=OD 值$_{260}$×50×稀释倍数，纯度 OD_{260}/OD_{280}=1.7–1.9。将高品质的 DNA 进行 PCR 扩增或 –20℃ 冰箱保存备用。

（3）测序法检测 MIF-794 位点 CATT 重复序列微卫星多态性

1）PCR 扩增 MIF-794 位点 CATT 区域序列（冰上操作）

A. 根据人基因库中 MIF 基因 DNA 序列，参照文献设计引物[28, 29]：

上游引物-794F：5'-TGCAGGAACCAATACCCATAGG-3'
下游引物-794R：5'-AATGGTAAACTCGGGGAC-3'

B. 设计好的引物序列送至上海生工生物工程股份有限公司进行引物合成，合成好的引物需按照说明书要求用去离子水将浓度稀释至 20μmol/L。

C. -794 位点 CATT 位点 PCR 反应体系（50μl）：

PCR 反应液（Mix）	25μl
MIF-794 上游引物（20μmol/L）	1μl
MIF-794 下游引物（20μmol/L）	1μl
DNA	100ng
ddH$_2$O	Xμl
Total	50μl

D. -794 位点 CATT 位点 PCR 反应条件：

预变性	95℃	12min	
变性	95℃	30s	
退火	53.8℃	30s	循环40次
延伸	72℃	60s	
终末延伸	72℃	10min	

2）PCR 扩增产物验证：1.5% 琼脂糖凝胶进行电泳（配胶方法及电泳条件同外周血基因组 DNA 提取部分），-794 位点 CATT 位点 PCR 扩增产物长度为 346bp。

3）PCR 产物纯化

A. PCR 产物纯化步骤

a. 柱平衡步骤：向吸附柱 CB2 中（吸附柱放入收集管中）加入 500μl 的平衡液 BL，12 000r/min 离心 1min，倒掉收集管中的废液，将吸附柱 CB2 重新放回收集管中。

b. 去除液体石蜡，向其中加入 250μl 的结合液 PB，充分混匀。

c. 将上一步所得液体加入一个吸附柱 CB2 中（吸附柱放入收集管中），室温放置 2min，12 000r/min 离心 1min，倒掉收集管中的废液，将吸附柱 CB2 放入收集管中。

d. 向吸附柱 CB2 中加入 600μl 漂洗液 PW（使用前按照要求已加入无水乙醇），12 000r/min 离心 1min，倒掉收集管中的废液，将吸附柱 CB2 放入收集管中。

e. 重复操作步骤 4。

f. 将吸附柱 CB2 放回收集管中，12 000r/min 离心 2min，尽量除去漂洗液。将吸附柱 CB2 置于室温放置数分钟，彻底地晾干，以防止残留的漂洗液影响下一步的实验。

g. 将吸附柱 CB2 放入一个干净的离心管中，向吸附膜中间位置悬空滴加 50μl 洗脱缓冲液 EB，室温放置 2min。12 000r/min 离心 2min 收集 DNA 溶液（此步骤可重复一次，提高 DNA 的回收量）。

B. PCR 纯化产物验证：1.5%琼脂糖凝胶进行电泳（配胶方法及电泳条件同上），纯化成功的样本可以看到一条清晰的条带。

4）基因测序：将纯化后高品质的 DNA 送至南京金斯瑞生物科技有限公司进行测序，测序引物用 PCR 的引物。

（4）统计学分析：启动子序列测序结果用测序公司提供的软件（Chromas）进行分析。MIF-794 位点 CATT 重复序列数用基因计数法统计。先用 Hardy-Weinberg 法检测各组的平衡吻合度，再通过 SPSS17.0 统计软件进行 χ^2 检验分析各组基因型和等位基因的分布，基因型频率用直接计数法计算，比值比（OR 值）及其 95%置信区间（CI）使用 SPSS17.0 统计软件的结果。检验水准 α=0.05，$P<0.05$ 差异有统计学意义。

（二）实验结果

1. **基因组 DNA、PCR 扩增产物及纯化产物凝胶电泳图** 见图 12-6。

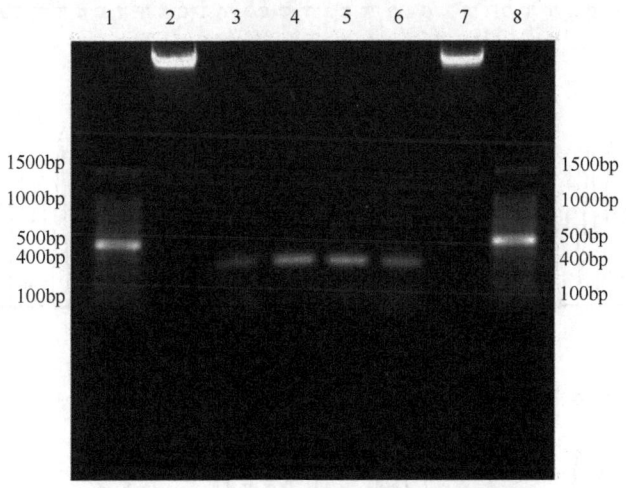

图 12-6 Bio-Rad 凝胶成像仪拍照结果

1、8. 100bpDNA Ladder Marker；2、7. 人基因组 DNA；3、6. PCR 扩增的 DNA；4、5. PCR 产物纯化后的 DNA

2. **MIF-794 位点 CATT$_{5\sim8}$ 位点基因多态性** MIF-794 位点 CATT 位点 PCR 扩增产物长度为 346bp，通过对初治肺结核病组、复治肺结核病组和健康对照组人群的 PCR 产物进行测序分析，得到 MIF-794 位点 CATT$_{5\sim8}$ 微卫星多态性位点 CATT 重复序列数。图 12-7~

图 12-9 是上游引物测序分别得到的 5～7 个 CATT 重复序列，图 12-10～图 12-13 是下游引物测序得到的 5～8 个重复序列的 CATT 反向序列 AATG。

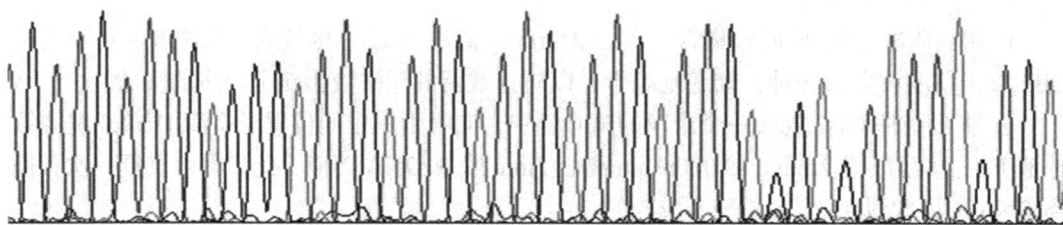

图 12-7　等位基因 MIF-794 $CATT_5$ 测序图

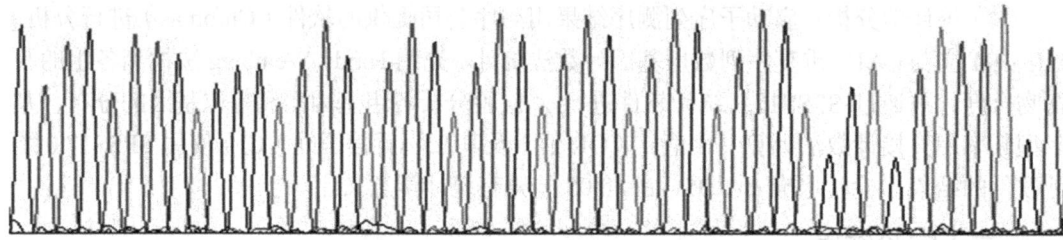

图 12-8　等位基因 MIF-794 $CATT_6$ 测序图

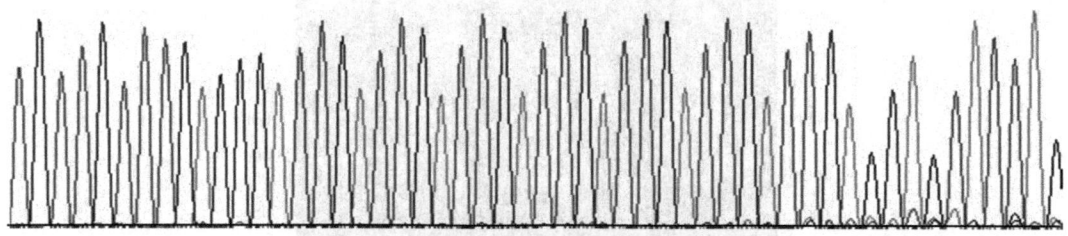

图 12-9　等位基因 MIF-794 $CATT_7$ 测序图

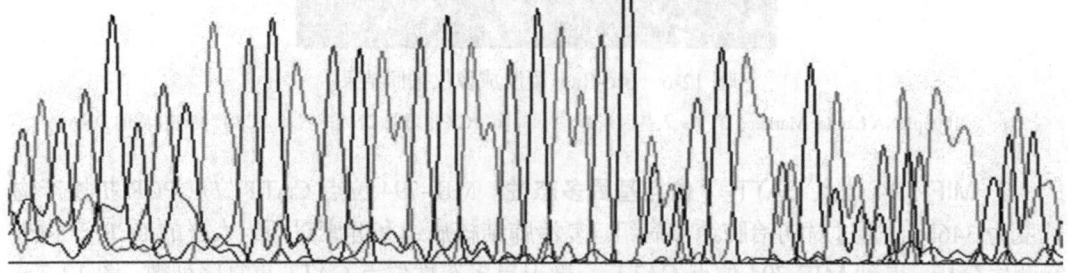

图 12-10　等位基因 MIF-794 $CATT_5$ 反向序列 $AATG_5$ 测序图

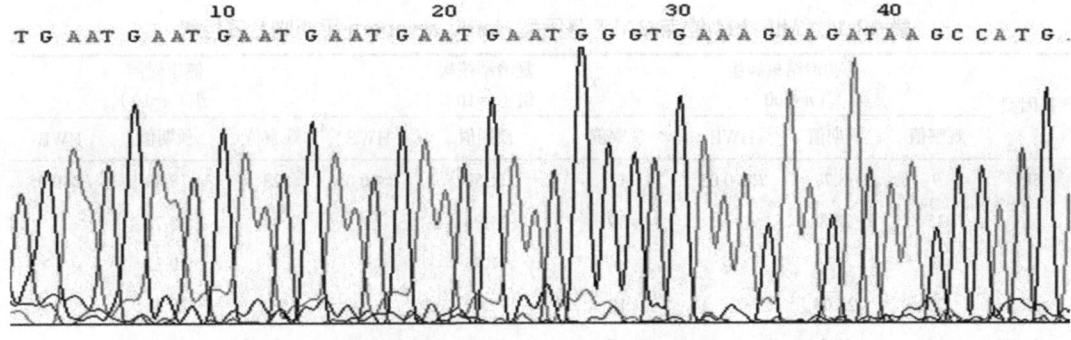

图 12-11　等位基因 MIF-794 CATT$_6$ 反向序列 AATG$_6$ 测序图

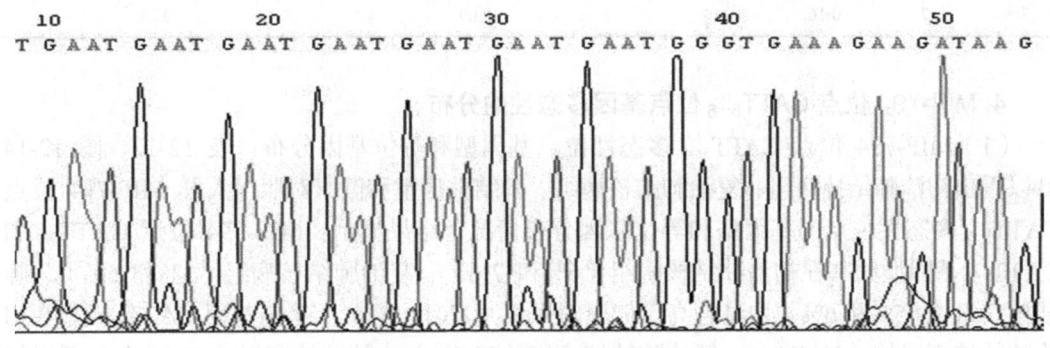

图 12-12　等位基因 MIF-794 CATT$_7$ 反向序列 AATG$_7$ 测序图

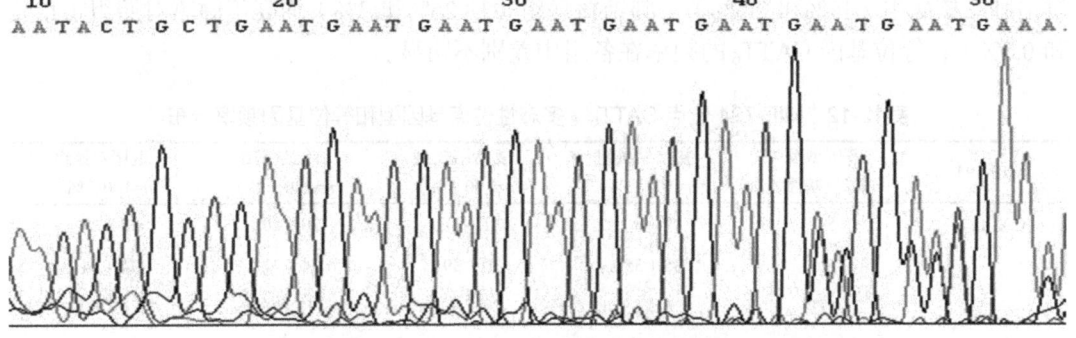

图 12-13　等位基因 MIF-794 CATT$_8$ 反向序列 AATG$_8$ 测序图

3. Hardy-weinberg 遗传平衡检验　使用 Hardy-weinberg 遗传平衡检验方法计算初治肺结核病组、复治肺结核病组、健康对照组人群中 MIF-794 位点 CATT 重复序列微卫星多态性位点基因型频率观察值与期望值。从表 12-11 可以看出，健康对照组 $P>0.05$，初治肺结核病组与复治肺结核病组 $P<0.05$，这种结果在实验中是可以接受的，因为可能这两个实验组的 SNP（单核苷酸多态性）与肺结核病密切相关，导致不平衡出现，本研究对象具有群体代表性。

表 12-11　MIF-794 位点 CATT 基因型 Hardy-weinberg 平衡吻合度检验

基因型	初治结核病组（n=100）			复治结核病组（n=10）			健康对照组（n=10）		
	观察值	预期值	HWE	观察值	预期值	HWE	观察值	预期值	HWE
5/5	9	8.7	$P<0.05$	11	11.56	$P<0.05$	23	18.49	$P>0.05$
5/6	35	28.8		39	31.96		34	38.70	
5/7	6	12		6	11.56		6	10.32	
6/6	23	23.04		19	22.09		20	20.25	
6/7	14	19.2		17	15.98		15	10.80	
7/7	6	4		3	2.89		1	1.44	
7/8	7	0.16		5	0.09		1	0.24	

4. MIF-794 位点 $CATT_{5\sim8}$ 位点基因多态性的分布

（1）MIF-794 位点 $CATT_{5\sim8}$ 多态性位点基因型和等位基因分布：表 12-12、图 12-14 可以看出初治肺结核病组、复治肺结核病组、肺结核病组和健康对照组人群 MIF-794 位点 $CATT_{5\sim8}$ 多态性位点的基因型和等位基因分布情况，结果显示：MIF-794 位点 $CATT_{7/7}$ 和 $CATT_{7/8}$ 基因型频率在初治肺结核病组（6%和 7%）、复治肺结核病组（3%和 5%）、肺结核病组（4.5%和 6%）均显著高于健康对照组（1%和 1%）。等位基因 $CATT_5$ 频率在初治肺结核病组的（29.5%）、复治肺结核病组（33.5%）、肺结核病组（31.5%）均低于健康对照组（43%）；而等位基因 $CATT_7$ 和 $CATT_8$ 的频率在初治肺结核病组（19.5%和 3.5%）、复治肺结核病组（17%和 2.5%）、肺结核病组（18.25%和 3%）均高于健康对照组（12% 和 0.5%）；等位基因 $CATT_6$ 的频率在各组中差别不明显。

表 12-12　MIF-794 位点 $CATT_{5\sim8}$ 多态性位点基因型和等位基因频率分布

MIF-794	基因型及等位基因	初治结核组 n=100（%）	复治结核组 n=100（%）	肺结核病组 n=200（%）	健康对照组 n=100（%）
$CATT_{5\sim8}$	5/5	9（9）	11（11）	20（10）	23（23）
	5/6	35（35）	39（39）	74（37）	34（34）
	5/7	6（6）	6（6）	12（6）	6（6）
	6/6	23（23）	19（19）	42（21）	20（20）
	6/7	14（14）	17（17）	31（15.5）	15（15）
	7/7	6（6）	3（3）	9（4.5）	1（1）
	7/8	7（7）	5（5）	12（6）	1（1）
	5	59（29.5）	67（33.5）	126（31.5）	86（43）
	6	95（47.5）	94（47）	189（47.25）	89（44.5）
	7	39（19.5）	34（17）	73（18.25）	24（12）
	8	7（3.5）	5（2.5）	12（3）	1（0.5）

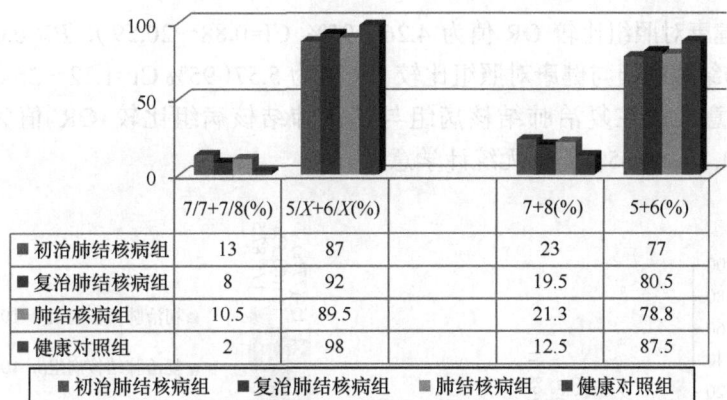

图 12-14　MIF-794 位点 $CATT_{5\sim8}$ 重复序列微卫星多态性位点基因型和等位基因频率分布

（2）MIF-794 位点 $CATT_{5\sim8}$ 多态性位点基因型和等位基因频率在肺结核病组与健康对照组中的分布：从表 12-13、图 12-15 可以看出，肺结核病组 $CATT_{5/5}$ 基因型频率（10%）明显低于健康对照组（23%），$P<0.05$，差异有统计学意义；肺结核病组 $CATT_{7/8}$ 基因型频率（6%）显著高于健康对照组（1%），$P<0.05$，差异有统计学意义；其他基因型频率分布无统计学意义。肺结核病组等位基因 $CATT_5$ 的频率（31.5%）明显低于健康对照组（43%），$P<0.05$，差异有统计学意义；肺结核病组 $CATT_8$ 频率（3%）较健康对照组（0.5%）明显升高，$P<0.05$，差异有统计学意义；$CATT_6$ 的频率没有统计学差异。

表 12-13　MIF-794 位点 $CATT_{5\sim8}$ 基因型和等位基因频率在肺结核病组和健康对照组中的分布

	肺结核病组 （$n=200$）	健康对照组 （$n=100$）	χ^2	P 值	OR 值	95%CI
基因型						
$CATT_{5/5}$	20（10）	23（23）	9.176	0.002	0.372	0.193～0.717
$CATT_{5/6}$	74（37）	34（34）	0.260	0.610	1.140	0.689～1.886
$CATT_{5/7}$	12（6）	6（6）	0.000	1.000	1.000	0.364～2.748
$CATT_{6/6}$	42（21）	20（20）	0.041	0.840	1.063	0.586～1.931
$CATT_{6/7}$	31（15.5）	15（15）	0.013	0.910	1.039	0.532～2.030
$CATT_{7/7}$	9（4.5）	1（1）	2.534	0.111	4.665	0.583～37.35
$CATT_{7/8}$	12（6）	1（1）	4.020	0.045	6.319	0.810～49.31
等位基因						
$CATT_5$	126（31.5）	86（43）	7.717	0.005	0.610	0.429～0.865
$CATT_6$	189（47.25）	89（44.5）	0.406	0.524	1.117	0.794～1.571
$CATT_7$	73（18.25）	24（12）	3.843	0.050	1.637	0.997～2.689
$CATT_8$	12（3）	1（0.5）	3.931	0.047	6.155	0.795～47.67

5. MIF-794 位点 CATT 重复序列微卫星多态性与肺结核病相关性分析

（1）MIF-794 位点 CATT 位点基因型（5/X+6/X）和（7/7+7/8）与肺结核病相关性分析：从表 12-14 得出 MIF-794 位点 CATT 重复序列的微卫星多态性与肺结核病的遗传易感性密切相关。-794 位点 CATT 位点基因型（5/X+6/X vs.7/7+7/8）在初治肺结核病组与健康对照组比较 OR 值为 7.32（95% CI=1.61～33.36），$P<0.05$，差异有统计学意义；在复治

肺结核病组与健康对照组比较 OR 值为 4.26（95% CI=0.88～20.59），$P>0.05$，差异无统计学意义；在肺结核病组与健康对照组比较 OR 值为 5.57（95% CI=1.32～25.03），$P<0.05$，差异有统计学意义；在复治肺结核病组与初治肺结核病组比较 OR 值为 0.58（95% CI=0.23～1.47），$P>0.05$，差异无统计学意义。

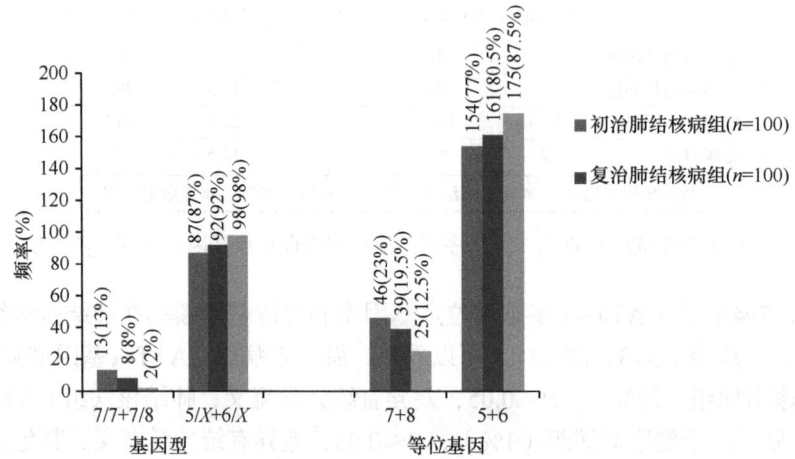

图 12-15　MIF-794 位点 $CATT_{5\sim8}$ 基因型和等位基因频率在肺结核病组和健康对照组中的分布

表 12-14　MIF-794 位点 CATT 基因型（5/X+6/X）和（7/7+7/8）与肺结核病相关性分析

组别	例数		OR（95%CI）	P 值
	5/X+6/X（%）	7/7+7/8（%）		
健康对照组	98（98）	2（2）		
初治肺结核病组	87（87）	13（13）	7.32（1.61～33.36）	0.005*
复治肺结核病组	92（92）	8（8）	4.26（0.88～20.59）	0.101☆
			0.58（0.23～1.47）	0.357△
肺结核病组	179（89.5）	21（10.5）	5.57（1.32～25.03）	0.010*

*与健康对照组比较，$P<0.05$，差异有统计学意义
☆与健康对照组比较，$P>0.05$，差异无统计学意义
△与初治肺结核病组比较，$P>0.05$，差异无统计学意义

（2）MIF-794 位点 CATT 位点等位基因（5+6）与（7+8）与肺结核病相关性分析 从表 12-15 可以看出：-794 位点 CATT 位点等位基因（5+6 vs.7+8）在初治肺结核病组与健康对照组比较 OR 值为 2.09（95% CI=1.23～3.56），$P<0.05$，差异有统计学意义；在复治肺结核病组与健康对照组比较 OR 值为 0.59（95% CI=0.34～1.02），$P>0.05$，差异无统计学意义；在肺结核病组与健康对照组比较 OR 值为 0.53（95% CI=0.33～0.86），$P<0.05$，差异有统计学意义；在复治肺结核病组与初治肺结核病组比较 OR 值为 1.23（95% CI=0.76～1.99），$P>0.05$，差异无统计学意义。

表 12-15　MIF-794 位点 CATT 位点等位基因（5+6）与（7+8）与肺结核病相关性分析

组别	例数 5+6（%）	例数 7+8（%）	OR（95%CI）	P值
健康对照组	175（87.5）	25（12.5）		
初治肺结核病组	154（77）	46（23）	2.09（1.23~3.56）	0.009*
复治肺结核病组	161（80.5）	39（19.5）	0.59（0.34~1.02）	0.076☆
			1.23（0.76~1.99）	0.463△
肺结核病组	315（78.8）	85（21.3）	0.53（0.33~0.86）	0.010*

*与健康对照组比较，$P<0.05$，差异有统计学意义
☆与健康对照组比较，$P>0.05$，差异无统计学意义
△与初治肺结核病组比较，$P>0.05$，差异无统计学意义

（三）讨论

肺结核病作为一种常见而重要的慢性炎性呼吸道传染病，其病程久、疗程长、危害严重，给国家和个人带来沉重的社会和经济负担。肺结核病的发病机制主要是：结核分枝杆菌在体内感染巨噬细胞，导致大量巨噬细胞激活、增生，向感染部位移动、聚集、浸润、分泌一些细胞因子而产生强烈的免疫反应，引起组织损伤。体外实验证明，人的 MIF 可以抑制致病性结核分枝杆菌在巨噬细胞内的繁殖，提示 MIF 在抗结核免疫中至关重要。

近年来随着耐药结核患者人数的增多，肺结核病的发病率持续增高，引起全球广泛的关注，准确而快速地预测肺结核病在人群中的易感性，采取有针对性的预防措施是每个医疗卫生工作者刻不容缓的任务。随着基因多态性研究的不断发展，为疾病的预防和治疗开拓了新领域，而基因多态性与人群的分布、种族、地域等因素有关，是目前多基因病遗传易感基因鉴定研究的热点。国内外大量的研究已经证实除环境因素外，遗传因素在不同种族人群中也存在明显的易感性差异，表 12-16 总结了 MIF-794 位点 CATT 重复序列微卫星多态性在几个不同国家、种族人群中等位基因频率的分布情况。

表 12-16　不同人群中 MIF 启动子多态性位点等位基因频率分布

实验人群	分组	样本例数	MIF-794CATT$_{5~8}$			
			5	6	7	8
哥伦比亚[30]	肺结核病组	223	26.2%	56.3%	17.5%	—
	健康对照组	237	23.4%	57.4%	19.2%	—
乌干达[31]	肺结核病组	83	33%	—	—	—
	健康对照组	311	18%	—	—	—
中国西南（重庆）[32]	肺结核病组	215	20.7%	41.2%	32.8%	5.3%
	健康对照组	245	29.0%	45.1%	24.1%	1.8%
本研究（中国云南）	肺结核病组	200	31.5%	47.25%	18.25%	3%
	健康对照组	100	43%	44.5%	12%	0.5%

从上表我们可以看出，在 MIF-794 位点 CATT 重复序列微卫星多态性与肺结核病遗传易感性关系的研究中，不同种族和人群会产生不同的结果，乌干达人的研究结果与我们的研究结果相反，CATT 重复次数携带 5 的是肺结核病的易感基因，且等位基因 CATT$_5$ 频率

在肺结核病组（33%）明显高于健康对照组（18%）。哥伦比亚人的研究结果发现 MIF-794 位点 CATT 微卫星多态性与肺结核病遗传易感性无关。而在中国已有研究报道过 MIF 基因启动子多态性与肺结核病的易感性相关[2]，如上表所示，中国西南地区（重庆）的研究结果显示 CATT 重复次数携带 7 和 8 的可能是肺结核病的易感基因，且等位基因 $CATT_7$ 的频率在肺结核病组（32.8%）明显高于健康对照组（24.1%），同样 $CATT_8$ 频率在肺结核病组（5.3%）明显高于健康对照组（1.8%）。李艳林[33]等选取 151 例肺结核病患者和 149 例健康体检者进行研究，结果显示肺结核病组 MIF-794 位点 CATT 基因型（7/7+7/8）频率（17.89%）高于健康对照组（8.05%），进一步证实基因型（7/7+7/8）与肺结核病遗传易感性相关。本部分研究通过对初治肺结核病组、复治肺结核病组、肺结核病组和健康对照组人群中 MIF 基因启动子多态性位点进行比较分析，从表 12-14 对 MIF-794 位点 CATT 基因型（5/X+6/X）和（7/7+7/8）与肺结核病相关性分析我们推断：基因型 $CATT_{7/7}$ 和 $CATT_{7/8}$ 与肺结核病的易感性相关，可能会使肺结核病易感的风险增大。从表 12.15 对 MIF-794 位点 CATT 等位基因（5+6）和（7+8）与肺结核病相关性分析我们推断：MIF-794 位点 CATT 位点重复序列高拷贝数与肺结核病的易感性相关，拷贝数越高，患肺结核病可能性越大，即携带 $CATT_7$ 和 $CATT_8$ 的可能是肺结核病的易感基因，而 $CATT_5$ 则可能是肺结核病的保护性基因。同时研究发现，初治肺结核病组与复治肺结核病组各基因型和等位基因之间均无显著性差异，说明肺结核病的复发与 MIF-794 位点 CATT 拷贝数高低无关。从而进一步证实了-794 位点 CATT 位点重复序列微卫星多态性与肺结核病遗传易感性的关系，携带等位基因 $CATT_7$ 和 $CATT_8$ 的患者可以引发肺结核的感染，同时调节 MIF 基因启动子的活性。

第三节　MIF-173 位点 G/C 单核苷酸多态性与肺结核病遗传易感性关系的研究

大量的实验研究已经证实 MIF 基因启动子多态性与疾病易感性相关。第二节的研究结果从微卫星多态性方面证实了此观点。本部分从单核苷酸多态性（single nucleotide polymorphism，SNP）方面研究 MIF 基因启动子多态性与肺结核病遗传易感性的关系。SNP 主要是指在基因组水平上由单个核苷酸的变异所引起的 DNA 序列多态性，它是人类可遗传变异中最常见的一种，占所有已知多态性的 90% 以上。SNP 在人类基因组中广泛存在，平均每 500~1000 个碱基对中就有 1 个，估计其总数可达 300 万个甚至更多。限制性内切酶（restriction endonuclease）是一种在特殊核苷酸序列处水解双链 DNA 的内切酶。Ⅰ型限制性内切酶既能催化宿主 DNA 的甲基化，又催化非甲基化的 DNA 的水解；而Ⅱ型限制性内切酶只催化非甲基化的 DNA 的水解。限制性片段长度多态性（restriction fragment length polymorphism，RFLP）是根据不同个体基因组的限制性内切酶的酶切位点碱基发生突变或酶切位点之间发生了碱基的插入、缺失，导致酶切片段大小发生了变化，这种变化可以通过特定探针杂交进行检测，从而比较不同个体 DNA 水平的差异（即多态性），多个探针的比较可以确立生物的进化和分类关系。本部分采用"聚合酶链反应-限制性片段长度多态性（PCR-RFLP）"方法分析 MIF-173 位点 G/C 单核苷酸多态性与肺结核病遗传易感性的关系。

(一)材料与方法

1. 材料

(1)实验对象:同第一节。

(2)主要仪器及来源:本部分所使用的主要仪器及生产厂家如表 12-17 所示。

表 12-17　主要使用仪器及厂商

仪器	厂商
-86℃超低温冰箱	中科美菱低温科技有限公司
-30℃低温冰箱	中国海尔集团有限公司
4℃冰箱	中国海尔集团有限公司
HF Super NW 系列超纯水系统	上海康雷分析仪器有限公司
立式高压蒸汽灭菌器	上海博讯实业有限公司医疗仪器厂
单道手动可调移液器	百得实验仪器(苏州)有限公司
电子秤 AL204	梅特勒-托利多仪器上海有限公司
电子天平 DT1000	长沙湘仪离心仪器有限公司
台式高速离心机	美国 Sigama 公司
电热恒温水浴箱	上海医疗器械七厂
QL-901 涡旋振荡器	海门市其林贝尔仪器制造有限公司
BG-power 600i 电泳仪	北京百晶生物技术有限公司
MG96 PCR 仪	杭州朗基科学仪器有限公司
UV204 紫外透射台	北京汇孚兴业科技有限公司
凝胶成像仪	美国 Bio-Rad 公司
核酸蛋白检测仪	美国 BDTND 公司

(3)主要试剂及来源:本部分所使用的主要试剂及来源厂家如表 12-18 所示。

表 12-18　主要使用试剂及厂商

试剂	厂商
全血基因组 DNA 提取试剂盒	TIANGEN 公司
2×Taq PCR MasterMix	TIANGEN 公司
pUC18 DNA/*Msp* I	TIANGEN 公司
引物合成	上海生工生物工程股份有限公司
Alu I 限制性内切酶(10U/μl)	TaKaRa 大连宝生物公司
三羟甲基氨基甲烷(Tris)	北京鼎国生物技术有限责任公司
乙二胺四乙酸(EDTA)	广东汕头市西陇化工厂
氢氧化钠(NaOH)	广东汕头市西陇化工厂
氯化钠(NaCl)	天津市风船化学试剂科技有限公司
乙酸	四川西陇化工有限公司
溴酚蓝(bromophenol blue)	天津市标准科技有限公司
二甲苯青(Xylene Cyanol FF)	Amresco 公司
甘油(Glycerol)	Amresco 公司
琼脂糖	TIANGEN 公司
液体石蜡	天津市博迪化工有限公司

试剂	厂商
无水乙醇	天津市大茂化学试剂厂
浓盐酸	北京化工厂

（4）试剂配制

2% Agarose 凝胶配制。

A. 称取琼脂糖 1.4g，置于 500ml 锥形瓶中，加入 70ml 1×TAE 缓冲液。

B. 微波炉中加热 2min 10s，充分溶解琼脂糖。

C. 当溶液冷却至 60℃左右，加入 10mg/ml 溴乙锭 3.5μl，充分混匀。

D. 将琼脂糖溶液倒入制胶膜，在适当位置处插入梳子。

E. 室温放置 40min 使胶凝固，放置电泳槽中进行电泳。

（注：如果凝胶不立即使用，用保鲜膜裹好，放入 4℃冰箱保存）

2. 方法

（1）标本收集：同第二节。

（2）外周血基因组 DNA 提取：同第二节。PCR-RFLP 法检测 MIF-173 位点 G/C 位点单核苷酸多态性

1）PCR 扩增 MIF-173 位点 G/C 区域序列（冰上操作）

A. 根据参考文献设计引物[28, 29]：

{上游引物-173F：5′-ACTAAGAAAGACCCGAGGG-3′
下游引物-173R：5′-GGGGCACGTTGGTGTTTAC-3′

B. 设计好的引物序列送至上海生工生物工程股份有限公司进行引物合成，合成好的引物需按照说明书要求用去离子水将浓度稀释至 20μmol/L。

C. -173 位点 G/C 位点 PCR 反应体系（50μl）：

PCR 反应液（Mix）	25μl
MIF-173 上游引物（20μmol/L）	1μl
MIF-173 下游引物（20μmol/L）	1μl
DNA	100ng
ddH$_2$O	Xμl
Total	50μl（最后加入 75μl 液体石蜡放入 PCR 仪中进行反应）

D. -173 位点 G/C 位点 PCR 反应条件：

预变性	95℃	10min
变性	95℃	45s
退火	56.6℃	45s
延伸	72℃	45s
终末延伸	72℃	7min

（变性、退火、延伸循环 35 次）

2）PCR 扩增产物验证：1.5% 琼脂糖凝胶进行电泳（配胶方法及电泳条件同第二节），-173 位点 G/C 位点 PCR 扩增产物长度为 365bp。

3）限制性内切酶 AluⅠ进行酶切：将 PCR 产物按照下列酶切反应体系混合，37℃水浴过夜。

AluⅠ（1U/μl）	1μl
10*L Buffer	2μl
PCR 产物	17μl
Total	20μl

（注：AluⅠ（1U/μl）=1μl AluⅠ（10U/μl）+ 10μl 10×L Buffer，现用现配）

4）酶切产物进行琼脂糖凝胶电泳

配胶：用电子分析天平称取 1.4g 琼脂糖，加入至 70ml 1×TAE 电泳缓冲液中，在微波炉中加热 2min10s 使之融化；然后加入 10mg/ml 溴乙锭 3.5μl，轻轻摇匀，避免产生气泡，冷却至不烫手时倒入制胶槽中、插梳子，待其完全凝固后拔掉梳子，放入电泳槽中进行电泳。

电泳：次日取酶切后产物 9μl+10×Loading Buffer 1μl 终止酶切，混合均匀，取 5μl 加入至 2%琼脂糖凝胶上样孔中，在核酸电泳系统中设置电泳电压 110V，电泳时间 38min，室温下进行电泳。在紫外透射仪下判断结果，并在凝胶成像仪中拍摄凝胶，记录电泳图谱。

(3) 统计学分析：用 Hardy-Weinberg 法检测各组平衡吻合度，MIF-173G/C 位点等位基因和基因型分布通过 SPSS17.0 统计软件进行 χ^2 检验分析，基因型频率用直接计数法计算，比值比（OR 值）及其 95%置信区间（CI）均使用 SPSS17.0 统计软件的分析结果。检验水准 $\alpha=0.05$，$P<0.05$ 差异有统计学意义。

（二）实验结果

1. MIF-173G/C 位点基因多态性 限制性核酸内切酶 AluⅠ识别的序列及裂解位点是：5′-AG▼CT-3′；3′-TC▼GA-5′。本部分 PCR 扩增产物长度为 365bp，限制性核酸内切酶 AluⅠ具有特定的酶切模式。PCR-RFLP 分析 AluⅠ在 MIF 基因扩增片段正常时有 1 个酶切位点，如果-173 位点 G 变为 C 时则有 2 个酶切位点，即野生型 GG 酶切后为 97bp、268bp 2 个片段；突变杂合子 GC 酶切后为 62bp、97bp、206bp、268bp 4 个片段；突变纯合子 CC 酶切后为 62bp、97bp、206bp 3 个片段（酶切结果如图 12-16 所示）。

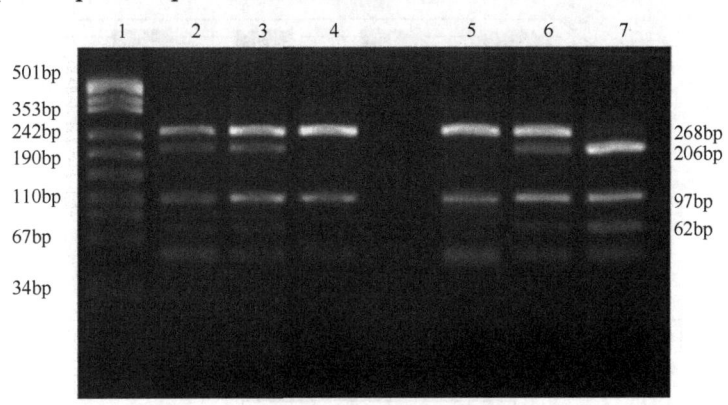

图 12-16　Bio-Rad 凝胶成像仪拍照结果

1. puc 18 DNA/MspⅠ；2、3、6. GC 酶切片段；4、5. GC 酶切片段；7. CC 酶切片段

2. Hardy-Weinberg 遗传平衡检验

用 Hardy-Weinberg 遗传平衡检验法计算初治肺结核病组、复治肺结核病组、健康对照组人群中 MIF-173 位点 G/C 单核苷酸多态性基因型频率观察值与期望值。从表 12-19 可以看出，健康对照组 $P>0.05$，初治肺结核病组 $P>0.05$，复治肺结核病组 $P>0.05$，本研究符合 Hardy-Weinberg 遗传平衡，人群具有群体代表性。

表 12-19 MIF-173 位点 G/C 基因型 Hardy-Weinberg 平衡吻合度检验

基因型	初治结核病组 ($n=100$)			复治结核病组 ($n=100$)			健康对照组 ($n=100$)		
	观察值	预期值	HWE	观察值	预期值	HWE	观察值	预期值	HWE
GG	42	49	$P>0.05$	38	46.24	$P>0.05$	57	57	$P>0.05$
GC	56	42		60	43.52		37	37	
CC	2	9		2	10.24		6	6	

3. MIF-173 位点 G/C 位点基因多态性的分布

（1）MIF-173 位点 G/C 多态性位点基因型和等位基因分布：从表 12-20 和图 12-17、图 12-18 可以看出，初治肺结核病组、复治肺结核病组、肺结核病组和健康对照组人群中 MIF-173 位点 G/C 单核苷酸多态性基因型和等位基因的分布情况。MIF-173 位点 GC 基因型频率在初治肺结核病组（56%）、复治肺结核病组（60%）、肺结核病组（58%）均显著高于健康对照组（37%）。MIF-173 等位基因 G 的频率在初治肺结核病组（70%）、复治肺结核病组（68%）、肺结核病组（69%）均低于健康对照组（75.5%）；而等位基因 C 的频率在初治肺结核病组（30%）、复治肺结核病组（32%）、肺结核病组（31%）均高于健康对照组（24.5%）。

表 12-20 MIF-173 位点 G/C 多态性位点基因型和等位基因频率分布

MIF-173	基因型及等位基因	初治结核组 $n=100$（%）	复治结核组 $n=100$（%）	肺结核组 $n=200$（%）	健康对照组 $n=100$（%）
基因型	GG	42（42）	38（38）	80（40）	57（57）
	GC	56（56）	60（60）	116（58）	37（37）
	CC	2（2）	2（2）	4（2）	6（6）
等位基因	G	140（70）	136（68）	276（69）	151（75.5）
	C	60（30）	64（32）	124（31）	49（24.5）

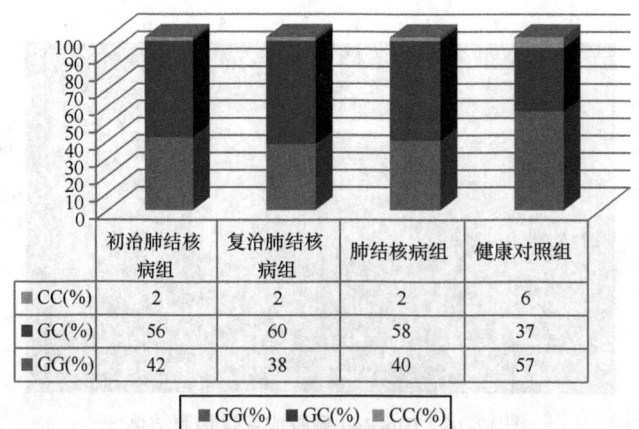

图 12-17 MIF-173 位点 G/C 多态性位点基因型频率分布

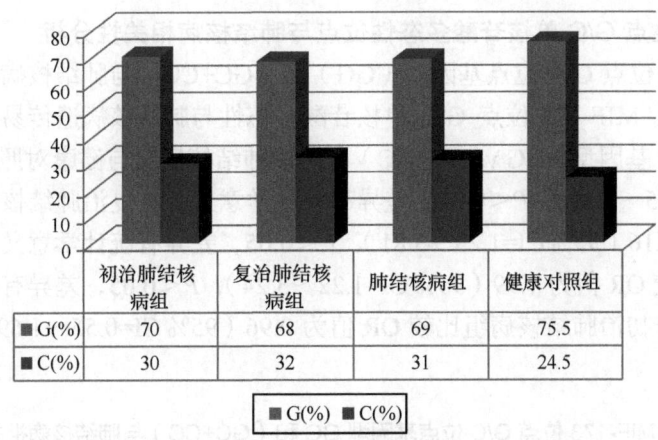

图 12-18　MIF-173 位点 G/C 多态性位点等位基因频率分布

（2）MIF-173 位点 G/C 多态性位点基因型和等位基因频率在肺结核病组和健康对照组中的分布：从表 12-21、图 12-19 可以看出，肺结核病组 MIF-173 位点 GG 基因型频率（40%）明显低于健康对照组（57%），$P<0.05$，差异有统计学意义；肺结核病组 GC 基因型频率（58%）显著高于健康对照组（37%），$P<0.05$，差异有统计学意义；CC 基因型频率分布无统计学意义。等位基因 G 和 C 的频率分布均无统计学差异。

表 12-21　MIF-173 位点 G/C 基因型和等位基因频率在肺结核病组和健康对照组中的分布

MIF-173	肺结核病组（$n=200$）	健康对照组（$n=100$）	χ^2	P 值	OR 值	95% CI
基因型						
GG	80（40）	57（57）	7.765	0.005	0.503	0.309～0.818
GC	116（58）	37（37）	11.765	0.001	2.351	1.435～3.852
CC	4（2）	6（6）	3.310	0.069	0.320	0.088～1.160
等位基因						
G	276（69）	151（75.5）	2.745	0.098	0.722	0.491～1.062
C	124（31）	49（24.5）	2.745	0.098	1.385	0.941～2.036

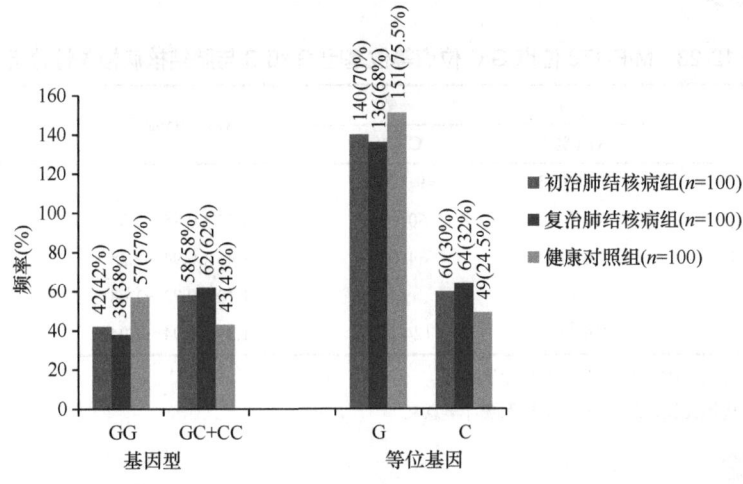

图 12-19　MIF-173 位点 G/C 基因型和等位基因频率在肺结核病组和健康对照组中的分布

4. MIF-173 位点 G/C 单核苷酸多态性位点与肺结核病相关性分析

（1）MIF-173 位点 G/C 位点基因型（GG）和（GC+CC）与肺结核病相关性分析：从表 12-22 可以看出 MIF-173 位点 G/C 单核苷酸多态性与肺结核病遗传易感性关系密切。MIF-173 位点 G/C 基因型（GG vs.GC+CC）在初治肺结核病组与健康对照组比较 OR 值为 1.83（95% CI=1.05～3.21），$P<0.05$，差异有统计学意义；在复治肺结核病组与健康对照组比较 OR 值为 2.16（95% CI=1.23～3.81），$P<0.05$，差异有统计学意义；在肺结核病组与健康对照组比较 OR 值为 1.99（95% CI=1.22～3.24），$P<0.05$，差异有统计学意义；在复治肺结核病组与初治肺结核病组比较 OR 值为 0.96（95% CI=0.55～1.69），$P>0.05$，差异无统计学意义。

表 12-22 MIF-173 位点 G/C 位点基因型 GG 和（GC+CC）与肺结核病相关性分析

组别	例数 GG（%）	例数 GC+CC（%）	OR（95%CI）	P 值
健康对照组	57（57）	43（43）		
初治肺结核病组	42（42）	58（58）	1.83（1.05～3.21）	0.047*
复治肺结核病组	38（38）	62（62）	2.16（1.23～3.81）	0.011*
			0.96（0.55～1.69）	1.000△
肺结核病组	80（40）	120（60）	1.99（1.22～3.24）	0.007*

* 与健康对照组比较，$P<0.05$，差异有统计学意义
△ 与初治肺结核病组比较，$P>0.05$，差异无统计学意义

（2）MIF-173 位点 G/C 位点等位基因 G 和 C 与肺结核病相关性分析：从表 12-23 可以看出：MIF-173 位点 G/C 位点等位基因（G vs.C）在初治肺结核病组与健康对照组比较 OR 值为 1.32（95% CI=0.85～2.06），$P>0.05$，差异无统计学意义；在复治肺结核病组与健康对照组比较 OR 值为 1.45（95% CI=0.94～2.25），$P>0.05$，差异无统计学意义；在肺结核病组与健康对照组比较 OR 值为 1.39（95% CI=0.94～2.04），$P>0.05$，差异无统计学意义；在复治肺结核病组与初治肺结核病组比较 OR 值为 1.10（CI=0.72～1.68），$P>0.05$，差异无统计学意义。

表 12-23 MIF-173 位点 G/C 位点等位基因 G 和 C 与肺结核病相关性分析

组别	例数 G（%）	例数 C（%）	OR（95%CI）	P 值
健康对照组	151（75.5）	49（24.5）		
初治肺结核病组	140（70）	60（30）	1.32（0.85～2.06）	0.261☆
复治肺结核病组	136（68）	64（32）	1.45（0.94～2.25）	0.120☆
			1.10（0.72～1.68）	0.746△
肺结核病组	276（69）	124（31）	1.39（0.94～2.04）	0.105☆

☆ 与健康对照组比较，$P>0.05$，差异无统计学意义
△ 与初治肺结核病组比较，$P>0.05$，差异无统计学意义

（三）讨论

肺结核病是由结核分枝杆菌感染引起的传染性疾病，也是单一致病菌感染导致死亡率

最高的疾病。目前，随着人类基因组测序工作的完成，单核苷酸多态性（SNP）的筛选和检测已成为人们广泛关注的焦点。如第二节所述，肺结核病除了环境因素外，遗传因素在不同国家、种族人群中也存在明显的易感性差异，表 12-24 同样显示了 MIF-173 位点 G/C 单核苷酸多态性的等位基因在不同人群中的频率分布，更进一步说明不同种族人群存在着易感性差异。

表 12-24　不同人群中 MIF 启动子多态性位点等位基因频率分布

实验人群	分组	样本例数	MIF-173 位点 G/C	
			G	C
哥伦比亚[34]	肺结核病组	230	72.8%	27.2%
	健康对照组	235	74.9%	25.1%
摩洛哥[35]	肺结核病组	154	64.6%	35.4%
	健康对照组	123	73.7%	26.3%
中国西南地区（重庆）[32]	肺结核病组	215	67.9%	32.1%
	健康对照组	245	81.0%	19.0%
本研究（中国云南）	肺结核病组	200	69%	31%
	健康对照组	100	75.5%	24.5%

　　MIF 基因启动子多态性对 MIF 的表达水平具有调节作用。研究发现[19]，MIF-173 位点 G/C 等位基因 C 与 MIF 蛋白表达的增加密切相关。邓少丽等[36]研究证实肺结核病患者 MIF-173 位点 CC 基因型及等位基因 C 频率较健康对照组明显升高，由此推断等位基因 C 与肺结核病的易感性相关，在肺结核病发生发展中有重要作用。Gómez 等[34]在拉丁美洲人群中进行了 MIF 基因启动子多态性与肺结核病易感性关系的研究，选择 230 例肺结核病患者和 235 例健康对照者进行基因启动子 MIF-173G/C 位点单核苷酸多态性分析，结果显示 MIF-173 等位基因 C 型与肺结核病相关（OR=1.64，95%CI=1.07～2.52）。从表 12-24 我们可以看出，哥伦比亚的研究结果显示含突变基因 C 的肺结核病组频率（27.2%）高于健康对照组（25.1%），摩洛哥的研究结果显示含突变基因 C 的肺结核病组频率（35.4%）明显高于健康对照组（26.3%），中国重庆地区的研究结果显示含突变基因 C 的肺结核病人组频率（32.1%）明显高于健康对照组（19.0%）。本部分实验研究结果与上述文献报道结果基本一致，含突变基因 C 的肺结核病人组频率（31%）高于健康对照组（24.5%）。本部分研究通过对初治肺结核病组、复治肺结核病组、肺结核病组和健康对照组人群中 MIF 基因启动子 G/C 多态性位点基因型和等位基因进行分析比较，从表 12-22 和表 12-23 我们推断：携带突变基因 C 的易患肺结核病，可能增加肺结核病的易感性，而肺结核病的复发与 G/C 的多态性不相关，进一步证实 MIF-173 位点 G/C 单核苷酸多态性与肺结核病遗传易感性相关。

第四节　实时荧光定量 PCR 法检测肺结核病组与健康对照组人群 MIF mRNA 转录量的差异分析

　　本部分运用实时荧光定量 PCR（QRT-PCR）法从 RNA 水平分析肺结核病组与健康对照组人群 MIF mRNA 转录量的差异，探讨肺结核病的发病机制。实时荧光定量 PCR 法就是通过对 PCR 扩增反应中每一个循环产物荧光信号的实时检测从而实现对起始模板定量及定性的分析，其基本程序是提取基因组总 RNA 并将 mRNA 反转录成 cDNA，然后以 cDNA 为模板，采用待测基因的引物和看家基因（作为样品之间 RNA 总含量一致性参照）引物进行 PCR 扩增，电泳分析待测基因的表达量。实时荧光定量 PCR 主要有荧光染料掺入法（SYBR Green）和探针法（TaqMan）。本实验运用荧光染料掺入法（SYBR Green），其原理是：在 PCR 反应体系中，加入过量 SYBR 荧光染料，SYBR 荧光染料特异性地掺入 DNA 双链后，发射荧光信号，而不掺入链中的 SYBR 染料分子不会发射任何荧光信号，从而保证荧光信号的增加与 PCR 产物的增加完全同步。

（一）材料与方法

1. 材料

（1）实验对象：同第一节。

（2）主要仪器及来源：本部分所使用的主要仪器及生产厂家如表 12-25 所示。

表 12-25 主要使用仪器及厂商

仪器	厂商
−86℃超低温冰箱	中科美菱低温科技有限公司
−30℃低温冰箱	中国海尔集团有限公司
4℃冰箱	中国海尔集团有限公司
HF Super NW 系列超纯水系统	上海康雷分析仪器有限公司
立式高压蒸汽灭菌器	上海博讯实业有限公司医疗仪器厂
大龙 TopPette 单道移液器	上海万岛仪器科技有限公司
电子秤 AL204	梅特勒-托利多仪器上海有限公司
电子天平 DT1000	长沙湘仪离心机仪器有限公司
台式高速离心机	美国 Sigama
高速冷冻离心机	长沙湘仪离心机仪器有限公司
DK-10D 型电热恒温水槽	上海百典仪器设备有限公司
CFX 96^{TM} Real-Time PCR 仪	美国 Bio-Rad 公司
BG-power 600i 电泳仪	北京百晶生物技术有限公司
UV204 紫外透射台	北京汇孚兴业科技有限公司
凝胶成像仪	美国 Bio-Rad 公司
核酸蛋白检测仪	美国 BDTND 公司

（3）主要试剂及来源：本部分所使用的主要试剂及来源厂家如表 12-26 所示。

表 12-26 主要使用试剂及厂商

试剂	厂商
总 RNA 提取试剂盒（Trigol）	TaKaRa 大连宝生物公司
cDNA 第一链合成试剂盒	TaKaRa 大连宝生物公司
SYBR 荧光定量试剂	TaKaRa 大连宝生物公司
氯仿	天津市化学试剂一厂
异丙醇	天津市博迪化工有限公司
无水乙醇	天津市大茂化学试剂厂

续表

试剂	厂商
RNase-free water	TaKaRa 大连宝生物公司
引物合成	上海生工生物工程股份有限公司
三羟甲基氨基甲烷（Tris）	北京鼎国生物技术有限责任公司
乙二胺四乙酸（EDTA）	广东汕头市西陇化工厂
氢氧化钠（NaOH）	广东汕头市西陇化工厂
溴酚蓝（Bromophenol Blue）	天津市标准科技有限公司
二甲苯青（Xylene Cyanol FF）	Amresco 公司
甘油（Glycerol）	Amresco 公司
琼脂糖	TIANGEN 公司
浓盐酸	北京化工厂
液体石蜡	天津市博迪化工有限公司

（4）试剂配制

1% Agarose 凝胶配制

A. 称取琼脂糖粉 0.7g，置于 500ml 锥形瓶中，加入 70ml 1×TAE 缓冲液。

B. 微波炉中加热 2min 10s，充分溶解琼脂糖。

C. 当溶液冷却至 60℃左右，加入 10mg/ml 溴乙锭 3.5μl，充分混匀。

D. 将琼脂糖溶液倒入制胶膜，在适当位置处插入梳子。

E. 室温放置 40min 使胶凝固，放置电泳槽中进行电泳。

（注：如果凝胶不立即使用，用保鲜膜裹好，放入 4℃冰箱保存）

2. 方法

（1）标本收集：同第二节。

（2）外周血基因组总 RNA 提取

1）外周血基因组总 RNA 提取方法如下

A. 将冻存的 EDTA 抗凝血标本解冻，吸取 200μl 至 1.5ml 离心管中，加入 1ml Trigol 后，室温放置 10min，使其充分裂解（此时可放入-70℃冰箱长期保存）。

B. 12 000r/min 离心 5min，弃沉淀。

C. 按 200μl 氯仿/ml Trigol 加入氯仿，振荡混匀，室温放置 15min。

a. 禁用漩涡振荡器，以免基因组 DNA 断裂。

b. 样品若蛋白含量较高，可重复抽提一次。

D. 4℃ 12 000r/min 离心 15min。

E. 吸取上层水相，至另一离心管中。

a. 千万不要吸取中间界面。

b. 若同时提取 DNA 和蛋白质，则保留下层酚相存于 4℃冰箱，若只提 RNA，则弃下层酚相。

F. 加入吸入上清量的 0.7～1 倍（500μl）体积的异丙醇，室温放置 15min。

G. 4℃ 12 000r/min 离心 10min，弃上清，RNA 沉于管底。

H. 按 1ml 75%乙醇/ml Trigol 加入 75%乙醇，温和振荡离心管，悬浮沉淀。

I. 4℃ 12 000r/min 离心 5min，尽量弃上清。

J. 室温晾干或真空干燥 5min。用 20μl DEPC 处理的 ddH$_2$O 溶解 RNA 样品,放置 5min(RNA 样品不要过于干燥,否则很难溶解)。

2)基因组总 RNA 进行普通琼脂糖凝胶电泳:

配胶:用电子分析天平称取 0.7g 琼脂糖,加入至 70ml 1×TAE 电泳缓冲液中,微波炉中加热 2min10s 使之融化;然后加入 10mg/ml 溴乙锭 3.5μl,轻轻摇匀,避免产生气泡,冷却至不烫手时倒入制胶槽中、插梳子,待其完全凝固后拔掉梳子,放入电泳槽中进行电泳。

电泳:将基因组总 RNA 5μl 与 6×Loading Buffer 1μl 混合均匀后,全部加入至 1%琼脂糖凝胶上样孔中,在核酸电泳系统中设置电泳电压 100V,200mA,电泳时间 18min,室温下进行电泳。在紫外透射仪下判断结果,并在凝胶成像仪中拍摄凝胶,记录电泳图谱,同时可判断所提取总 RNA 是否降解。

3)基因组总 RNA 品质检测:取 2μl 基因组总 RNA 加入至核酸蛋白检测仪检测孔中,测定其浓度与纯度,RNA 应在 OD$_{260}$ 处有显著吸收峰,检测时应该使 OD$_{260}$ 值在 0.1~1.0 较准确。RNA 浓度(ng/μl)=OD 值 $_{260}$×40×稀释倍数;纯度 OD$_{260}$/OD$_{280}$=1.7~2.1。将高品质的 RNA 放入-80℃冰箱保存或进行反转录后放入-80℃冰箱保存备用。

(3)cDNA 第一链合成

1)反转录操作步骤(冰上操作)

A. 去除基因组 DNA 反应

5×gDNA Eraser Buffer	2μl
gDNA Eraser	1μl
Total RNA	7μl
Total	10μl

反应条件:42℃,2min。

B. 反转录反应

步骤 1 的反应液	10μl
PrimeScript RT Enzyme Mix I	1μl
RT Primer Mix	1μl
5×PrimeScript Buffer 2(for Real Time)	4μl
RNase Free dH$_2$O	4μl
Total	20μl

反应条件:85℃,5s;37℃,15min。

2)反转录结果验证(冰上操作)

A. 引物序列(β-actin)[38]

上游引物 F:5'-CAAGGCCAACCGCGAGAAGA-3'

下游引物 R:5'-GGATAGCACAGCCTGGATAG-3'

B. 反应体系(50μl)

PCR 反应液(Mix)	25μl
β-actin 上游引物(10μmol/L)	1μl
β-actin 下游引物(10μmol/L)	1μl

cDNA	1μl	
RNase-free dH₂O	22μl	
Total	50μl	

C. 反应条件

预变性	95℃	3min	
变性	95℃	30s	
退火	53.8℃	30s	循环40次
延伸	72℃	60s	
终末延伸	72℃	10min	

D. PCR 产物验证：1.5%琼脂糖凝胶进行电泳（配胶方法及电泳条件同第二节），扩增产物长度根据引物序列，通过网址 http://biocompute.bmi.ac.cn/CZlab/MFEprimer-2.0/），查询扩增产物长度为 88bp。

（4）SYBR Green 荧光定量 PCR 检测（冰上操作）

1）参照文献，设计引物[38]

A. 目的基因（MIF）

上游引物 F：5′-AGAACCGCTCCTACAGCAAG-3′
下游引物 R：5′-TAGGCGAAGGTGGAGTTGTT-3′

B. 内参基因（β-actin）

上游引物 F：5′-CAAGGCCAACCGCGAGAAGA-3′
下游引物 R：5′-GGATAGCACAGCCTGGATAG-3′

2）设计好的引物序列送至上海生工生物工程股份有限公司进行引物合成，合成好的引物需按照说明书要求用 RNase-free dH₂O 将浓度稀释至 10μmol/L。

3）RT-PCR 反应体系（20μl）：

SYBR®Premix Ex Taq Ⅱ（Tli RNaseH Plus）（2×）	10μl
PCR Forward Primer（10μmol/L）	0.4μl
PCR Reverse Primer（10μmol/L）	0.4μl
ROX Reference Dye（50×）	0.4μl
DNA 模板	2μl
RNase-free dH₂O	6.8μl
Total	20ul

4）RT-PCR 反应条件：（两步法）

预变性	95℃	30s	
变性	95℃	20s	循环40次
退火/延伸	53℃	30s	
终末延伸	72℃	10min	

（注：目的基因与内参基因除引物序列不同，其他反应体系和反应条件均相同。每个样本目的基因和内参基因均做 2 个复孔。）

5）结果判定标准：根据 Bio-Rad CFX96TM 软件得出 CT 值，目的基因 CT 值范围为 15～35，内参基因 CT 值范围为 15～25，利用 $2^{-\triangle\triangle CT}$ 法进行相对定量分析。同时观察样本扩增曲线和融解曲线是否只有一个单峰。

（5）统计学分析：该资料为完全随机设计多组计量资料，数据用均数±标准差（$\bar{X}\pm S$）表示，采用 SPSS17.0 统计软件进行完全随机设计方差分析，两两比较采用 LSD-t 检验。检验水准 $\alpha=0.05$，$P<0.05$ 差异有统计学意义。

（二）实验结果

1. 基因组总 RNA 凝胶电泳图　见图 12-20。

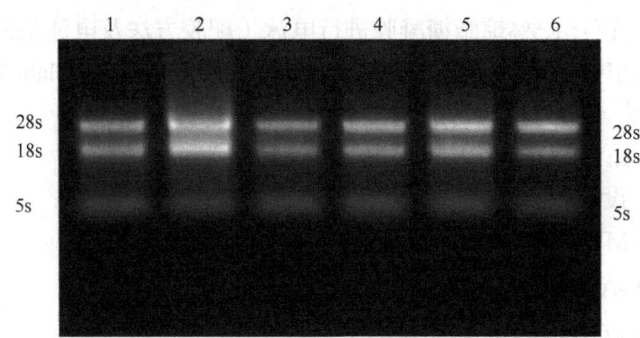

图 12-20　Bio-Rad 凝胶成像仪拍照结果

1、2. 健康对照组总 RNA；3、4. 初治结核组总 RNA；5、6. 复治结核组总 RNA

2. 反转录结果验证凝胶电泳图　见图 12-21。

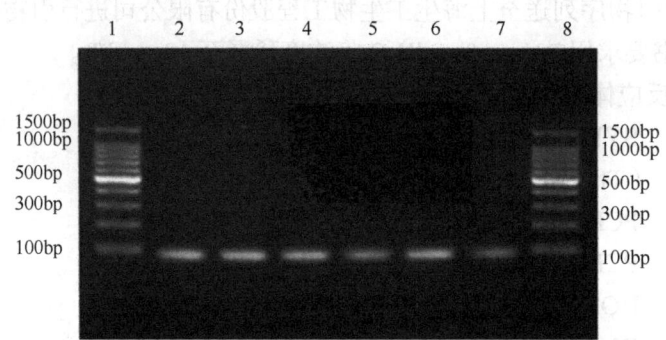

图 12-21　Bio-Rad 凝胶成像仪拍照结果

1、8 100bp DNA Ladder Marker；2、3. 健康对照组；4、5. 初治结核组；6、7. 复治结核组

3. 扩增曲线　在实时荧光定量 PCR 反应中，引入了一种荧光化学物质，随着 PCR 反应的进行，PCR 反应产物不断累积，荧光信号强度也等比例增加。每经过一个循环，收集一个荧光强度信号，然后通过荧光强度变化监测产物量的变化，从而得到一条荧光扩增曲线。一般而言，荧光扩增曲线分为三个阶段：荧光背景信号阶段（基线期）、荧光信号指数扩增阶段（指数期）和平台期。在基线期，扩增的荧光信号被荧光背景信号掩盖，无法判断产物量的变化。在平台期，扩增产物不呈指数级增加，其终产物量与起始模板量之间无线性关系，不能根据最终 PCR 产物量计算起始拷贝数。只有在指数期，PCR 产物量的对数值与起始模板量存在线性关系，可选此阶段进行定量分析（图 12-22）。

SYBR Green 扩增曲线分析：
（1）曲线拐点清楚，扩增曲线整体平行性好，基线平而无上扬现象。
（2）标准的基线平直或略微下降，无明显上扬趋势。
（3）各管的扩增曲线平行性好，表明各反应管的扩增效率相近。

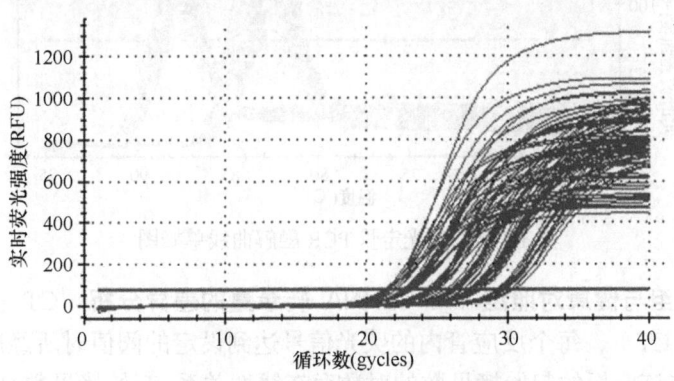

图 12-22　荧光定量 PCR 扩增曲线

4. 融解曲线　由于 SYBR Green 是一种双链 DNA 结合染料，能非特异地掺入到双链中去，导致假阳性出现，影响定量结果，多在一般 PCR 反应完成后增加一条融解曲线，对 PCR 产物进行特异性检测，以区分由产物和本底造成的荧光信号[39]。融解曲线的设置是在整个 PCR 完成后进行，从 65℃ 升至 95℃，每升高单位温度，仪器会自动收集荧光信号，得到的融解曲线随着温度的升高，双链 DNA 的解链，荧光信号不断降低，在 T_m 值（双链 DNA 解链 50% 的温度）下降速度最快（图 12-23），将温度与荧光强度的变化求导，即得到单峰的融解曲线（图 12-24）。

融解曲线不但可以评价反应的特异性，还可作为引物与模板匹配程度，引物设计评价等的参考，同时也可利用融解曲线进行突变体的检测及 SNP 分析等。

SYBR Green 融解曲线分析：
（1）单一峰时，无非特异性荧光，定量准确（即说明引物特异性好，扩增产物单一）。
（2）出现杂峰时，其他产物出现非特异性荧光，定量不准确。

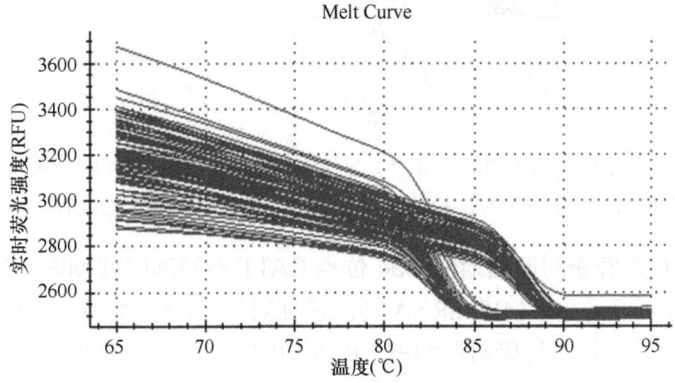

图 12-23　荧光定量 PCR 融解曲线原始图

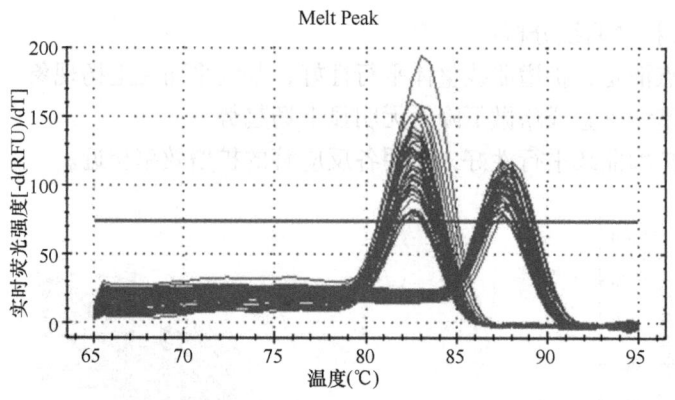

图 12-24 荧光定量 PCR 融解曲线单峰图

5. 肺结核病组与健康对照组 MIF mRNA 转录量的差异分析 CT 值即阈值循环数（cycle threshold, CT），每个反应管内的荧光信号达到设定的阈值时所经历的循环数。每个模板的 CT 值与该模板的起始拷贝数的对数存在线性关系，起始拷贝数越多，CT 值越小，反之亦然。实验结果采用 $2^{-\triangle\triangle CT}$ 法进行相对定量分析，其公式为 $QR=2^{-\triangle\triangle CT}$，$\triangle\triangle CT=(CT_{靶基因}-CT_{内参})_{实验组}-(CT_{靶基因}-CT_{内参})_{对照组}$。结果见表 12-27、图 12-25。

表 12-27 肺结核病组与健康对照组 MIF mRNA 转录量差异检测结果（均数±标准差）

组别	例数	MIF 平均 CT 值	β-actin 平均 CT 值	△CT 值	△△CT 值	$2^{-\triangle\triangle CT}$ 值
健康对照组	100	26.82±1.84	22.23±1.23	4.59±1.31	−(0.00±1.31)	1.22±0.75
初治结核组	100	28.76±1.86	22.60±1.32	6.14±1.74	1.54±1.74	0.55±0.51*
复治结核组	100	28.81±2.23	22.83±1.56	5.98±1.47	1.39±1.47	0.46±0.37*△

△CT=CT（目的基因）-CT（内参基因），△△CT=△CT（实验组）-△CT（对照组）
$2^{-\triangle\triangle CT}$ 表示实验组目的基因的表达相对于对照组变化的倍数

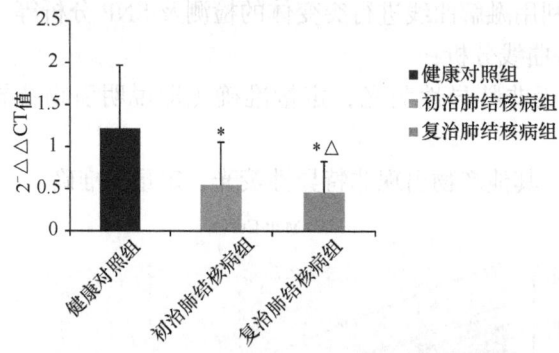

图 12-25 肺结核病组（初治、复治）与健康对照组 MIF mRNA 转录量差异比较
*与健康对照组比较，$P<0.05$，差异有统计学意义；△与初治肺结核病组比较，$P>0.05$，差异无统计学意义

6. 肺结核病组与健康对照组对应-794 位点 CATT 不同基因型 MIF mRNA 转录量差异分析 从表 12-28 可以看出，MIF mRNA 转录量在对应 CATT 基因型（5/5+5/6+6/6）中，初治肺结核病组的转录量是健康对照组的（0.58±0.52）倍，$P<0.05$，差异有统计学意义；复治肺结核病组的转录量是健康对照组的（0.49±0.40）倍，$P<0.05$，差异有统计学意义；肺结核病组的转录量是健康对照组的（0.54±0.46）倍，$P<0.05$，差异有统计学意义；复治肺结核病组的转录量与初治肺结核病组比较 $P>0.05$，差异无统计学意义（图 12-26）。

表 12-28 MIF-794 位点 CATT 基因型（5/5+5/6+6/6）MIF mRNA 转录量检测结果

组别	例数（%）	$2^{-\Delta\Delta CT}$ 值
健康对照组	77（77）	1.23±0.74
初治肺结核病组	67（67）	0.58±0.52*
复治肺结核病组	69（69）	0.49±0.40*△
肺结核病组	136（68）	0.54±0.46*

*与健康对照组比较，$P<0.05$，差异有统计学意义
△与初治肺结核病组比较，$P>0.05$，差异无统计学意义

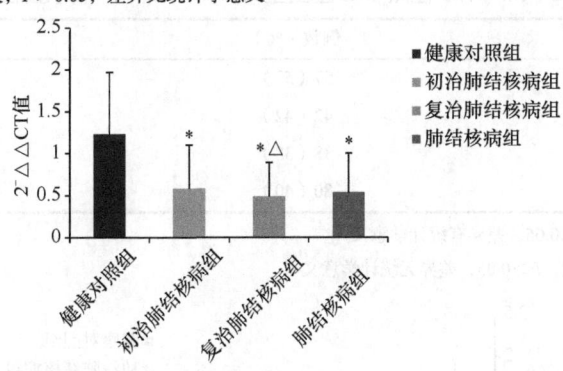

图 12-26 MIF-794 位点 CATT 基因型（5/5+5/6+6/6）MIF mRNA 转录量差异比较

从表 12-29 可以看出，MIF mRNA 转录量在对应 CATT 基因型（7/X+8/X）中，初治肺结核病组的转录量是健康对照组的（0.42±0.39）倍，$P<0.05$，差异有统计学意义；复治肺结核病组的转录量是健康对照组的（0.43±0.33）倍，$P<0.05$，差异有统计学意义；肺结核病组的转录量是健康对照组的（0.42±0.36）倍，$P<0.05$，差异有统计学意义；复治肺结核病组的转录量与初治肺结核病组比较 $P>0.05$，差异无统计学意义（图 12-27）。

表 12-29 -794 位点 CATT 基因型（7/X+8/X）MIF mRNA 转录量检测结果

组别	例数（%）	$2^{-\Delta\Delta CT}$ 值
健康对照组	23（23）	1.20±0.82
初治肺结核病组	33（33）	0.42±0.39*
复治肺结核病组	31（31）	0.43±0.33*△
肺结核病组	64（32）	0.42±0.36*

*与健康对照组比较，$P<0.05$，差异有统计学意义
△与初治肺结核病组比较，$P>0.05$，差异无统计学意义

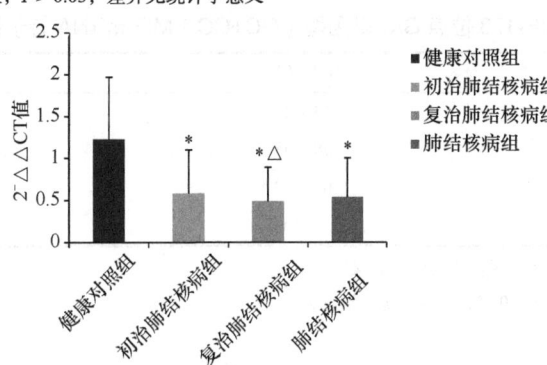

图 12-27 MIF-794 位点 CATT 基因型（7/X+8/X）MIF mRNA 转录量差异比较

7. 肺结核病组与健康对照组对应-173位点G/C不同基因型MIF mRNA转录量差异分析 从表12-30可以看出，MIF mRNA转录量在对应G/C基因型GG中，初治肺结核病组的转录量是健康对照组的（0.53±0.51）倍，$P<0.05$，差异有统计学意义；复治肺结核病组的转录量是健康对照组的（0.46±0.40）倍，$P<0.05$，差异有统计学意义；肺结核病组的转录量是健康对照组的（0.49±0.46）倍，$P<0.05$，差异有统计学意义；复治肺结核病组的转录量与初治肺结核病组比较 $P>0.05$，差异无统计学意义（图12-28）。

表 12-30　MIF-173位点G/C基因型GG MIF mRNA转录量检测结果

组别	例数（%）	$2^{-\Delta\Delta CT}$值
健康对照组	57（57）	1.32±0.74
初治肺结核病组	42（42）	0.53±0.51*
复治肺结核病组	38（38）	0.46±0.40*△
肺结核病组	80（40）	0.49±0.46*

*与健康对照组比较，$P<0.05$，差异有统计学意义

△与初治肺结核病组比较，$P>0.05$，差异无统计学意义

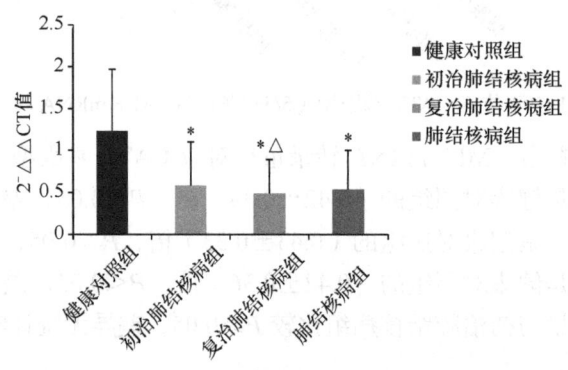

图 12-28　MIF-173位点G/C基因型GG MIF mRNA转录量差异比较

从表12-31和图12-29可以看出，MIF mRNA转录量在对应G/C基因型（GC+CC）中，初治肺结核病组的转录量是健康对照组的（0.56±0.52）倍，$P<0.05$，差异有统计学意义；复治肺结核病组的转录量是健康对照组的（0.46±0.35）倍，$P<0.05$，差异有统计学意义；肺结核病组的转录量是健康对照组的（0.51±0.44）倍，$P<0.05$，差异有统计学意义；复治肺结核病组的转录量与初治肺结核病组比较 $P>0.05$，差异无统计学意义。

表 12-31　MIF-173位点G/C基因型（GC+CC）MIF mRNA转录量检测结果

组别	例数（%）	$2^{-\Delta\Delta CT}$值
健康对照组	43（43）	1.08±0.76
初治肺结核病组	58（58）	0.56±0.52*
复治肺结核病组	62（62）	0.46±0.35*△
肺结核病组	120（60）	0.51±0.44*

*与健康对照组比较，$P<0.05$，差异有统计学意义

△与初治肺结核病组比较，$P>0.05$，差异无统计学意义

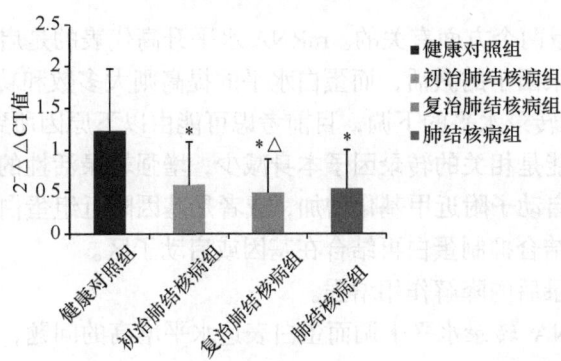

图 12-29　MIF-173 位点 G/C 基因型（GC+CC）MIF mRNA 转录量差异比较

（三）讨论

肺结核病的卷土重来已引起全球性的关注。肺结核病与艾滋病的合并感染及多药耐药结核杆菌的流行，使得肺结核病一跃成为感染性疾病中的头号杀手。目前控制肺结核病的关键是及时合理地实施全程督导化疗方案，这就要求实验室能够尽快提供结核杆菌诊断和药敏试验结果，但传统的方法普遍存在周期长的缺点。近年来，随着分子生物学技术的快速发展，基因诊断技术尤其是 PCR 技术在结核分枝杆菌诊断中的应用开创了实验诊断的新纪元。PCR 技术具有高度的敏感性和特异性，但同时存在假阳性的问题，所以大多学者目前把目光集中在寻找鉴别死菌和活菌的分子标志物。早期对细菌等原核生物的 mRNA 进行深入研究后发现[37]，细菌 mRNA 半衰期短，细菌死亡后所释放的 mRNA 很快被内外源的 RNA 酶降解，被认为是活菌检测的理想分子标志物。实时荧光定量 PCR 技术实现了 PCR 从定性到定量的飞跃，与常规 PCR 相比，实时荧光定量 PCR 具有特异性更强、有效解决 PCR 污染问题、自动化程度高等特点，目前在不同的研究领域都得到广泛应用。

第二节和第三节的研究我们已经证实 MIF-794 位点 CATT 和-173 位点 G/C 多态性位点与肺结核病遗传易感性密切相关。鉴于以上研究基础，本部分运用 QRT-PCR 法研究肺结核病组与健康对照组人群 MIF mRNA 转录量的差异，同时与对应 MIF-794 位点 CATT 微卫星多态性位点和-173 位点 G/C 单核苷酸多态性位点进行比较分析。从上述研究结果我们得出：MIF mRNA 转录量在肺结核病组中降低；在 CATT 高重复序列的肺结核病组中转录量降低；在含突变基因 C 的肺结核病组中转录量降低。研究结果与 MIF 蛋白表达含量结果不一致，查阅大量文献[38-41]后发现，mRNA 转录水平与蛋白质表达水平在很多情况下相关性并不好，特别是低丰度蛋白，相关性更差。虽然说 mRNA 转录水平和蛋白水平是一个相偶联的过程，但是两者没有必然一致的趋势，因此不一定 mRNA 转录水平上调了蛋白浓度表达水平就会增加；反之 mRNA 转录水平下调了蛋白浓度表达水平就会降低。

蛋白水平的变化是很复杂的，包括磷酸化等一系列转录后修饰，都是对其功能的调控。蛋白功能的强化不仅可以表现为水平的增加，也可表现为活性的提高（磷酸化等），或者更新率的提高。蛋白水平的改变只是蛋白功能改变的一个侧面反映，很多蛋白的功能已经有明显的改变，但是表达水平并没有改变。因此，无论研究是什么的目的，其结果最终大都应该是落脚到对机体功能的影响（即蛋白水平）上，试想无论在基因水平有什么样的变化，最后的蛋白水平都没有什么变化，就说明这样的变化是"无效"的。一种因素要发挥作用,应该是与质和量两个方面有关的。mRNA 水平升高代表的是启动子或者增强子的激活,也许也是上游转录因子的激活,而蛋白水平的提高则大多数和功能增强相偶联。

生物基因 mRNA 转录水平的下调,目前考虑可能由以下原因所致:

(1)转录步骤可能是相关的转录因子本身减少,增强转录活性的蛋白下调,或者有抑制作用的增加,或者启动子附近甲基化增加,或者是基因附近组蛋白的甲基化乙酰基化改变,或者是外源物质结合抑制蛋白再结合在基因或启动子区。

(2)也可能是转录后的降解作用增强。

因此,对于 mRNA 转录水平下调而蛋白表达水平增高的问题,我们推断:该蛋白在 mRNA 水平即基因水平还未被正调节表达增高时,存在组成型表达的蛋白被胞内的激活因子调节而成为有活性的形势,其具体机制有待进一步研究。

参 考 文 献

[1] World Health Organization. Global tuberculosis report 2016.WHO, Geneva, 2016.
[2] 柳爱华,石梅,赵勤,等.MIF 基因启动子多态性与结核病相关性研究进展.热带医学杂志,2010,10(9):1143-1145.
[3] Liu J, Fujiwara TM, Buu NT, et al. Identification of polymorphisms and sequence variants in the human homologue of the mouse natural resistance-associated macrophage protein gene. Am J Hum Genet, 1995, 56(4): 845-853.
[4] Cervino AC, Lakiss S, Sow O, et al. Allelic association between the NRAMP1 gene and susceptibility to tuberculosis in Guinea-Conakry. Ann Hum Genet, 2000, (6): 507-512.
[5] Rockett KA, Brookes R, Udalova I, et al. 1, 25-Dihydroxyvitamin D3 induces nitric oxide synthase and suppresses growth of Mycobacterium tuberculosis in a human macrophage-like cell line. Infect Immun, 1998, 66(11): 5314-5321.
[6] Lewis SJ, Baker I, Davey Smith G. Meta-analysis of vitamin D receptor polymorphisms and pulmonary tuberculosis risk. Int J Tuberc Lung Dis, 2005, 9(10): 1174-1177.
[7] Eisen DP, Minchinton RM. Impact of mannose-binding lectin on susceptibility to infectious diseases. Clin Infect Dis, 2003, 37(11): 1496-1505.
[8] van Asbeck EC, Hoepelman AI, Scharringa J, et al.Mannose binding lectin plays a crucial role in innate immunity against yeast by enhanced complement activation and enhanced uptake of polymorphonuclear cells. BMC Microbiol, 2008, 8: 229.
[9] Lu B, Rutledge BJ, Gu L, et al. Abnormalities in monocyte recruitment and cytokine expressionin monocytechemoattractant protein 1-deficient mice. J Exp Med, 1998, 187(4): 601-608.
[10] Dubaniewicz A.HLA-DR antigens in patients with pulmonary tuberculosis in northern Poland. Preliminary report. Arch Immunol Ther Exp(Warsz), 2000, 48(1): 47-50.
[11] 周燕,郑瑞娟,胡志义.Toll 样受体基因多态性与结核病易感性的研究进展.中华预防医学杂志,2011,45(1):73-76.
[12] 熊宇,周丹,陶杨,等.Sp110 基因与肺结核易感相关性研究.重庆医科大学学报,2008,33(4):423-427.
[13] 徐顺清,陈志飞.肺结核病人一氧化氮合成酶活性与临床表现的关系研究.中国全科医学,1998,1(2):73-75.
[14] 陈志飞,韩丹,任易.肺结核病人一氧化氮合成酶活性与临床表现的关系研究.中国防痨杂志,1999,10.
[15] Chakravarty SD, Zhu G, Tsai MC, et al. Tumor necrosis factor blockade in chronic murine tuberculosis enhances granulomatousinflammation and disorganizes granulomas in the lungs. Infect Immun, 2008, 76(3): 916-926.
[16] 李冰雪,宝福凯,柳爱华.肿瘤坏死因子-α 与结核病关系的研究进展.中国热带医学,2010,10(3):370-372.
[17] 邵燕丽,昌小华,吕世静,等.3 种白细胞介素与结核病免疫水平的关系.检验医学与临床,2008,5(10):577-579.
[18] 刘媛媛,宝福凯,柳爱华,等.γ-干扰素与结核病关系研究进展.中国热带医学,2012,12(10):1275-1281.
[19] Donn RP, Shelley E, Ollier WE, et al.A novel 5'-flanking region polymorphism of macrophage migration inhibitory factor is associated with systemic-onset juvenile idiopathic arthritis. Arthritis Rheum, 2001, 44(8): 1782-1785.
[20] Donn R, Alourfi Z, De Benedetti F, et al. Mutation screening of the macrophage migration inhibitory factor gene: positive association of a functional polymorphism of macrophage migration inhibitory factor with juvenileidiopathic arthritis. Arthritis Rheum, 2002, 46(9): 2402-2409.
[21] Alcaïs A, Abel L, Casanova JL. Human genetics of infectious diseases: between proof of principle and paradigm. J Clin Invest, 2009, 119(9): 2506-2514.
[22] Tsolaki AG. Innate immune recognition in tuberculosis infection. Adv Exp Med Biol, 2009, 653: 185-197.

[23] Renner P, Roger T, Calandra T. Macrophage migration inhibitory factor: gene polymorphisms and susceptibility toinflammatory diseases. Clin Infect Dis, 2005, 41 (Suppl 7): S513-519.

[24] Oddo M, Calandra T, Bucala R, et al. Macrophage migration inhibitory factor reduces the growth of virulent Mycobacteriumtuberculosis in human macrophages. Infect Immun, 2005, 73 (6): 3783-3786.

[25] Yamada G, Shijubo N, Takagi-Takahashi Y, et al. Elevated levels of serum macrophage migration inhibitory factor in patients with pulmonary tuberculosis. Clin Immunol, 2002, 104 (2): 123-127.

[26] 李艳林. MIF 蛋白表达水平及 MIF 基因多态性同结核病关系的研究[重庆医科大学硕士学位论文]. 重庆：重庆医科大学，2012.

[27] 文霞. MIF 及其基因启动子区 CATT 微卫星多态性与肺结核遗传易感性关系的研究[昆明医科大学硕士学位论文]. 昆明：昆明医科大学，2012.

[28] Baugh JA, Chitnis S, Donnelly SC, et al. A functional promoter polymorphism in the macrophage migration inhibitory factor (MIF) gene associated with disease severity in rheumatoid arthritis. Genes Immun, 2002, 3 (3): 170-176.

[29] Winner M, Leng L, Zundel W, et al. Macrophage migration inhibitory factor manipulation and evaluation in tumoral hypoxicadaptation. Methods Enzymol, 2007, 435: 355-369.

[30] Gómez LM, Sánchez E, Ruiz-Narvaez EA, et al. Macrophage migration inhibitory factor gene influences the risk of developing tuberculosisin northwestern Colombian population. Tissue Antigens, 2007, 70 (1): 28-33.

[31] Das R, Koo MS, Kim BH, et al. Macrophage migration inhibitory factor(MIF)is a critical mediator of the innate immune response to Mycobacterium tuberculosis. Proc Natl Acad Sci USA, 2013, 110 (32): E2997-E3006.

[32] Li Y, Yuan T, Lu W, et al. Association of tuberculosis and polymorphisms in the promoter region of macrophagemigration inhibitory factor (MIF) in a South-western China Han population. Cytokine, 2012, 60 (1): 64-67.

[33] 李艳林, 邓少丽, 曾照芳. 人 MIF 基因-794CATT$_{5\sim8}$ 微卫星多态性与结核病易感性关系的研究. 激光杂志, 2011, 32 (4): 62-63.

[34] Gomez LM, Sanchez E, Ruiz-Narvaez EA, et al. Macrophage migration inhibitory factor gene influences the risk of developing tuberculosis in northwestern Colombian Population.Tissue Antigens, 2007, 70: 28-33.

[35] Sadki K, Lamsyah H, Rueda B, et al. Analysis of MIF, FCGR2A and FCGR3A gene polymorphisms with susceptibility to pulmonary tuberculosis in Moroccan population. J Genetics Genomics, 2010, 37: 257-264.

[36] 邓少丽, 李艳林, 陈鸣, 等. MIF 水平及 173 G/C 多态性与结核关系研究. 第三军医大学学报, 2010 (24): 2616-2618.

[37] Winner M, Leng L, Zundel W, et al. Macrophage migration inhibitory factor manipulation and evaluation in tumoral hypoxicadaptation. Methods Enzymol, 2007, 435: 355-369.

[38] 徐丽华, 刘春雷, 常玉梅, 等.双标准曲线相对定量 PCR 试验原理与方法. 生物技术通报, 2011, 1: 70-75.

[39] von Gabain A, Belasco JG, Schottel JL, et al. Decay of mRNA in *Escherichia coli*: investigation of the fate of specific segments of transcripts. Proc Natl Acad Sci USA, 1983, 80 (3): 653-657.

[40] Gygi SP, Rochon Y, Franza BR, et al. Correlation between protein and mRNA abundance in yeast. Mol Cell Biol, 1999, 19 (3): 1720-1730.

[41] Chen G, Gharib TG, Huang CC, et al. Discordant protein and mRNA expression in lung adenocarcinomas. Mol Cell Proteomics, 2002, 1 (4): 304-313.

第十三章 白细胞介素-32在活动性肺结核病中的作用研究

结核病主要的免疫反应是细胞免疫，其中巨噬细胞是结核病的主要效应细胞，主要的免疫反应细胞是淋巴细胞（尤其是T细胞）。活化的免疫细胞或一些非免疫细胞合成分泌的能调节细胞生理功能、介导炎性反应、参与免疫反应和组织修复等生物学效应的蛋白质和小分子多肽，被称为细胞因子（cytokine，CK），它是机体重要的免疫分子。目前将细胞因子大概分为白细胞介素（interleukin，IL）、干扰素（interferon，IFN）、肿瘤坏死因子（tumor necrosis factor，TNF）、集落刺激因子（colonystimulnting-factor，CSF）和生长因子（growth-factor，CF）五大类。近年来，伴随分子免疫学的发展，对结核病发病中细胞因子的作用进行了深入而广泛的研究，发现了许多与结核病关系密切的细胞因子，如TNF-α、IFN-γ、IL-1β、IL-2、IL-4、IL-6、IL-10、IL-12和IL-18等，其中最重要的是TNF-α、IFN-γ、IL-18[1]。细胞因子与结核病的联系已引起了当今国内外学者的高度关注。细胞因子在机体所起的作用与不同的状态和条件相关，而且会受很多因素影响。因此细胞因子在对抗结核分枝杆菌感染的作用方面既有保护宿主或机体，同时又会对机体造成伤害[2]。系统、全面地了解细胞因子的作用对于结核病发病机制探索是十分必要的，并且能为诊断和治疗此病提供依据。

第一节 白细胞介素-32概述

白细胞介素-32（interleukin-32，IL-32）是2005年发现的一种新的促炎性细胞因子，由单核/巨噬细胞、T淋巴细胞、上皮细胞在一定的刺激条件及其他细胞因子共同作用下产生[3,4]，它有6种异构体亚型，分别为IL-32α、IL-32β、IL-32γ、IL-32δ、IL-32ε和IL-32ζ。IL-32主要功能是诱导TNF-α、IL-1β、IL-6和趋化因子的产生，参与固有和适应性免疫应答。结核分枝杆菌感染人体后，巨噬细胞首先集聚到感染区域，将其吞噬，并作为抗原进行呈递，引起免疫反应，导致不同程度炎症反应及机体损伤的发生。IL-32是一种分泌型蛋白质，内源性IL-32分子质量为27kDa，由单核/巨噬细胞、T淋巴细胞、上皮细胞及其他细胞产生[3]。研究发现IL-32γ是IL-32的六种亚型中DNA序列最长且生物活性最强的亚型；IL-32α又是含量最多的亚型[5]，据此推测发挥主要作用可能还是IL-32α。人的IL-32基因位于16p13.3，由700多对碱基构成，mRNA有1200bp。IL-32在人体组织广泛存在，其中非免疫组织中的表达低于免疫组织。研究表明：IL-32能够通过激活核转录因子-κB（NF-κB）和P38丝裂原活化蛋白激酶途径诱导人THP-1单核细胞产生TNF-α、IL-8；诱导Raw鼠巨噬细胞产生TNF-α、MIP-2；亦能诱导人外周血单个核细胞（peripheral blood mononuclear cells，PBMC）产生IL-1β、IL-6[4]等。有研究报道，IL-32与多种疾病相关，如慢性阻塞性肺疾病（COPD）、传染性法氏囊病（IBD）、皮肤癣症、类风湿性骨关节炎、HIV感染免疫缺陷病等[6-8]。

有文献报道结核分枝杆菌能够刺激健康人的外周血单个核细胞（PBMC）产生高浓度 IL-32[9]，IL-32 也能由细菌脂多糖能刺激 PBMC 产生；应用 RNAi 技术在研究人骨髓样传代细胞系 THP-1 时发现，用 RNAi 技术抑制 IL-32 的产生，可以使细胞内结核分枝杆菌增加[10]，重组 IL-32 能诱导巨噬细胞吞噬的结核杆菌发生凋亡[11]。本项目课题组前期选择了 40 例临床活动性肺结核病患者进行研究，首次报道：活动性肺结核患者血浆 IL-32 浓度显著高于健康对照组（$P<0.05$）[12]。其原创性已得到国外同行专家的认可。综合当前研究现状与分析，加之我们的前期研究结果可证实，IL-32 与结核病有相关性。

结核病产生的公共卫生问题和社会问题已引起全世界高度关注，尤其在我国是危害人民健康的重大传染病。因此，对结核病的研究具有相当的现实意义及深刻的社会意义。结核病的流行状况与经济水平密切相关，全球结核病高发国家多数为发展中国家，中国是仅次于印度的第二大结核病国家。从我国结核病流行病学调查发现，当前我国结核病发病特点表现为：感染率高导致患病率水涨船高；不规律用药和细菌变异使得耐药率亦升高；死亡人数呈逐年增多趋势；在发病年龄中青年发病率高；经济发达地区发病率远远低于贫困落后地区。由此可归纳结核病流行特点：逐年上升趋势；农村高于城市；经济落后地区高于经济发展较快地区的严峻态势。但是，结核病又是一种可以预防和控制的慢性传染病，只要提高全民防治意识，做好健康宣教，普及防治常识，结核病流行与传播是可以得到有效的遏制。20 世纪末，肺结核病的卷土重来已引起全球性的高度关注，值得强调的是：据 WHO[13] 关于全球控制结核病的通告，结核病不仅仅是流行严重，而且耐药更为严重，给患者的治疗带来无尽困扰甚至直接威胁患者生命，也使结核病成为感染性疾病中的头号杀手。云南位于中国西南边陲，疫情尤为严重，结核病和耐药结核病（drug-resistant TB，DR-TB）的流行均高于全国各个地区，尤其是 MDR-TB，远高于东部沿海发达地区[14,15]。因此，本课题从群体和结核病动物模型两个层面研究 IL-32 在活动性肺结核病中的作用，希望能为今后肺结核病的预防和治疗提供新的思路和理论基础。

第二节　在群体层面对活动性肺结核病患者血清 IL-32 蛋白含量研究

前期本课题组选择了 40 例临床活动性肺结核病患者进行了初步研究，得到：健康对照组血浆 IL-32 浓度明显低于活动性肺结核患者组（$P<0.05$）[12]，其原创性已得到国外同行专家的认可。本课题在前期研究的基础上扩大样本量继续在群体层面研究活动性肺结核患者（初治肺结核患者和复治肺结核患者）与健康对照组人群外周血血清 IL-32 蛋白含量。

（一）材料与方法

1. 材料

（1）实验对象：活动性肺结核病组 100 例（初治组 58 例、复治组 42 例），样本来自 2013 年 1 月至 2015 年 8 月期间，昆明市传染病医院即云南省昆明市第三人民医院的住院治疗患者。根据患者临床症状、痰检及胸部 X 线确诊为活动性肺结核患者。其中女性 40 例，男性 60 例，年龄（44.00±14.50）岁；健康对照组 100 例，样本来自于云南省昆明市疾病预防控制中心健康体检者，其中男性 76 例，女性 24 例，年龄（29.50±11.00）岁。符合标准：经过健康体检，身体无任何先天或后天疾病和全身感染性疾病，各项指标合乎要求。活动性肺结核病分组按照 WHO 对初治活动性肺结核病和复治活动性肺结核病的定义，初治活动性肺结核病：初次患病没有接受过抗结核治疗或者使用抗结核药物小于 1 个月的患者；复治活动性肺结核病：初治治疗失败，规则用药疗程满后痰菌复阳的患者，不规律化疗超过 1 个月又复发临床症状的患者和持续痰检阳性患者。

（2）主要仪器及来源：这部分实验所用的主要仪器设备及生产厂家如表 13-1 所示。

表 13-1　主要使用仪器及厂商

仪器	厂商
−80℃超低温冰箱	中科美菱低温科技有限公司
−30℃低温冰箱	中国海尔集团有限公司
4℃冰箱	中国海尔集团有限公司
HF Super NW 系列超纯水系统	上海康雷分析仪器有限公司
单道手动可调移液器	百得实验仪器（苏州）有限公司
大龙 TopPette 手动 8 道移液器	上海万岛仪器科技有限公司
台式高速离心机	美国 Sigama
iMark 酶标仪	美国 Bio-Rad 公司
SHP-250 型生化培养箱	上海森信实验仪器有限公司
低速温冷冻离心机	上海安亭科学仪器厂
生物安全柜	ESCO
洗板机	美国 Bio-Rad 公司

（3）主要试剂及来源：本部分所使用的主要试剂和厂家如表 13-2 所示。

表 13-2　主要使用试剂及厂商

试剂	厂商
Human IL-32 ELISA Kit	美国 Biolegend 公司
RNase-free water	TaKaRa 大连宝生物公司
氢氧化钠（NaOH）	广东汕头市西陇化工厂
氯化钠（NaCl）	天津市风船化学试剂科技有限公司
浓盐酸	北京化工厂

2. 方法

（1）外周血清的标本收集：采集 100 例活动性肺结核病组（初治活动性肺结核病组和复治活动性肺结核病组）和 100 例健康对照组外周静脉血 2ml，3000r/min 离心 10min 后取上清为血清，分装后冻存于−80℃冰箱保存备用。

（2）血清 IL-32 蛋白浓度的检测：采用美国 Biolegend 公司 ELISA 试剂盒检测血清 IL-32 蛋白含量，操步骤程按照说明书逐步进行，步骤如下。

　　a. 将试剂盒从 4℃冰箱取出，室温平衡 30min；同时准备好实验所需用品：
　　　若干个 50ml/15ml 离心管，移液枪，多孔排枪，加样槽，量筒，1L 烧瓶，
　　　拍板纸等；有关试剂，去离子水提前室温放置 15～20min。
　　b. 1×Coating Buffer 配制：5×Coating Buffer 2.4ml +9.6ml 去离子水（或超纯水）。
　　c. 包被抗体液配制：取 11.94ml 1×Coating Buffer + 60μl Capture Antibody。

d. 于 96 孔板中各孔均等加入 100μl 抗体包被液，封板放于 4℃冰箱 16~18h（一夜）。

e. PBS 配制：1.16g Na_2HPO_2 0.2g，KH_2PO_4，0.2gKCl，8.0gNaCl 加 dH_2O 至 1L 充分混匀备用（pH：7.4）。

f. 次日同前取出所需试剂室温平衡 15~20min。

g. 实验所需用品已提前准备好，等待试剂平衡期间配制所需试剂：

Wash Buffer：949.525mlPBS+475μl Tween-20

1×Assay：5×Assay10ml+PBS40ml

Stop Solution（2N H_2SO_4）：5.4mlH_2SO_4+94.6ml 蒸馏水（计算过程：由 H_2SO_4 的摩尔质量和密度得：98.08g/mol，98.08g/（1.84g/ml）=54ml 得 5.4ml/100ml）（2N：1mol/l）

h. 取出 96 孔板弃去孔内液体，每孔 300μl 洗液洗板 4 次，每次均拍干液体（注意：弃液和拍板过程避免板孔翻转向上）。

i. 每孔加入 200μl 1×Assay 固定抗体，封板室温 200r/min 振摇 1h。

j. 用倍比稀释法配制标准品：取 300ml 1×Assay 溶解 15ng 标准品得浓度 15ng/300μl 即 50ng/ml 标准品原液，取 10μl+990μl 1×Assay 得到标准品浓度为 500pg/ml。依次倍比稀释到第七个浓度（500 pg/ml、250 pg/ml、125 pg/ml、62.5 pg/ml、31.3 pg/ml、15.6 pg/ml、7.8 pg/ml），分别标记为 1~7 号管，标记一个 8 号管用 1×Assay 作空白对照，制作标准曲线。

k. 接第 i 步，弃液洗板 4 次（方法同上），96 孔板分别加 100μl 标准品和样品，每个样本均设复孔，封板 22℃轻柔振荡摇动 2h。

l. 轻摇结束前配制抗体检测液：1×Assay 稀释检测抗体 200 倍，每孔加入量是 100μl，可根据所做孔数配制，现配现用，96 孔配制为：11.94ml 1×Assay+60μl detection-body，充分混匀备用。

m. 接第 k 步，轻摇结束，弃液，洗板 4 次（方法同上）。每孔加入 100μl 配好的检测抗体液，封板 22℃轻柔振荡摇动 1h。

n. 第 m 步结束前现配 Avidin-HRP 液，用 1×Assay1000 倍稀释 Avidin-HRP，用多少配多少，96 孔的配制量为：12μl Avidin-HRP+11.9ml 1×Assay。

o. 接第 m 步，弃液，洗板 4 次，方法同上，各孔加入 100μl Avidin-HRP 液，封板 22℃轻柔振荡摇动 30min。

p. 配制 1：1 的 A+B 混合显色液，（6mlA+6mlB）。

q. 接第 o 步，洗板 5 次，此次每次加洗液后静置 30~60s，其他同上。

各孔加入 100μl 混合显色液，避光处静置 10~15min。

r. 提前开酶标仪，10min 左右标准品显蓝色，每孔加 100μl 终止液终止反应。

s. 450nm 波长测 OD 值，时间不超过 30min。通过标准曲线，计算相应的

IL-32 蛋白表达的浓度。

（3）统计学分析：健康对照组 100 例，临床活动性结核病组 100 例（其中初治组 58 例，复治组 42 例），所得结果应用统计软件 GraphPad Prism 分两组（健康对照组与结核病组）和四组（健康对照组、结核病组、初治组和复治组）、痰检阳性/阴性、性别、年龄分别进行统计分析。

(二)结果

1. 健康对照组与活动性肺结核病组(含初治和复治)血清 IL-32 蛋白含量分析 健康对照组 100 例,临床活动性结核病组 100 例。用美国 BioLegend 公司 Human IL-32 ELISA 试剂盒(产品货号:433504),根据标准曲线计算各组样本血清中 IL-32 蛋白含量。健康对照组(0.20±0.13)pg/ml,活动性肺结核病组血清 IL-32 蛋白含量(13.57±2.06)pg/ml,所得结果应用统计软件 GraphPad Prism 对两组数据进行统计,两组样本呈正态分布(图 13-1),用独立样本 t 检验分析得出:结核病组与健康对照组血清 IL-32 蛋白含量有显著统计学差异($P<0.01$)(表 13-3,图 13-2)。

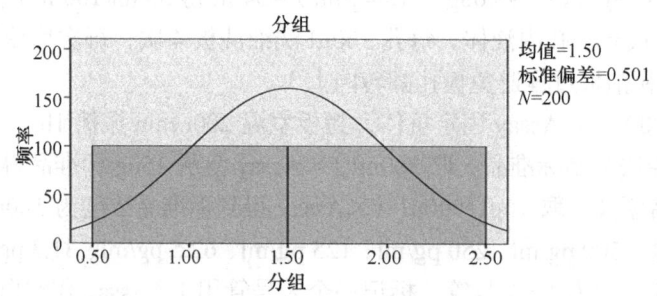

图 13-1 健康对照组与结核组样本正态性检验图

表 13-3 健康对照组与活动性肺结核病组血清中 IL-32 蛋白含量比较(pg/ml)($\bar{x}\pm s$)

组别	例数	均数±标准差	P 值
健康对照组	100	0.20±0.13	
活动性肺结核病组	100	13.57±2.06	0.000**

**$P<0.01$,统计学差异有显著

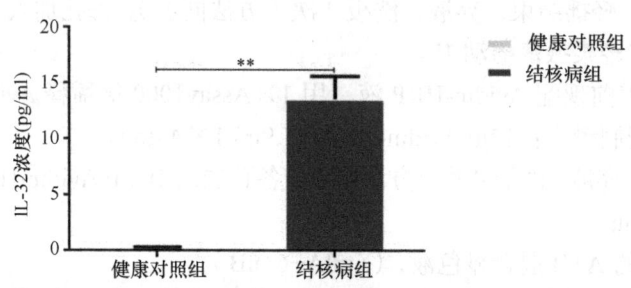

图 13-2 健康对照组与结核病组血清中 IL-32 蛋白含量比较(pg/ml)

2. 健康对照组与初治组、复治组及结核病组血清 IL-32 蛋白含量分析 将样本分为健康对照组、初治活动性肺结核病组、复治活动性肺结核病组和活动性肺结核病组四组,用所得数据采用统计软件 GraphPad Prism 对四组数据进行独立样本的正态性检验得出:四组样本呈正态分布(图 13-3),用 one-way ANOVA 对四组数据进行统计分析得出:活动性肺结核病组血清 IL-32 蛋白含量(13.57±2.06)pg/ml,初治活动性肺结核病组血清 IL-32 蛋白含量(15.56±3.12)pg/ml、复治活动性肺结核病组血清 IL-32 蛋白含量(9.78±2.05)pg/ml 均显著高于健康对照组(0.20±0.13)pg/ml(表 13-4,图 13-4)。复治组与健康对照组血清 IL-32 蛋白的含量比较,有统计学差异($P<0.05$);结核病组、初治组与健康对照组血清 IL-32 蛋白含量比较,有显著的统计学差异($P<0.01$)。

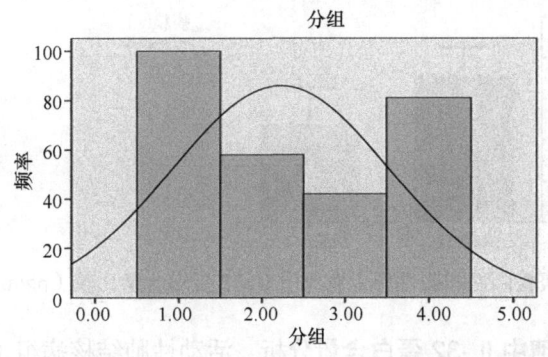

图 13-3　健康对照组与结核组、初治组及复治组样本正态性检验图（pg/ml）

表 13-4　健康对照组与初治组、复治组及结核病组血清中 IL-32 蛋白含量比较（$\bar{x}\pm s$）

组别	例数	均数±标准差	P 值
健康对照组	100	0.20±0.13	
初治组	58	15.56±3.12**	0.000
复治组	42	9.78±2.05*	0.05
结核组	100	13.57±2.06**	0.000

*与健康对照组比较：$P<0.05$，差异有统计学意义

**与健康对照组比较：$P<0.01$，有显著统计学差异

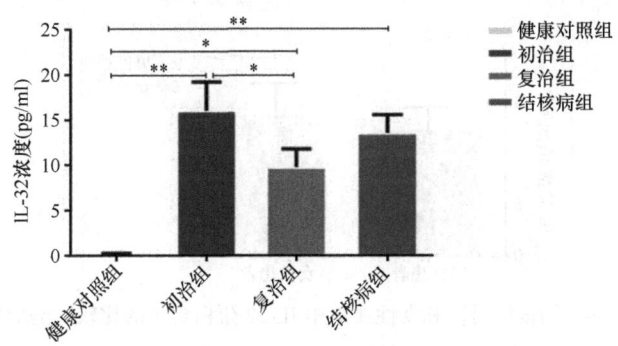

图 13-4　健康对照组与结核病组、初治组及复治组血清中 IL-32 蛋白含量比较（pg/ml）

3. 结核病组痰检阴性与阳性患者血清中 IL-32 蛋白含量分析　活动性肺结核病组 100 例，其中痰检阳性患者 57 例，痰检阴性患者 25 例，未注明的样本 18 例，用所得数据采用统计软件 GraphPad Prism 对两组数据进行统计，两组样呈正态分布，用独立样本 t 检验分析得出：痰检阳性患者 IL-32 浓度（18.11±1.85）pg/ml，痰检阴性患者 IL-32 浓度（12.23 ±7.54）pg/ml 两者血清 IL-32 蛋白含量无统计学差异（$P>0.05$）（表 13-5，图 13-5）。

表 13-5　结核病组痰检阳性和阴性患者血清中 IL-32 蛋白含量（$\bar{x}\pm s$）

组别	例数（%）	IL-32 浓度（pg/ml）
痰检（+）	57（57）	18.11±1.85
痰检（−）	25（25）	12.23±7.54

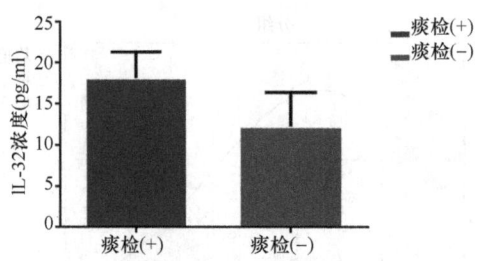

图 13-5　结核病组痰检阳性和阴性患者血清中 IL-32 蛋白含量比较（pg/ml）

4. 结核病组不同性别血清中 IL-32 蛋白含量分析　活动性肺结核病组 100 例，其中男性患者 60 例，女性患者 40 例，用所得数据采用统计软件 GraphPad Prism 对两组数据进行统计，两组样本呈正态分布，用独立样本 t 检验分析得出：男性患者 IL-32 浓度（4.50±1.98）pg/ml，女性患者 IL-32 浓度（8.38±4.25）pg/ml，两者血清 IL-32 蛋白的含量无统计学差异（$P>0.05$）（表 13-6，图 13-6）。

表 13-6　结核病组男性和女性血清中 IL-32 蛋白含量（$\bar{x}\pm s$）

组别	例数（%）	IL-32 浓度（pg/ml）
男性	60（60）	4.50±1.98
女性	40（40）	8.38±4.25

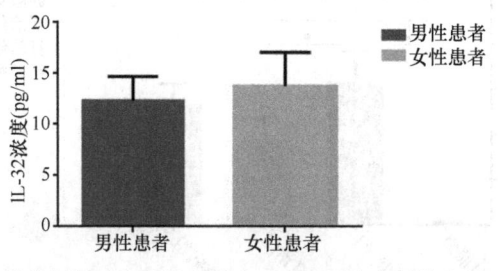

图 13-6　结核组男性和女性血清中 IL-32 蛋白含量的比较（pg/ml）

5. 结核病组不同年龄组血清中 IL-32 蛋白含量分析　活动性肺结核病组分为五组，少年组（20 岁以下）10 例、青年组（30 岁以下）18 例、中青年组（40 岁以下）24 例、中年组（50 岁以下）16 例和老年组（50 岁以上）32 例。少年组（6.77±2.77）pg/ml、青年组（9.05±3.82）pg/ml、中青年组（5.23±1.54）pg/ml、中年组（11.88±2.83）老年组（10.60±1.55）pg/ml 用统计软件 GraphPad Prism 中 one-way ANOVA 对五组数据进行统计分析得出：$P>0.05$，差异无统计学意义（表 13-7，图 13-7）。

表 13-7　结核病组不同年龄组血清中 IL-32 蛋白含量（$\bar{x}\pm s$）

组别	例数（%）	IL-32 浓度（pg/ml）
少年组	10（10）	6.77±2.77
青年组	18（18）	9.05±3.82
中青年组	24（24）	5.23±1.54
中年组	16（16）	11.88±2.83
老年组	32（32）	10.60±1.55

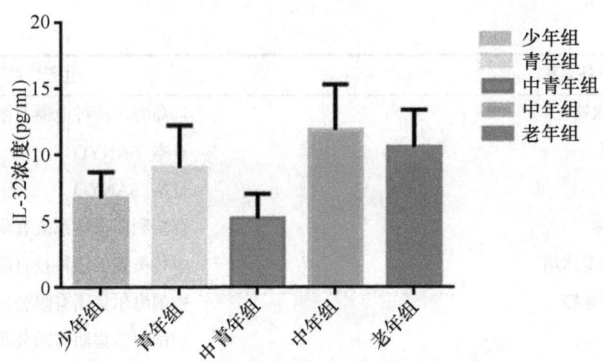

图 13-7　结核病组不同年龄组血清中 IL-32 蛋白含量比较（pg/ml）

第三节　IL-32 在结核病动物模型的作用研究

本节将从结核病动物模型层面对 IL-32 在结核病的作用进行研究。根据文献报道：利用小鼠体内天然缺乏 IL-32 的表达，但对人源化的 IL-32 有反应的特点，将其视为 "IL-32 基因敲除动物"，作为实验动物模型的绝佳选择[16]。然而，构建结核病动物模型的方法很多：有经过腹腔注射结核分枝杆菌使其感染；有将结核分枝杆菌制成气溶胶微粒让小鼠通过呼吸道吸入而感染；也有经尾静脉注射结核分枝杆菌使其感染[17, 18]。本实验综合其实施的安全性及有效性考虑，采取于小鼠尾静脉注射结核分枝标准菌株建立结核病动物模型[19-21]，小鼠选择（17±1）g SPF 级 KM 小鼠（雌）[22-24]，所用结核菌株为结核标准菌株 H37Rv。本实验同时是结核病动物模型层面研究的预实验，实验需从多方面进行摸索，如注射浓度、剂量及时间等，所以这一部分实验研究将分三个小部分进行：①相对定量 PCR 确定 H37Rv 感染 KM 小鼠结核动物模型实验，确定较为合适的注射浓度、剂量和早期感染时间；②绝对定量 PCR 确定 H37Rv 感染 KM 小鼠结核动物模型实验，确定感染和进行干预持续时间；③IL-32α 对 H37Rv 感染 KM 小鼠的干预作用，初步研究 IL-32 在结核杆菌感染小鼠中的作用。

一、结核杆菌标准株 H37Rv 感染建立昆明小鼠结核动物模型

（一）材料与方法

1. 材料

（1）主要仪器及来源：本部分所使用的主要仪器及生产厂家如表 13-8 所示。

表 13-8　主要使用仪器及厂商

设备名称	生产厂商
生物安全柜	ESCO
电热恒温培养箱	上海跃进医疗器械
水浴恒温箱	上海跃进医疗器械厂
分析电子天平	上海精密科学仪器有限公司
高速冷冻离心机	上海安亭科学仪器厂
高压蒸汽灭菌锅	日本 SANYO

续表

设备名称	生产厂商
药品保存冰箱	青岛海尔特种电器有限公司
−20℃冰箱	日本 SANYO
−80℃冰箱	日本 SANYO
分析天平称	赛多利斯仪器系统有限公司
−80℃超低温冰箱	中科美菱低温科技有限公司
−30℃低温冰箱	中国海尔集团有限公司
4℃冰箱	中国海尔集团有限公司
HF Super NW 系列超纯水系统	上海康雷分析仪器有限公司
立式高压蒸汽灭菌器	上海博讯实业有限公司医疗仪器厂
单道手动可调移液器	百得实验仪器（苏州）有限公司
大龙 TopPette8 道移液器	上海万岛仪器科技有限公司
台式高速离心机	美国 Sigama
iMark 酶标仪	美国 Bio-Rad 公司
SHP-250 型生化培养箱	上海森信实验仪器有限公司
小鼠固定器	自制（已申请专利）
微量核酸蛋白测定仪	美国 Bio-Rad 公司

（2）主要试剂及来源：本部分所使用的主要试剂及来源厂家如表 13-9 所示。

表 13-9　主要使用试剂及厂商

试剂	厂商
RNase-free water	TaKaRa 大连宝生物公司
Middle brook TH9 培养基	青岛日水生物
Middle brook 增菌液	青岛日水生物
Middle brook 甘油	青岛日水生物
PBS	上海宝信科技公司
细菌基因组 DNA 提取试剂盒	TIANGEN 公司
2×Taq plus PCR MasterMix	TIANGEN 公司
组织基因组 DNA 提取试剂盒	TIANGEN 公司
100bp DNA Ladder Marker	TaKaRa 大连宝生物公司
250bp DNA Ladder Marker	TaKaRa 大连宝生物公司
引物合成	上海生工生物工程股份有限公司
三羟甲基氨基甲烷（Tris）	北京鼎国生物技术有限责任公司
乙二胺四乙酸（EDTA）	广东汕头市西陇化工厂
氢氧化钠（NaOH）	广东汕头市西陇化工厂
氯化钠（NaCl）	天津市风船化学试剂科技有限公司
乙酸（冰醋酸）	四川西陇化工有限公司
甘油（Glycerol）	Amresco 公司
无水乙醇	天津市大茂化学试剂厂
浓盐酸	北京化工厂

2. 方法

（1）结核标准菌株 H37Rv 准备：复苏菌株时采用青岛日水生物技术有限公司 Middlebrook TH9 肉汤培养基。

Middlebrook TH9 肉汤培养基的配制方法：称取本品 4.7g 于 900ml 蒸馏水或去离子水中（可按比例减少或增加配置量：1.88g 于 360ml），视情况每 90ml 添加 0.2ml 甘油或 0.05g Tween-80，121℃高压灭菌 15min，冷却至 45℃时在超净工作台中进行无菌操作，每 180ml 培养基中添加一支 22113（Middlebrook 增菌液），备用。

复苏培养结核标准菌株 H37Rv，具体流程：

Middlebrook 7H9 肉汤 1.88g+360ml 蒸馏水+0.8ml 甘油
↓ 混匀
高压灭菌 20min
↓ 冷却至 45℃
无菌操作下加入 2 支 Middlebrook 增菌液（青岛日水）
↓ 混匀
分装于若干离心管中，紫外灯照射 20min
↓
生物安全柜中将标准菌株 H37Rv 接种于上述离心管中，置于专用恒温培养箱培养备用

（2）小鼠尾静脉注射结核标准菌株 H37Rv 构建结核病动物模型

1）实验动物的准备：从昆明医科大学动物中心取（17±1）g 的 SPF 级 KM 小鼠（雌）8 只，将小鼠随机分成 A、B 两组，每组 4 只。各组首次注射方法如表 13-10 所示。

表 13-10 实验设计方案

分组	干预因素	注射剂量（μl）	数量（只）
A	0.01M PBS	100	4
B	H37Rv+0.01mol/L PBS	100	4

2）标准菌株 H37Rv 配制：从培养箱中取出适量结核标准菌株，密闭低速离心，去培养基，用 0.01mol/L PBS 清洗沉淀，密闭低速离心，去培养基，如此重复 2 次。向沉淀中加入一定量的 0.01 mol/L PBS，用移液枪混匀，必要时轻柔研磨，直至形成均匀细菌悬液后，转移至透明玻璃试管中。用比浊皿估计菌液大概浓度，不同比例稀释后取各种浓度菌液 200μl 于 96 孔板中，用 0.01 mol/L PBS 作空白对照，根据公式：测定管浓度 $=10^{6.85+1.90\times 测定管 OD 值}$ 算出精确浓度，OD 值取 530nm 波长测定数质。结合相关文献及前期实验确定每只小鼠一次实验注射所需结核菌浓度为 $2\times 10^8 CFU/ml$，剂量为 100μl。最后根据需要量配制实验所需注射浓度和总量（以现配现用为宜）。

3）小鼠尾静脉注射：将小鼠放入自制的小鼠固定器中（小鼠固定器的制作已经申请实用新型发明专利），以左手拇指和中指捏住尾部中下 1/3～1/2 处为宜，酒精擦拭，使血管充分充盈，右手持 1ml 注射器，使注射器针尖斜面向上，针尖与皮肤成 10° 左右角度，进入血管后平行进针。为避免出血过多，注射完毕用无菌棉签按压进针点止血，尽可能保

护好小鼠尾静脉。

首次注射按表 13-10，之后每 5 天一次，两组均注射 100μl 0.01mol/L PBS。每天观察小鼠动态，保证适量食物和水的供给，勤换垫料，保持小鼠生活环境卫生。记录小鼠体重变化。

4）实验取材：满 4 周时取小鼠组织样本。

取材步骤：

$$\text{标记，称重，取血，无菌解剖小鼠}$$
$$\downarrow$$
$$\text{取脏器，称重}$$
$$\downarrow$$
$$\text{在无菌盘切成 30mg 大小}$$
$$\downarrow$$

分装于 2ml 冻存管中，同一脏器留 3 管备份，置于冰上，实验结束后 -80℃保存。

（3）实验动物肺组织中结核杆菌表达量的研究：分别提取 A 组正常对照组小鼠肺组织 DNA，B 组感染结核分枝杆菌标准菌株 H37Rv 小鼠肺组织总 DNA 和复苏培养的纯结核分枝杆菌标准菌株 H37Rv DNA。其中 A 组作为阴性对照，用复苏培养的纯结核杆菌标准菌株 H37Rv DNA 作为阳性对照。提取方法：

1）A 组正常对照组小鼠肺组织 DNA 提取：用购买于天根生物科技的组织基因组 DNA 提取试剂盒，按照说明书规范操作进行提取。

方法及步骤：

$$\text{4 周小鼠肺组织（30mg）}$$
$$\downarrow \text{匀浆，10 000r/min，1min}$$
$$\text{收集沉淀，加 GA 200μl 和蛋白酶 K 20μl}$$
$$\downarrow \text{56℃水浴 3h}$$
$$\text{加缓冲液 GB 200μl}$$
$$\downarrow \text{混匀，高温水浴 10min，简短离心}$$
$$\text{加无水乙醇 200μl}$$
$$\downarrow \text{充分振荡 15s}$$
$$\text{转移至吸附柱 CB3 中，放入收集管}$$
$$\downarrow \text{12 000 r/min，30s}$$
$$\text{弃废液，将 CB3 放回收集管，加缓冲液 GD 500μl}$$
$$\downarrow \text{12 000 r/min，30s}$$
$$\text{弃废液，将 CB3 放回收集管，加缓冲液 PW 600μl}$$
$$\downarrow \text{12 000 r/min，30s}$$
$$\text{加缓冲液重复上一步}$$
$$\downarrow \text{12 000 r/min，2min}$$
$$\text{弃废液，室温下放置 6~8min 晾干}$$
$$\downarrow \text{将吸附柱 CB3 转入新离心管}$$

向 CB3 膜中央悬空滴加 TE 200μl，溶解 DNA

↓ 室温静置 5min，12 000 r/min，2min

纯化 DNA-20℃保存

备注：若需增加得率，可将收集的 DNA 再次加入 CB3 中，室温静置 2min，12 000 r/min，2min。

2）B组肺组织总 DNA（含小鼠肺组织和结核杆菌的 DNA）提取：采用购买 GA 组织溶解液（天根生物科技）及自制的 DNA 提取系列试剂提取（该方法申请发明专利已经进入复审阶段）。方法及步骤：

小鼠肺组织

↓ 匀浆，10 000 r/min，1min

弃上清，向沉淀中加入 GA（组织溶解液）200μl 和蛋白酶 K 20μl

↓ 56℃水浴 3h

加 TES（细胞裂解液，pH8.0，含溶菌酶浓度为 20mg/ml）200μl 和 5%（W/V）SDS（沉淀剂）120μl 37℃水浴或室温静置 40min 以上

↓ 沸水中 30min，冰上放置 5min

加 500μl pH4.8 的 NaAc（醋酸钠）和 100μl 0.05mol/LG（葡萄糖）

↓ 颠倒混匀，冰上放置 15min 分装成两管

加入 600μl 苯酚/氯仿/异戊醇（25∶24∶1）

↓ 颠倒混匀，12 000r/min，10min

取上层水相至另一离心管

↓

加入相同体积的氯仿/异戊醇（24∶1）

↓ 12 000r/min，10min

取上层水相至另一离心管

↓

沿管壁加入一定量无水乙醇充分振荡，-20℃静置 30 min

↓ 12 000r/min，10min

弃上清室温静置 3~5min，用 50μl TE 溶解总 DNA

↓

-80℃储存备用

3）结核分枝杆菌标准菌株 H37Rv DNA 的提取方法及步骤（该方法申请发明专利已经进入复审阶段）：

细菌悬液 600μl 于试管中

↓

pH8.0 的 0.01mol/L 乙二胺四乙酸（EDTA）洗涤细菌

↓ 离心 10min 转速 12 000r/min

弃上清，加入 pH=8.0 的 TES 600μl（含浓度为 20mg/ml 的溶菌酶），裂解细胞
5%（W/V）SDS（沉淀剂）120μl

37℃或室温静置 40min 以上↓沸水浴 40min，冰上放置 5min。

加入 500μl PH=4.8 的 NaAc（醋酸钠）和 100μl 浓度为 0.05mol/l 的葡萄糖

颠倒混匀↓冰上放置 15min，分装成两管

取 600μl 苯酚/氯仿/异戊醇（25∶24∶1）

颠倒混匀↓12 000r/min 离心 10min，取上层液相

加入相同体积的氯仿/异戊醇（24∶1）

↓12 000r/min 离心 10min，取上层液相

加入 1ml 无水乙醇，充分振荡

−20℃静置 30min↓12 000r/min 离心 10min

弃上清，静置 5min，取 20μl TE（溶解 DNA），待用。

4）QPCR（实时定量 PCR）相对定量：根据基因库中结核分枝杆菌特有基因 DNA 序列，参照文献设计引物[45,46]。

内参：小鼠 GAPDH 基因

引物序列：Forward（F）：5′-TCC CAG AGC TGA ACG GGA AG-3′
　　　　　Reverse（R）：5′-TCA GTG GGC CCT CAG ATG C-3′

目的：结核杆菌特有基因

引物序列：Forward（F）：5′-AGAAGGCGTACTCGACCTGA-3′
　　　　　Reverse（R）：5′-CTGAACCGGATCGATGTGTA-3′

QPCR 反应体系（20μl）：

　　SYBG　　　10μl
　　Rox　　　 0.4μl
　　F　　　　 0.8μl
　　R　　　　 0.8μl
　　DNA 模板　2μl
　　dH$_2$O　　 6μl

反应条件：

内参基因反应条件：95℃预变性10min
　　　　　　　　　95℃变性1min ⎫
　　　　　　　　　58℃退火30s　 ⎬ 循环50次
　　　　　　　　　72℃延伸30s　 ⎭

目的基因反应条件：94℃预变性3min
　　　　　　　　　94℃变性1min ⎫
　　　　　　　　　52℃退火30s　 ⎬ 循环40次
　　　　　　　　　65℃延伸30s　 ⎭

（二）结果

1. 扩增曲线　在实时定量 PCR 反应中有一种荧光化学物质，伴随 PCR 反应的进行，荧光信号强度与 PCR 反应产物增多成正比。通过荧光强度变化反应产物量的变化，每一个循环产生一个荧光信号，从而形成一条扩增曲线。一般来讲，扩增曲线有三个阶段：基线期，背景信号阶段；指数期，指数扩增阶段；平台期。在基线期，无法判断产物量的变化是因为扩增的荧光信号被荧光背景信号掩盖；平台期，不能根据最终 PCR 产物量计算起始拷贝数是由于扩增产物不呈指数增加，产物量与起始模板量之间无线性关系；只有在

指数期，可选择此阶段进行定量分析，此期 PCR 产物的对数值与起始模板量存在线性关系（图 13-8，纵坐标代表反应过程中的荧光强度，横坐标表示循环数）。

根据图 13-8 对内参基因实时定量 PCR 扩增曲线进行分析：各管扩增曲线平行性整体良好，而且基线平直没有上扬现象，曲线拐点清楚，表明各反应管的扩增效率相近。

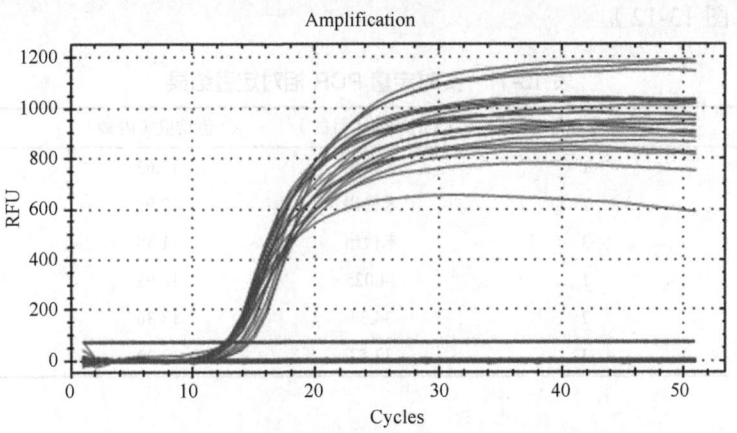

图 13-8　内参基因实时定量 PCR 扩增曲线

2. 融解曲线　SYBR Green 是一种 DNA 结合染料，能掺入到 DNA 两条链中与之接合，由于此种接合是非特异性的，经常会出现假阳性结果，使得定量不准，所以在 PCR 反应完成后增加一条融解曲线，对 PCR 产物进行特异性检测，确定荧光信号反应的是否为目的产物[47]。融解曲线的设置的反应温度是 65～95℃，荧光信号温度升高而逐渐增强，并被仪器自动收集。温度升高到一定的程度，DNA 双链解开，荧光信号开始逐渐降低，在 DNA 两条链解链 50%的温度即 T_m 值时会急速下降，即会形成融解曲线的融解峰（图 13-9）。

融解曲线不仅可以反映扩增的特异性，也可以检测模板与引物相适程度，判断引物设计的优劣，同时融解曲线也可用于突变体的检测等。

根据图 13-9 对内参基因实时定量 PCR 融解曲线进行分析：融解峰为单峰，未见非特异性荧光，表明引物设计的特异性佳，得到特异性的扩增产物。

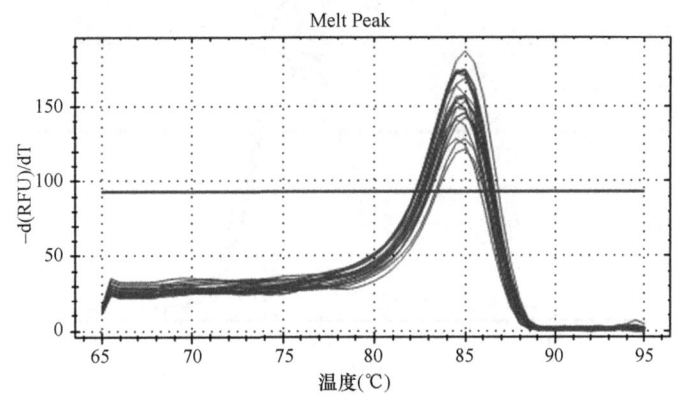

图 13-9　内参基因实时定量 PCR 融解曲线

3. Ct 值　每组取三个样本，均设复孔，分别用目的基因引物和内参基因引物进行 QPCR 扩增，从扩增曲线和融解曲线可以得到内参基因和目的基因的表达情况（图

13-10、图 13-11），应用 Bio-Rad CFX96TM 软件得出两者 Ct 值如表 13-11 所示（注：目的基因 Ct 值范围为 35 以内，内参基因 Ct 值范围为 25 以内结果较好，目的基因大于 35 一般为非特异性扩增[47]）。A 组正常对照组与 B 组结核感染组所得结果采用统计软件 GraphPad Prism 对两组数据进行独立样本 t 检验统计分析得出：$P<0.01$，有显著的统计学差异（图 13-12）。

表 13-11 实时定量 PCR 相对定量结果

组别	样本编号	Ct 值均值（目的）	Ct 值均值（内参）	目的/内参
A 组	1	未检出	12.63	0
	2	未检出	12.91	0
	3	未检出	11.35	0
B 组	1	34.025	12.93	2.63
	2	34.34	13.36	2.57
	3	32.57	13.22	2.46

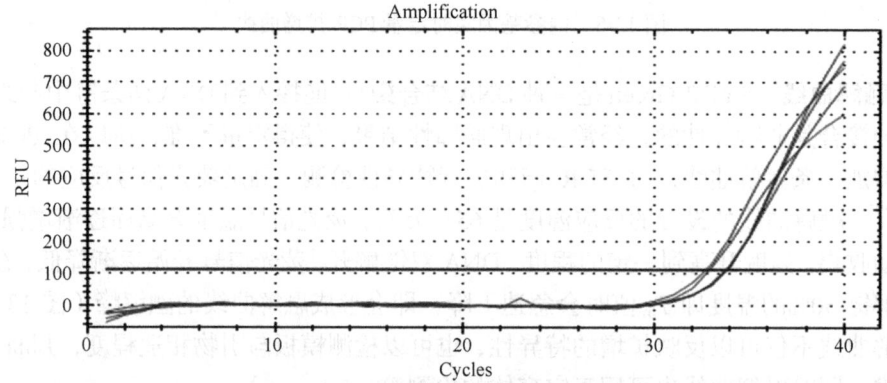

图 13-10 目的基因实时定量 PCR 扩增曲线

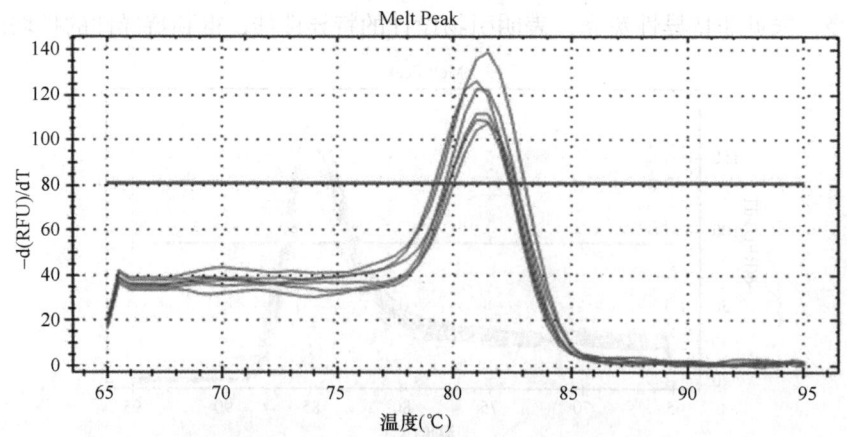

图 13-11 目的基因实时定量 PCR 融解曲线

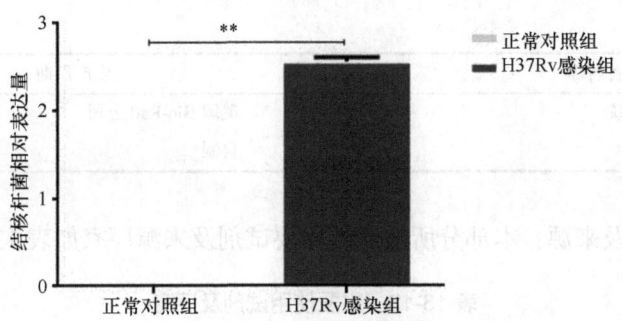

图 13-12 H37Rv 结核感染组与正常对照组目的基因相对表达量比较

**$P<0.01$，显著统计学差异

二、绝对定量 PCR 确定 H37Rv 感染 KM 小鼠结核动物模型实验

（一）材料与方法

1. 材料

（1）主要仪器及来源：本部分所使用的主要仪器及生产厂家如表 13-12 所示。

表 13-12 主要使用仪器及厂商

设备名称	生产厂商
生物安全柜	ESCO
恒温培养箱	上海跃进医疗器械
水浴恒温箱	上海跃进医疗器械厂
电子分析天平	上海精密科学仪器有限公司
高速冷冻离心机	上海安亭科学仪器厂
物品保存冰箱	青岛海尔特种电器有限公司
−20℃冰箱	日本 SANYO
−80℃冰箱	日本 SANYO
分析天平	赛多利斯仪器系统有限公司
−80℃超低温冰箱	中科美菱低温科技有限公司
−30℃低温冰箱	中国海尔集团有限公司
4℃冰箱	中国海尔集团有限公司
HF Super NW 系列超纯水系统	上海康雷分析仪器有限公司
立式高压蒸汽灭菌器	上海博讯实业有限公司医疗仪器厂
单道手动可调移液器	百得实验仪器（苏州）有限公司
大龙 TopPette8 道移液器	上海万岛仪器科技有限公司
台式高速离心机	美国 Sigama
iMark 酶标仪	美国 Bio-Rad 公司
SHP-250 型生化培养箱	上海森信实验仪器有限公司
小鼠固定器	自制（已申请专利）
微量核酸蛋白测定仪	美国 Bio-Rad 公司
QPCR 仪	美国 Bio-Rad 公司
电泳仪	美国 Bio-Rad 公司
电泳槽	美国 Bio-Rad 公司

续表

设备名称	生产厂商
凝胶成像系统	美国 Bio-Rad 公司
暗盒	自制

（2）主要试剂及来源：本部分所使用的主要试剂及来源厂家如表 13-13 所示。

表 13-13　主要使用试剂及厂商

试剂	厂商
RNase-free water	TaKaRa 大连宝生物公司
Middlebrook TH9 培养基	青岛日水生物
Middlebrook 增菌液	青岛日水生物
Middlebrook 甘油	青岛日水生物
PBS	上海宝信科技公司
Goldview	TaKaRa 大连宝生物公司
细菌基因组 DNA 提取试剂盒	TIANGEN 公司
2×Taq plus PCR MasterMix	TIANGEN 公司
组织基因组 DNA 提取试剂盒	TIANGEN 公司
100bp DNA Ladder Marker	TaKaRa 大连宝生物公司
250bp DNA Ladder Marker	TaKaRa 大连宝生物公司
引物合成	上海生工生物工程股份有限公司
三羟甲基氨基甲烷（Tris）	北京鼎国生物技术有限责任公司
乙二胺四乙酸（EDTA）	广东汕头市西陇化工厂
氢氧化钠（NaOH）	广东汕头市西陇化工厂
氯化钠（NaCl）	天津市风船化学试剂科技有限公司
乙酸（冰醋酸）	四川西陇化工有限公司
溴酚蓝（Bromophenol Blue）	天津市标准科技有限公司
二甲苯青（Xylene Cyanol FF）	Amresco 公司
甘油（Glycerol）	Amresco 公司
琼脂糖	TIANGEN 公司
无水乙醇	天津市大茂化学试剂厂
浓盐酸	北京化工厂

（3）试剂配制

1）50×TAE 缓冲液：用量筒取约 30ml 去离子水置于 50ml 离心管中，称取 Tris 12.1g $Na_2EDTA \cdot 2H_2O$ 0.730 625g，搅拌使其充分溶解，用移液枪取 2.805ml 醋酸加入，搅拌使其充分溶解。

量筒取去离子水定容至 50ml，室温放置，备用。

（注：使用缓冲液为 1×TAE 缓冲液，临用前用双蒸水将 50×TAE 稀释 50 倍即可。）

2）溴乙锭（10mg/ml）：取 100ml 去离子水置于 100ml 容器中，加入 1g 的溴乙锭，搅拌使其充分溶解。将容器外包裹锡纸转避光室温储存。临用时根据需要稀释至工作浓度 0.5μg/ml。

3）2N NaOH 配制：在塑料烧瓶里加入 80ml 去离子水，避免用玻璃烧瓶时由于 NaOH 溶解放热爆炸。称取 8g NaOH 缓慢加入烧瓶中，边加边搅拌，待 NaOH 充分溶解后，取去离子水定容至 100ml，室温保存备用。

4）6×Loading Buffer 配制：称取 EDTA 4.4g, Bromophenol Blue 250mg, Xylene Cyanol FF 250mg，置于 500ml 烧杯中。向烧杯中加入大约 200ml 去离子水，边加热边搅拌使其充分溶解。

取 180ml 甘油，用 2N NaOH 使 pH 为 7.0。加去离子水定容至 500ml，室温保存备用。

2. 方法

（1）结核标准菌株 H37Rv 准备：结核标准菌株 H37Rv 复苏培养的物品、方法及步骤前已有详细说明，在此不再赘述。

（2）小鼠尾静脉注射结核标准菌株 H37Rv 构建结核病动物模型

1）实验动物的准备：从昆明医科大学动物中心取（17±1）g 的 SPF 级 KM 小鼠（雌）16 只，将小鼠随机分成 A、B 两组，每组 8 只。各组首次干预措施如表 13-14 所示。

表 13-14 实验设计方案

分组	干预因素	注射剂量（μl）	数量（只）
A	0.01mol/L PBS	100	8
B	H37Rv+0.01 mol/L PBS	100	8

2）注射用结核标准菌株 H37Rv 配制：从培养箱中取出适量结核标准菌株，密闭低速离心，去培养基，用 0.01 mol/L PBS 清洗沉淀，密闭低速离心，去培养基，如此重复 2 次。向沉淀中加入一定量的 0.01 mol/L PBS，用移液枪混匀，必要时轻柔研磨，直至形成均匀细菌悬液后，转移至透明玻璃试管中。用比浊皿估计菌液大概浓度，不同比例稀释后取各种浓度菌液 200μl 于 96 孔板中，用 0.01 mol/L PBS 作空白对照，根据公式：测定管浓度= $10^{6.85+1.90\times 测定管 OD 值}$ 算出精确浓度，OD 值取 530nm 波长测定数质。结合相关文献及前期实验确定每只小鼠一次实验注射所需结核菌浓度为 2×10^8 CFU/ml，剂量为 100μl。最后根据需要量配制实验所需注射浓度和总量（以现配现用为宜）。

3）小鼠尾静脉注射：将小鼠放入自制的小鼠固定器中，以左手拇指和中指捏住尾部中下 1/3～1/2 处为宜，酒精擦拭，使血管充分充盈，右手持 1ml 注射器，使注射器针尖斜面向上，针尖与皮肤成 10° 左右角度，进入血管后平行进针。为避免出血过多，注射完毕用无菌棉签按压进针点止血，尽可能保护好小鼠尾静脉。

首次注射按表 13-14），之后每 5 天一次，两组均注射 100μl 0.01mol/L PBS。每天观察小鼠动态，保证适量食物和水的供给，勤换垫料，保持小鼠生活环境卫生。期间无小鼠意外死亡情况发生。

4）实验取材：满 6 周，8 周时每组各取 4 只小鼠样本，取材方法及步骤前已有详细说明，此处略。

（3）实验动物肺组织中结核杆菌表达量的研究：分别提取 A 组正常对照组小鼠肺组织 DNA、B 组感染结核分枝杆菌标准菌株 H37Rv 小鼠肺组织总 DNA 和复苏培养的纯结核分枝杆菌标准菌株 H37Rv DNA。其中 A 组作为阴性对照，用复苏培养的纯结核杆菌标准菌株 H37Rv DNA 作为阳性对照。提取方法：

1）A 组正常对照组小鼠肺组织 DNA 提取：用从天根生物科技购买的组织基因组 DNA 提取试剂盒，按照说明书规范操作进行提取。方法及步骤同前所述。

2）B 组肺组织总 DNA（含小鼠肺组织和结核杆菌的 DNA）提取：采用购买 GA 组织溶解液（天根生物科技）及自制的 DNA 提取系列试剂提取。方法及步骤同前所述。

3）结核分枝杆菌标准菌株 H37RvDNA 的提取方法及步骤：同前所述。

4）结核分枝杆菌 X52471 基因标准品的制备：提取结核杆菌 DNA，PCR 扩增结核分枝杆菌特有基因 X52471，得到高浓度的 PCR 产物作为标准品；用微量核酸蛋白测定仪检测 PCR 产物的 DNA 浓度；使用公式计算出 PCR 产物的 DNA 拷贝数：拷贝数 = 浓度（ng/μl）/相对分子质量 $\times 6.02 \times 10^{23} \times 10^{-9}$（注：相对分子质量 = 碱基对数目 $\times 660$）；对标准品进行 10 倍比例逐步稀释，从中选择 5 个 10 倍稀释梯度作为标准品，使待测样本中目的基因浓度包含在标准品浓度范围内；标准品与样品同时进行 Real-time PCR 扩增目的基因，以标准品拷贝数的对数为横坐标，以 Ct 值为纵坐标，绘制标准曲线，R^2 为 0.99 或以上，表明拷贝数与 Ct 值有良好的线性关系。通过标准曲线公式和待测样本的 Ct 值，计算出样品中目的基因的拷贝数[48]。

5）QPCR（实时定量 PCR）绝对定量：引物序列及反应条件同前所述。

6）琼脂糖凝胶电泳：配制 2%的琼脂凝胶，即于 100ml 1×TAE 中加入 2g 琼脂糖，充分搅拌混匀。放入微波炉中加热，煮沸琼脂，使其成透明状；待温度降至 60℃ 左右时，加入 5μl Goldview/EB，充分混匀。将琼脂糖溶液倒入胶槽，插好制胶专用梳子；室温下避光放置 30～45min，待其彻底凝固，干净利落地拔出梳子（注：如果凝胶不立即使用，则用保鲜膜裹好，放入 4℃冰箱保存）。将琼脂凝胶置于电泳槽负极端，加入足量 1×TAE 电泳缓冲液，用移液枪将 PCR 产物 250bp 的 DNA Ladder Marker 加入到梳孔中，每孔加入量为 5μl。调节电压至 110V，盖上电泳槽盖，打开电源，使 DNA 由负极向正极移动，大概 40min，终止电泳。关闭电泳仪及电源，打开胶槽盖，并取出琼脂凝胶；避光放于凝胶成像仪中成像，观察 DNA Ladder Marker 和扩增的目的基因 PCR 产物荧光条带。

（二）结果

1. QPCR 绝对定量结果　如表 13-15 所示，6 周 30g 小鼠肺组织结核杆菌拷贝数对数平均值为 5.26，8 周 30g 小鼠肺组织结核杆菌拷贝数对数平均值为 5.09，正常组未检出图 13-13、图 13-14。

表 13-15　实时定量 PCR 绝对定量结果

周数	样本	copies	对数
	1	$10^{5.25}$	5.25
6	2	$10^{5.28}$	5.28
	3	$10^{5.24}$	5.24
	1	$10^{4.90}$	4.90
8	2	$10^{5.29}$	5.29
	3	$10^{5.08}$	5.08

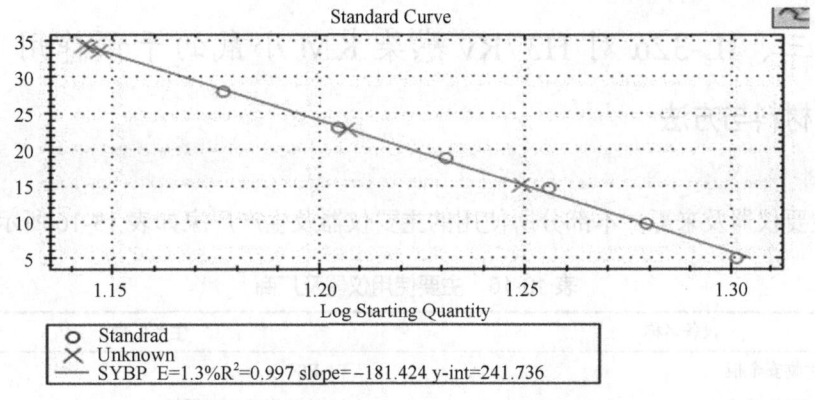

图 13-13 实时定量 PCR 绝对定量标准曲线

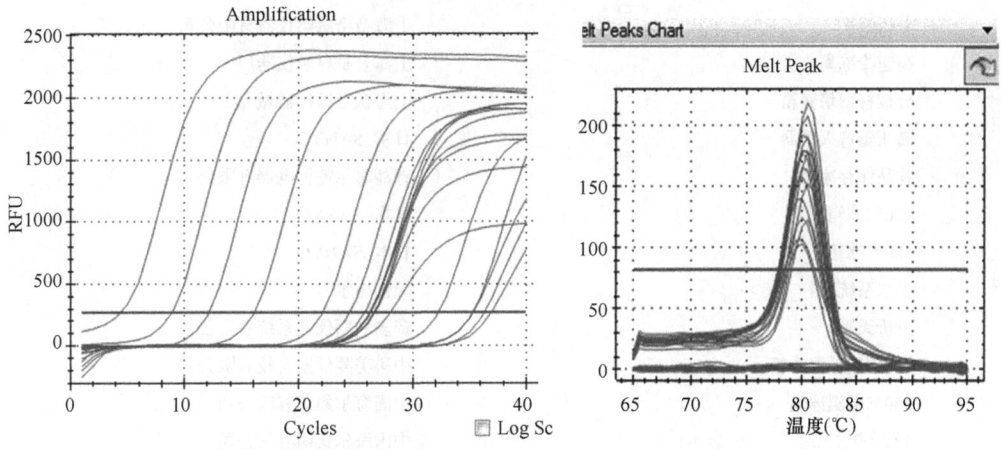

图 13-14 实时定量 PCR 扩增目的基因绝对定量扩增曲线和融解曲线

2. 琼脂糖凝胶电泳结果 第 1 和 10 泳道为 DNA Maker，范围为 20～250bp；第 2～5 泳道为感染 6 周小鼠肺组织 DNA 扩增出的目的基因，6～9 为感染 8 周小鼠肺组织 DNA 扩增出的目的基因，11 和 12 泳道为标准菌株 H37RvDNA 扩增出的目的基因，13 泳道为正常对照组，未见扩增产物（图 13-15）。

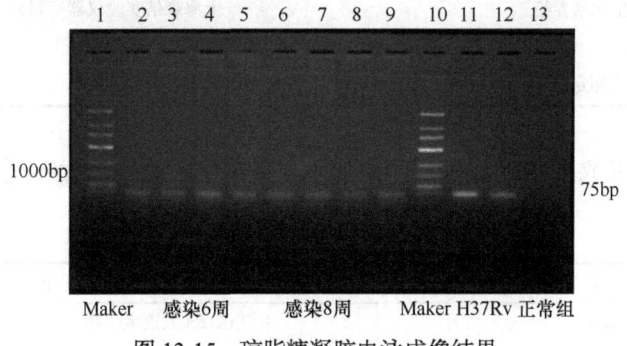

图 13-15 琼脂糖凝胶电泳成像结果

三、IL-32α 对 H37Rv 感染 KM 小鼠的干预作用

(一) 材料与方法

1. 材料

(1) 主要仪器及来源：本部分所使用的主要仪器及生产厂家如表 13-16 所示。

表 13-16　主要使用仪器及厂商

设备名称	生产厂商
生物安全柜	ESCO
恒温培养箱	上海跃进医疗器械
水浴恒温箱	上海跃进医疗器械厂
分析天平	上海精密科学仪器有限公司
高速冷冻离心机	上海安亭科学仪器厂
分枝杆菌培养箱	上海跃进医疗器械
高压蒸汽灭菌器	日本 SANYO
物品保存冰箱	青岛海尔特种电器有限公司
−20℃冰箱	日本 SANYO
−80℃冰箱	日本 SANYO
净水系统	天创净水
分析天平	赛多利斯仪器系统有限公司
−80℃超低温冰箱	中科美菱低温科技有限公司
−30℃低温冰箱	中国海尔集团有限公司
4℃冰箱	中国海尔集团有限公司
HF Super NW 系列超纯水系统	上海康雷分析仪器有限公司
立式高压蒸汽灭菌器	上海博讯实业有限公司医疗仪器厂
单道手动可调移液器	百得实验仪器（苏州）有限公司
大龙 TopPette8 道移液器	上海万岛仪器科技有限公司
台式高速离心机	美国 Sigama
iMark 酶标仪	美国 Bio-Rad 公司
SHP-250 型生化培养箱	上海森信实验仪器有限公司
小鼠固定器	自制（已申请专利）
微量核酸蛋白测定仪	美国 Bio-Rad 公司

(2) 主要试剂及来源：本部分所使用的主要试剂及来源厂家如表 13-17 所示。

表 13-17　主要使用试剂及厂商

试剂	厂商
RNase-free water	TaKaRa 大连宝生物公司
Middlebrook TH9 培养基	青岛日水生物
Middlebrook 增菌液	青岛日水生物
Middlebrook 甘油	青岛日水生物
PBS	上海宝信科技公司
重组人 IL-32α 细胞因子	美国 Biolegend 公司

续表

试剂	厂商
细菌基因组 DNA 提取试剂盒	TIANGEN 公司
2×Taq plus PCR MasterMix	TIANGEN 公司
组织基因组 DNA 提取试剂盒	TIANGEN 公司
100bp DNA Ladder Marker	TaKaRa 大连宝生物公司
250bp DNA Ladder Marker	TaKaRa 大连宝生物公司
引物合成	上海生工生物工程股份有限公司
三羟甲基氨基甲烷（Tris）	北京鼎国生物技术有限责任公司
乙二胺四乙酸（EDTA）	广东汕头市西陇化工厂
氢氧化钠（NaOH）	广东汕头市西陇化工厂
氯化钠（NaCl）	天津市风船化学试剂科技有限公司
乙酸（冰醋酸）	四川西陇化工有限公司
甘油（Glycerol）	Amresco 公司
无水乙醇	天津市大茂化学试剂厂
浓盐酸	北京化工厂

（3）满足实验条件的 P3 实验室：实验同上；在 BSL-2 以上的负压实验室中进行。注射菌液配制、处理都于生物安全柜中进行。实验开始前打开紫外灯照射实验室 1h 以上，实验人员需穿实验室专用鞋子、戴遮蔽头发的发帽、N95 口罩、实验防护衣、双层手套进入实验室。实验完毕：操作台充分喷洒酒精消毒剂，并打开紫外线灯照射 1h 以维护生物安全柜之洁净；实验人员离开操作间前充分喷洒酒精消毒剂，到缓冲间换下实验防护衣，离开前打开操作间及缓冲间紫外线灯照射 1h 以上。

2. 方法

（1）结核标准菌株 H37Rv 准备：结核标准菌株 H37Rv 复苏培养的物品、方法及步骤前已有详细说明，在此不再赘述。

（2）小鼠尾静脉注射结核标准菌株 H37Rv

1）实验动物的准备：从昆明医科大学动物中心取（17±1）g 的 SPF 级 KM 小鼠（雌）12 只，将小鼠随机分成 A、B、C 三组，每组 4 只。各组首次干预措施如表 13-18 所示。

表 13-18 实验设计方案

分组	干预因素	注射剂量（μl）	数量（只）
A	0.01mol/L PBS	200	4
B	H37Rv+0.01mol/L PBS	200	4
C	H37Rv+IL-32α+0.01mol/L PBS	200	4

2）注射用结核标准菌株 H37Rv 配制：从培养箱中取出适量结核标准菌株，密闭低速离心，去培养基，用 0.01mol/L PBS 清洗沉淀，密闭低速离心，去培养基，如此重复 2 次。向沉淀中加入一定量的 0.01 mol/L PBS，用移液枪混匀，必要时轻柔研磨，直至形成均匀细菌悬液后，转移至透明玻璃试管中。用比浊皿估计菌液大概浓度，不同比例稀释后取各种浓度菌液 200μl 于 96 孔板中，用 0.01 mol/L PBS 做空白对照，根据公式：测定管浓度

$=10^{6.85+1.90\times测定管OD值}$ 算出精确浓度,OD值取530nm波长测定数质。结合相关文献及前期实验确定每只小鼠一次实验注射所需结核菌浓度为 2×10^8CFU/ml,剂量为100μl。最后跟据需要量配制实验所需注射浓度和总量(现配现用为宜)。

3)注射用IL-32(20μg/100μl)的配制:1支500μg IL-32α:834μl(原液)+1668μl(PBS)得到2502μl浓度为20μg/100μl的细胞因子母液。分装于冻存管中,330μl/管,预留一管现用,其余置于-80℃超低温冰箱保存,需要时取出所需量,避免反复冻融。

4)小鼠尾静脉注射:将小鼠放入自制的小鼠固定器中,左手拇指和中指捏住尾部中下1/3~1/2处为宜,酒精擦拭,使血管充分充盈,右手持1ml注射器,使注射器针尖斜面向上,针尖与皮肤成10°左右角度,进入血管后平行进针。为避免出血过多,注射完毕用无菌棉签按压进针点止血,尽可能保护好小鼠尾静脉。

首次注射按表13-18),以后每5天一次,A组和B组注射100μl 0.01mol/L PBS,C组注射100μl IL-32(20μg/100μl)。每天观察小鼠动态,保证适量食物和水的供给,勤换垫料,保持小鼠生活环境卫生。期间无小鼠意外死亡情况发生。

5)实验取材:满6周、7周、8周时每组分别取1只小鼠样本,取材方法及步骤同前所述。

(3)实验动物肺组织中结核杆菌表达量的研究

1)A组正常对照组小鼠肺组织DNA提取:用从天根生物科技购买的组织基因组DNA提取试剂盒,按照说明书规范操作进行提取。方法及步骤同前所述。

2)B组肺组织总DNA(含小鼠肺组织和结核杆菌的DNA)提取:采用购买GA组织溶解液(天根生物科技),以及自制的DNA提取系列试剂提取。方法及步骤同前所述。

3)结核分枝杆菌标准菌株H37Rv DNA的提取方法及步骤:同前所述。

4)结核分枝杆菌X52471基因标准品的制备:X52471基因是结核分枝杆菌的特有基因,制作结核分枝杆菌X52471基因标准品方法:提取结核杆菌DNA,PCR扩增结核分枝杆菌特有基因X52471,得到高浓度的PCR产物作为标准品;用微量核酸蛋白测定仪检测PCR产物的DNA浓度;使用公式计算出PCR产物的DNA拷贝数:拷贝数 = 浓度(ng/μl)/相对分子质量$\times 6.02\times 10^{23}\times 10^{-9}$(注:相对分子质量 = 碱基对数目×660);对标准品进行10倍比例逐步稀释,从中选择5个10倍稀释梯度作为标准品,使待测样本中目的基因浓度包含在标准品浓度范围内;标准品与样品同时进行Real-time PCR扩增目的基因,以标准品拷贝数的对数为横坐标,以Ct值为纵坐标,绘制标准曲线,R^2为0.99或以上,表明拷贝数与Ct值有良好的线性关系。通过标准曲线公式和待测样本的Ct值,计算出样品中目的基因的拷贝数[48]。

5)QPCR(实时定量PCR)绝对定量:引物序列及反应条件同前。

(二)结果

通过QPCR(实时定量PCR)绝对定量标准品做出标准曲线,R^2=0.991,数据精准度较高,得到:A组正常对照组6周、7周、8周小鼠肺组织结核目的基因未检出,B组结核标准菌株H37Rv感染组6周小鼠肺组织结核杆菌拷贝数均数为$10^{5.79}$,拷贝数对数为5.79;7周结核杆菌拷贝数均数为$10^{5.80}$,对数为5.80;8周结核杆菌拷贝数为$10^{5.06}$,对数为5.06;C组IL-32干预组6周小鼠肺组织结核杆菌拷贝数均数为$10^{3.34}$,拷贝数对数为3.34;7周结核杆菌拷贝数均数为$10^{3.52}$,对数为3.52;8周未检出,如表13-19及图13-16~图

13-18 所示。

表 13-19 实时定量 PCR 绝对定量结果

分组	周数	拷贝数	对数
A 组	6	未检出	0
	7	未检出	0
	8	未检出	0
B 组	6	$10^{5.79}$	5.79
	7	$10^{5.80}$	5.80
	8	$10^{5.36}$	5.36
C 组	6	$10^{5.74}$	3.34
	7	$10^{3.52}$	3.52
	8	未检出	0

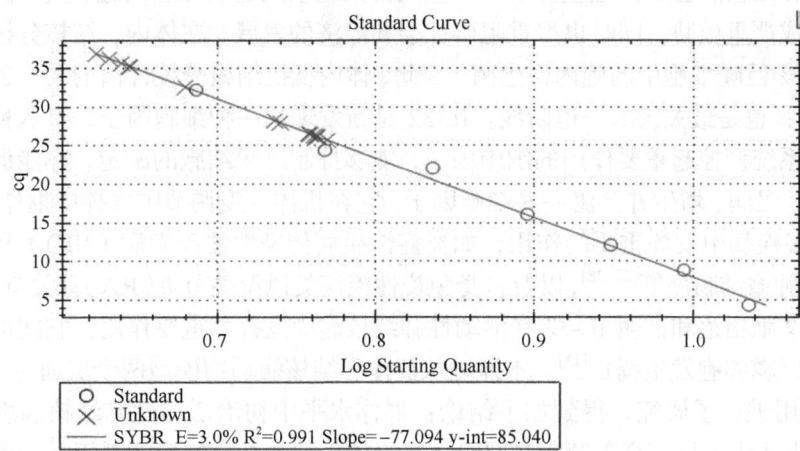

图 13-16 实时定量 PCR 绝对定量标准曲线

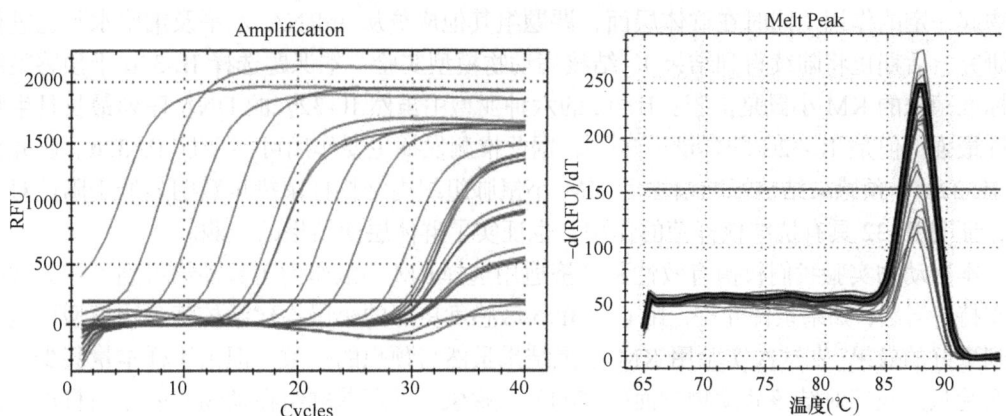

图 13-17 实时定量 PCR 扩增目的基因绝对定量扩增曲线和融解曲线

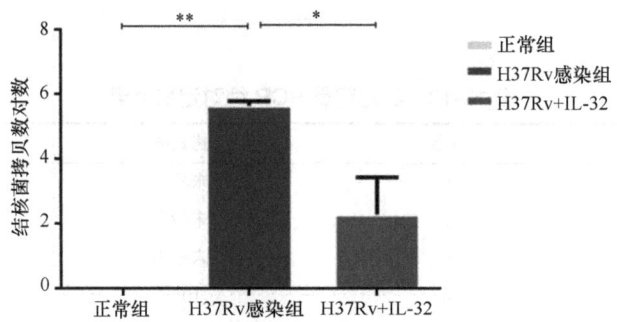

图 13-18　IL-32 干预组、H37Rv 结核感染组与正常对照组目的基因绝对表达量比较

*$P<0.05$，有统计学差异；**$P<0.01$，有显著统计学差异

第四节　总　　结

活动性肺结核病已成为全世界的一个重大公共卫生问题和社会问题，其广泛流行也对人类健康造成严重威胁，同时也严重阻碍社会和经济的发展。在体内，结核分枝杆菌是主要寄生于单核/巨噬细胞中的胞内寄生菌，因此，体内抵抗结核分枝杆菌的第一道防线是单核/巨噬细胞，也是最关键的一道防线。IL-32 是新发现的一种细胞因子，有六种亚型，它是机体免疫系统调控起重要作用的细胞因子，能够抑制巨噬细胞的游走，亦能促进其在炎症部位聚集、浸润、增生并分泌一些细胞因子，它在机体免疫调节中发挥中枢作用。因此，IL-32 在很多疾病中发挥重要的作用，如炎症性疾病传染性法氏囊病（IBD）和克罗恩病（CD）[25,26]、肿瘤结肠癌等[27,28]，以及自身免疫性疾病类风湿关节炎（RA）骨关节炎等[29-32]。也有很多的文献报道和证明 IL-32 在活动性肺结核病中发挥着重要作用，它能促进吞噬了结核杆菌的巨噬细胞发生凋亡[11]。本课题从群体和结核病动物模型两个层面对 IL-32 在结核病中的作用进行了研究，得到如下结论：群体水平中初治活动性肺结核病患者血清中IL-32 蛋白表达水平显著高于健康对照组；复治活动性肺结核病患者低于初治者，但仍高于健康对照组，推测 IL-32 蛋白在感染早期，血清中的含量升高对抵抗侵入机体的病原微生物起一定的作用（同时在群体层面，课题组其他成员从 mRNA 水平及细胞水平也进行了研究，后期也将陆续得到结果）。结核病动物模型实验：本课题选择 IL-32α 干预感染结核标准菌株的 KM 小鼠是由于：IL-32 的六种亚型中虽然 IL-32γ 的 DNA 序列最长且生物活性最强，但是 IL-32α 的含量最多[25]，据此推测发挥主要作用可能会是 IL-32α。研究得到 IL-32α 干预感染结核标准菌株后 KM 小鼠肺组织内结核杆菌拷贝数明显低于阳性对照组，证明 IL-32 具有抗结核杆菌的作用，也证实了群体层面结果的推测。

本次动物实验我们权衡有效性和经济适用选择 KM 小鼠作为实验动物得到了相关文献的支持，当然，如果条件允许，用 C57BL/6 敏感度更好的小鼠构建结核病动物模型可能会收到更好的效果[37]。这次实验用 KM 小鼠结果虽然与预想的一致，但由于样本量甚少，本次实验只是我们对结核病动物方面研究的初次探索，后期课题组在动物实验方面将加大样本量，对 IL-32 在结核病的作用进行更深入的研究。

总之，本实验通过从群体及建立结核病动物模型两个层面，分别采用病例-对照和阴性阳性对照进行研究，得出如下结论。

1. 在群体水平，结核病患者血清中 IL-32 蛋白含量显著高于健康对照组，结核病组中初治者、复治组血清中 IL-32 蛋白含量高于健康对照组，且结核病组中初治者血清中 IL-32 蛋白含量高于复治组，差异均有统计学意义。同时也得出：结核病患者血清中 IL-32 蛋白含量与痰检阴性/阳性、性别及年龄无相关性。

2. 建立结核病动物模型实验，用 IL-32 干预感染结核标准菌株的 KM 小鼠，小鼠肺组织中的结核杆菌拷贝数明显低于结核感染组，差异有统计学意（$P<0.05$）。证明 IL-32 蛋白对结核杆菌有抑制作用。

参 考 文 献

[1] 柳爱华，宣群，宝福凯. 白介素-32 及其与结核病相关性研究进展. 中国病原生物学杂志，2010，5（3）：215-217.
[2] Cooper AM, Khader SA. The role of cytokines in the initiation, expansion, and control of cellular immunity to tuberculosis. Immunol Rev, 2008, 226: 191-204.
[3] Kim SH, Han SY, Azam T, et al. Interleukin-32: a cytokine and in-ducer of TNF alpha. Immunity, 2005, 22（1）: 131-142.
[4] Netea MG, Azam TG, Girardin SE, et al. IL-32 syner-gizes with nucleotide oligomerization domain (NOD) 1 and NOD2 ligands for IL-1β and IL-6 production through a caspase 1-dependent mechanism. Proc Natl Acad Sci USA, 2005, 102（45）: 16309-16314.
[5] Goda C, Kanaji TS, Tanaka G, et al. Involvement of IL-32 in activation-induced cell death in T cells. Int'l Immunol, 2006, 18（2）, 233-240.
[6] Kundu M, Basu J. IL-32: An emerging player in the immune response network against tuberculosis. PLoS Med, 2006, 3（8）: 274.
[7] Sahibzada TR, Heng T, Wu L, et al. Increased level of IL-32 during human immunodeficiency virus infection suppresses HIV replication. Immunol Let, 2008, 117（2）: 161-167.
[8] Smith AJ, Toledo CM, Wietgrefe SW, et al. The immunosuppressive role of IL-32 in lymphatic tissue during HIV-1 infection. J Immunol, 2011, 186（11）: 6576-6584.
[9] Netea MG, Azam T, Lewis EC. *Mycobacterium tuberculosis* induces interleukin-32 production through a caspase-1/ IL-18/ interferon-γ dependent mechanism. PLoS Med, 2006, 3（8）: e277.
[10] Bai X, Kim SH, Azam T. IL-32 is a host protective cytokine against Mycobacterium tuber-culosis in differentiated THP-1 human macrophages. J Immunol, 2010, 184（7）: 3830-3840.
[11] 龙敏，罗军，龙北国，等. 结核杆菌诱导的凋亡中性粒细胞对人巨噬细胞活性的影响. 中国人兽共患病学报，2005，21（9）：748-750.
[12] Bao F, Liu A, Dai X, et al. Elevated levels of serum IL-32 in patients with active pulmonary tuberculosis. African J Microbiol Res, 2012, 6（45）: 7292-7294.
[13] WHO global tuberculosis control report 2014. Summary. Cent Eur J Public Health, 2014, 18（4）: 237.
[14] Ibrahim KM, Khan S, Laaser U. Tuberculosis control: current status, challenges and barriers ahead in 22 high endemic countries. J Ayub Med Coll Abbottabad, 2002, 14（4）: 11-15.
[15] Zheng C, Zhao Y, Zhu G, et al. Suitability of IS6110-RFLP and MIRU-VNTR for Differentiating Spoligotyped Drug-Resistant Mycobacterium tuberculosis Clinical Isolates from Sichuan in China. Biomed Res Int. 2014, 2014: 763204.
[16] Nakayama M, Niki Y, Kawasaki T. Enhanced susceptibility to lipopolysaccharide-induced arthritis and endotoxin shock in interleukin-32 alpha transgenic mice through induction of tumor necrosis factor alpha. Arthrit Res Ther, 2012, 14: R120.
[17] 林树柱，董娜，向志光，等. 结核分枝杆菌低剂量感染小鼠模型的建立与分析. 中国防痨杂志，2012，34（12）：817-820.
[18] 张昊凌，张志勇. 结核分枝杆菌感染动物模型的研究进展. 微生物与感染，2012，07（3）：184-189.
[19] 李任翔，刘先洲，唐志佼，等. 结核分枝杆菌急性感染小鼠模型的建立. 公共卫生与预防医学，2007，18（5）：12-14.
[20] 董江涛，徐芳，田玺择，等. 结核分枝杆菌感染小鼠肺泡巨噬细胞诱导结核分枝杆菌小分子热休克蛋白 HSP16.3 分泌表达模型的建立及鉴定. 石河子大学学报：自然科学版，2012，30（2）：198-201.
[21] 康健，王丽梅，王平，等. 小鼠结核分枝杆菌耐药模型的建立与评价. 中国实验动物学报，2011，19（4）：320-323.
[22] 董江涛，张万江. 结核分枝杆菌感染小鼠动物模型的建立及研究进展. 中国病原生物学杂志，2011（8）：621-623.
[23] 许承明，康健，王丽梅，等. 结核分枝杆菌持续感染小鼠模型的建立及其免疫特征. 微生物与感染，2014（2）：71-76.
[24] 刘芳，杨华，周文江，等. 不同感染途径建立的结核分枝杆菌急性肺感染小鼠模型的比较. 中华传染病杂志，2012，30（2）.
[25] Choi J, Bae S, Hong J, et al. Paradoxical effects of constitutive human IL-32γ in transgenic mice during experimental colitis. Proc. Natl. Acad. Sci. USA. 2010, 107: 21082-21086.

[26] Kim S. Interleukin-32 in Inflammatory Autoimmune Diseases. Immune Network, 2014, 14 (3): 123-127.

[27] Cheon SD, Lee JH, Park S, et al. Overexpression of IL-32 alpha increases natural killer cell-mediated killing through up-regulation of Fas and UL16-binding protein 2 (ULBP2) expression in human chronic myeloid leukemia cells. J Biol Chem, 2011, 286(14): 12049-12055.

[28] Oh JH, Cho MC, Kim JH, et al. IL-32γ inhibits cancer cell growth through inactivation of NF-κB and STAT3 signals. Oncogene, 2011. 30 (30): 3345-3359.

[29] Park MH, Song MJ, Cho MC, et al. Interleukin-32 enhances cytotoxic effect of natural killer cells to cancer cells via activation of death receptor 3. Immunol, 135.1 (2011): 63-72.

[30] Xu, WD, Zhang M, Feng CC, et al. IL-32 with potential insights into rheumatoid arthritis. Clin Immunol, 2013, 147: 89-94.

[31] Moon YM, Yoon BY, Her YM, et al. IL-32 and IL-17 interact and have the potential to aggravate osteoclastogenesis in rheumatoid arthritis. Arthritis Res Ther, 2012, 14: R246.

[32] Jeong, HJ, HA Oh, B J Lee, Kim HM. Inhibition of IL-32 and TSLP production through the attenuation of caspase-1 activation in an animal model of allergic rhinitis by Naju Jjok (*Polygonum tinctorium*). Int J Mol Med, 2014, 33: 142-150.

第十四章 白细胞介素-32在人巨噬细胞株中抗结核分枝杆菌作用的研究

本章以MTB主要寄生的人类巨噬细胞为研究对象，从蛋白质层面和分子生物学层面对IL-32在结核杆菌感染的巨噬细胞中的作用进行研究。同时，我们还利用新的分子生物技术对结核病新的诊断和治疗方法进行探索，以期最终能对结核病的预防、诊断、控制、治疗提出新的途径或思路。

第一节 IL-32在人类巨噬细胞株中抗结核病作用的研究

本课题组选择以人单核细胞白血病细胞（THP-1细胞）为研究对象。该细胞株是从一位患有急性单核细胞白血病的1岁男婴的外周血中分离而来。该细胞可被诱导分化为巨噬细胞，无论是处于单核细胞状态还是处于巨噬细胞状态，它都被广泛用于人体免疫应答的研究。早期研究表明THP-1细胞无论在形态、功能特性还是分化标志方面都与单核细胞、巨噬细胞非常相似[1]。此外，最早发现IL-32的文献中也曾使用THP-1为研究对象，因此最终我们决定选用该细胞为研究对象[2]。结核分枝杆菌H37Rv是结核菌的标准菌株，亦是最为常见的结核菌株，因此本部分实验采用该菌株为研究材料。此外，考虑到结核分枝杆菌可能会因为传代次数过多而导致活力下降、毒力与抗原性减弱。故本部分实验将首先以灭活的结核分枝杆菌标准株H37Rv为实验材料，以达到预先验证菌种毒力和抗原性的目的。TNF-α是一种与炎症密切相关的细胞因子，适当浓度的TNF-α可以维持结核性肉芽肿的结构，但过高浓度的TNF-α会导致机体发热、组织坏死、食欲不振和体重减轻等症状[3]。近10年来的研究结果表明，结核性肉芽肿是一种有利于结核菌在宿主体内繁殖的病理组织结构[3]。正是由于TNF-α浓度的高低与机体炎症反应、结核性肉芽肿的形成有着密切关系，因此我们以TNF-α的浓度作为评判IL-32功能的主要指标。实验使用THP-1细胞经PMA诱导后分化成的巨噬细胞为研究对象，分别以PBS、MTB及MTB+IL-32McAb处理巨噬细胞，在不同时间点分别收集细胞上清液并检测TNF-α的浓度。经统计分析后评估IL-32在巨噬细胞抗结核过程中的作用。

本部分实验技术流程如图14-1所示。

（一）实验材料

1. 主要仪器 本实验所用的主要仪器、耗材及其生产厂家如表14-1所示。

表14-1 主要使用仪器及厂商

仪器	厂商
−80℃超低温冰箱（Forma 900 Series）	ThermoFisher Scientific公司
生物安全柜（1285 REL）	ThermoFisher Scientific公司

仪器	厂商
超纯水机（HF Super NW）	力康生物医疗科技控股有限公司

续表

仪器	厂商
二氧化碳培养箱（HF90）	力康生物医疗科技控股有限公司
低速离心机（LC-4012）	科大创新股份有限公司中佳分公司
酶标仪（iMark）	美国 Bio-Rad 公司
洗板机（ImmunoWash 1575）	美国 Bio-Rad 公司
Countstar 自动细胞计数仪（IC1000）	上海睿钰生物科技有限公司
生化培养箱（SHP-250）	上海森信实验仪器有限公司
台式高速离心机（1-14）	德国 Sigama 公司
倒置显微镜（MI12）	广州市明美光电技术有限公司
24 孔细胞培养板（3524）	Corning Incorporated（Costar）
75cm² 细胞培养瓶（430641）	Corning Incorporated（Costar）

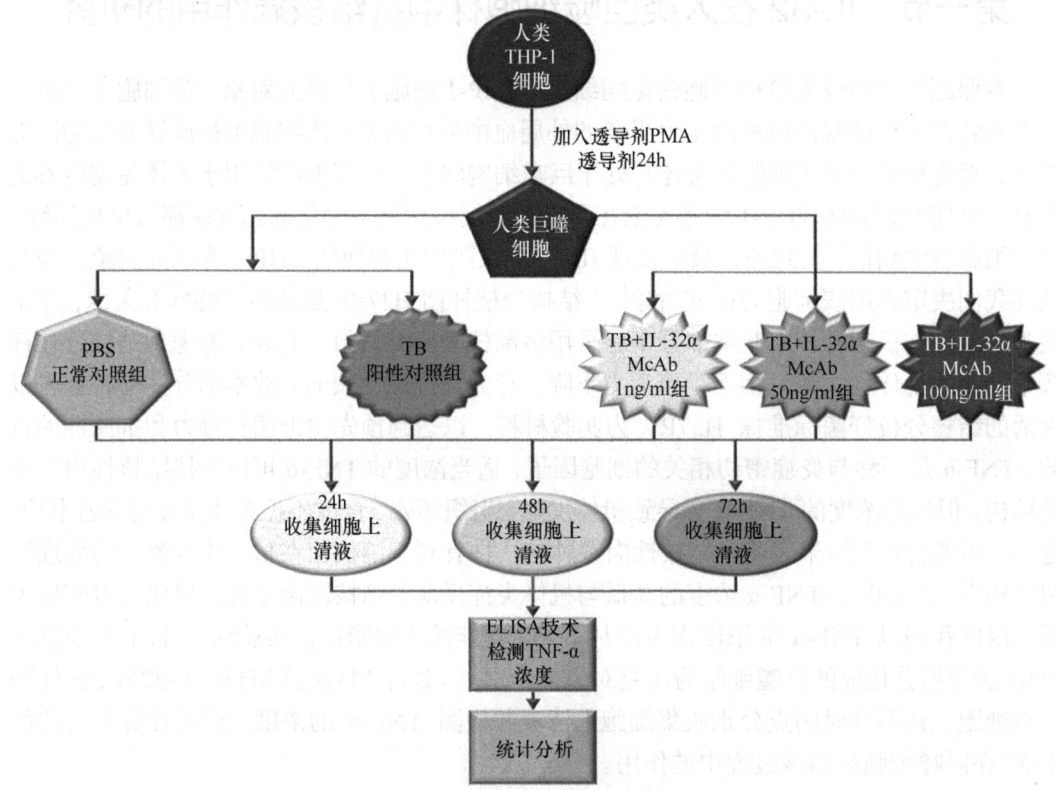

图 14-1 实验技术流程图

2. 主要试剂 实验所使用的主要试剂和厂家如表 14-2 所示。

表 14-2 主要使用试剂及厂商

试剂	厂商
Human TNF-α ELISA Kit（DKW12-1720）	北京达科为生物技术有限公司
IL-32α 单克隆抗体（MAB30401）	美国 R&D 公司
RPMI1640 培养基（11875500）	ThermoFisherScientific（Gibico）公司
胎牛血清（SV30087.02-500ml）	ThermoFisherScientific（Gibico）公司

| 青霉素/链霉素溶液（BS732-10ml） | 生工生物工程（上海）股份有限公司 |

续表

试剂	厂商
佛波酯（PMA，P1585-1mg）	Sigma 公司
台盼蓝（TT1140-10g）	生工生物工程（上海）股份有限公司
增菌液（Middlebrook ADC）	青岛日水生物技术有限公司
Middlebrook 7H9 肉汤培养基（12163）	青岛日水生物技术有限公司
甘油（21702）	青岛日水生物技术有限公司

主要溶液试剂配制

1）10%胎牛血清 RPMI1640 培养基（完全培养基）：①吸取 RPMI1640 细胞培养基 90ml 置于灭菌后的容器中；②加入胎牛血清 10ml；③加入青霉素/链霉素溶液 1ml；④混匀后于 4℃保存。

2）无血清 RPMI1640 培养基（无血清培养基）：①RPMI1640 培养液 99ml；②抗生素溶液（含青链霉素）1ml；③配置时需在无菌条件下进行，4℃保存。

3）台盼蓝染液：①称取 0.2g 曲利苯蓝；②加入 100mL 细胞培养用 PBS 后搅拌溶解；③用 0.22μm 的滤器过滤除菌，于室温保存。

4）PMA 储存液的配制：①在包装规格为 1mg PMA 干粉的瓶中直接加入 10ml 二甲基亚砜；②混匀，配制 PMA 浓度为 0.1mg/ml 的储存液；③0.22μm 滤器过滤除菌；④小份（100μl/份）分装，于-20℃保存。

5）IL-32α 单克隆抗体储存液的配制：①取装有 100μg IL-32α 单克隆抗体干粉的包装瓶；②在包装瓶中直接加入 200μL 经过滤的 PBS 溶液，混匀；③配制成浓度为 0.5mg/mL 的储存液，分装后于-70～-20℃保存。

（二）实验方法

1. 结核分枝杆菌 H37Rv 的复苏 配制肉汤培养基，称取肉汤培养基干粉 1.88g。加入 360ml 蒸馏水和 0.8ml 甘油，搅拌溶解。此处甘油与水的体积比例为 0.2ml：90ml。甘油用量需根据水的体积按比例加入。将配制好的肉汤培养基放入高压灭菌锅，灭菌 20min。取出灭菌完毕的肉汤培养基，放入生物安全柜中，冷却至 45～50℃。

将 Middlebrook 增菌液放入水浴锅中。35℃水浴 10min 后加入到冷却的肉汤培养基中（增菌液分为 A 液和 B 液，添加量须按说明书指示确定），混匀。此步骤要严格执行无菌操作原则，以免培养基污染。

将配制好的肉汤培养基分装至 15ml 离心管中，每管不超过 9ml。打开紫外灯，灭菌 30min 以上。在生物安全柜中将菌种接种于上述分装好的培养基中，在管壁用接种环轻轻研磨菌落，再混匀至液体培养基中。将接种好的培养基放入 37℃恒温培养箱培养至对数生长期。

2. THP-1 细胞的复苏 从液氮罐中取出 2 支冻存的 THP-1 细胞，用 75%乙醇溶液喷洒后擦干，放入培养箱约 3min，使其完全解冻。将解冻的细胞转入 50ml 离心管，加入 3ml 完全培养基，轻柔吹打混匀后将离心管放入低速常温离心机，1000r/min，5min，离心，弃上清。加入 10ml 完全培养基，轻柔吹打混匀，完成一次细胞清洗。再清洗 2 次细胞，以充分清除细胞冻存液中的二甲基亚砜。在细胞中加入 15ml 新鲜的完全培养基，混匀后转移至 75cm² 细胞培养瓶中。将培养瓶放入细胞培养箱中，37℃，5% CO_2 条件下培养。待细胞汇合度达 80%左右时（通常需要三天时间）可传代一次。

3. THP-1 细胞的传代 将培养瓶中的细胞摇匀后全部转移至 50ml 离心管中。将离心管放入低速常温离心机，1000r/min，5min，离心，弃上清。再在细胞中加入 2~3ml 完全培养基，轻柔吹打混匀。将混匀后的细胞液平均转移至两个新的 75cm² 细胞培养瓶中。分别在每个培养瓶中加入完全培养基，使其总培养基体积约为 15ml。将培养瓶放入细胞培养箱中，37℃，5% CO_2 条件下培养。

4. 诱导 THP-1 细胞分化成巨噬细胞后进行饥饿处理 将传代 2~3 次的细胞取出，充分混匀后转移至新的 50ml 离心管。1000r/min，5min，离心，弃上清。加入 3ml 完全培养基，轻柔吹打混匀。

吸取 10μl 细胞液至 500μl 离心管中。将 50ml 离心管中余下的细胞盖上盖子，用乙醇喷洒并擦干后放入培养箱中保温。稍微拧松盖子，以保持细胞液中 CO_2 充足。在吸取出的 10μl 细胞液中再加入 10μl 台盼蓝染液。充分混匀后吸出 20μl 混合液加入细胞计数板中。将计数板放入自动计数仪，计数 3 次，得出细胞活率和活细胞数（cells/ml）的平均值。当细胞活率大于 90%时，证明细胞状态良好适宜后续实验。根据计数结果和实验所需细胞液的体积和细胞数，计算出所需细胞原液的体积。

用 1640 完全培养基配制 PMA 浓度为 0.6ng/μl 的诱导培养基。取出暂时存放于细胞培养箱中的细胞原液，按照上一步计算结果，吸取出所需体积的细胞原液并转移至一支新的 50ml 离心管中。加入配制好的 PMA 培养基，轻柔吹打混匀。依照实验分组设定，将配制好的细胞液加入 24 孔细胞培养板中，每孔加 500μl。最终使得每孔的细胞总数为 3×10^5 个，PMA 浓度为 0.6ng/μl。铺板前在准备使用的孔中预先用 200μl 无血清培养基润洗一遍，以便细胞铺板均匀。铺好板后将板水平前后左右晃动使细胞均匀分布在板中。然后将板放入培养箱中 37℃，5% CO_2 培养 24h。若细胞长出伪足且形状变为椭圆形或梭形则表示诱导成功。将诱导成功的细胞上清液吸除，再在每孔加入 500μl 无血清 1640 培养基。然后放入培养箱中 37℃，5% CO_2 培养 12h，以完成饥饿处理。

5. 测定结核分枝杆菌浓度并灭活 从 37℃恒温生物培养箱中取出两支装有生长至对数期的结核分枝杆菌 H37Rv 的 50ml 离心管。放入常温离心机，3000r/min，10min，离心。将离心完毕的离心管用 75%乙醇溶液喷洒后放入生物安全柜中。倒掉上清，加入少量生理盐水（约 500μl），吹打混匀。吸取 200μl 混匀的菌液加入到无菌的 96 孔细胞培养板中任意一孔。将培养板放入酶标仪中，调整酶标仪照射波长至 530nm，读取菌液的 OD 值。将 OD 值带入如下公式，算出结核菌浓度（CFU/ml）：

Log10 结核菌的浓度=6.85+1.9×OD，或 $10^{6.85}$+1.9×OD=结核菌的浓度。

将检测好浓度的结核菌液分装并密封好，4℃冰箱中保存。根据实验设计所需的结核分枝杆菌用量，取适量结核分枝杆菌菌液。放入水浴锅中以巴氏灭菌法灭活结核杆菌。灭菌条件为：62~65℃，持续 30min。将灭活的结核分枝杆菌放入 4℃冰箱保存。

6. 加 IL-32 单克隆抗体和灭活结核分枝杆菌 H37Rv 共同处理巨噬细胞 实验设置三个组，PBS 正常对照组、MTB 组、IL-32McAb+MTB 组。IL-32McAb+MTB 组中根据 IL-32McAb 浓度不同进一步分为三个亚组，即：1ng/ml 组、50ng/ml 组和 100ng/ml 组。24 孔细胞培养板中每孔细胞数为 3×10^5 个细胞，根据细胞数比结核杆菌数为 1：10 的比例，因此确定各实验组的每孔细胞中所加入的结核菌数量为 3×10^6 CFU。按此数量用 1640 培养基配制结核杆菌工作液。

配制 PBS 正常对照组所需的处理工作液。由于 PBS 中缺少细胞存活的营养成分，因此若使用纯 PBS 溶液处理 PBS 对照组细胞会导致细胞提前死亡。故需以 PBS 溶液和 1640 完全培养基按一定比例混合后方可保证对照组细胞正常存活。根据前期预实验结果，确定当 PBS 溶液体积比例为 15% 时，实验效果较佳，故按此比例配制工作液。

IL-32McAb+MTB 组的细胞需要同时加入 MTB 和 IL-32McAb。按 1ng/ml、50ng/ml 和 100ng/ml 的浓度分别配制 IL-32McAb 工作液。从培养箱中取出饥饿好的细胞，吸出上清。按照分组设定分别加入配制好的工作液。使每一孔的总液体体积为 500μl。将加好工作液的细胞培养板放入培养箱中，37℃，5% CO_2 培养。分别于 24h、48h、72h 将细胞板取出，收集并分装上清液，放入 -20℃ 冰箱保存备用。

7. 检测细胞上清液中的 TNF-α 含量 根据预实验结果得知，将细胞上清液样品稀释 80 倍后方可正常进行实验。

按试剂盒说明书指示进行实验。

8. 统计学分析 将细胞上清液中 TNF-α 浓度的检测结果用统计软件 GraphPad Prism6.0 进行统计分析。统计过程采用双因素方差分析法进行分析（2-way ANOVA）。

（三）实验结果

使用北京达科为生物技术有限公司 "Human TNF-α ELISA Kit" 试剂盒进行检测，所得结果使用 GraphPad Prism6.0 统计学软件进行双因素方差分析（2-way ANOVA）。各个样品组中的 TNF-α 浓度的检测结果如表 14-3 所示。

表 14-3 细胞上清液中 TNF-α 浓度的检测结果（pg/ml）（平均浓度±标准误）

时间(h)	组别				
	PBS 正常对照组	TB（3×10^6 CFU/ml）组	TB+IL-32McAb（1ng/ml）组	TB+IL-32McAb（50ng/ml）组	TB+IL-32McAb（100ng/ml）组
24	282.287±4.415	1922.618±46.342	2078.325±78.15	1913.276±50.289	1698.401±37.03
48	385.183±7.859	9870.537±108.3	9566.783±87.896	8327.083±153.99	3079.837±140.2
72	903.458±91.76	16795.040±380.4	16167±455.605	14989.89±304.63	13 328.56±332.4

1. 在同一样品组内的不同时间点之间的 TNF-α 浓度比较分析 统计分析结果，如图 14-2A 所示：24h TB 组与 48h TB 组、72h TB 组皆有极显著（$P<0.0001$）统计学差异；48h TB 组与 72h TB 组有极显著（$P<0.0001$）统计学差异；24h 1ng 组与 48h 1ng 组、72h 1ng 组皆有极显著（$P<0.0001$）统计学差异；48h 1ng 组与 72h 1ng 组有极显著（$P<0.0001$）统计学差异。24h 50ng 组与 48h 50ng 组、72h 50ng 组皆有极显著（$P<0.0001$）统计学差异；48h 50ng 组与 72h 50ng 组有极显著（$P<0.0001$）统计学差异。24h 100ng 组与 48h100ng 组、72h 100ng 组皆有极显著（$P<0.0001$）统计学差异。48h 100ng 组与 72h 100ng 组有极显著（$P<0.0001$）统计学差异。各样品组的 TNF-α 浓度变化趋势，如图 14-2B 所示。

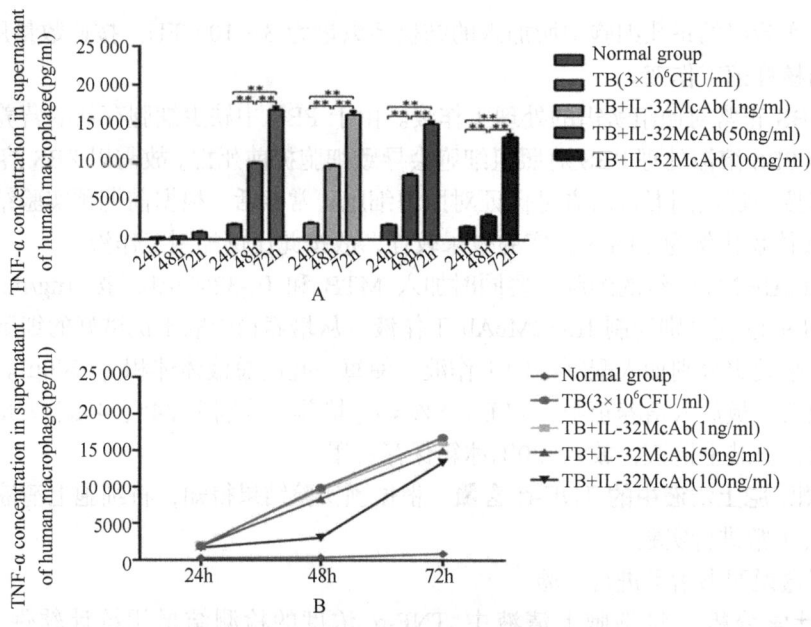

图 14-2　各样品组中不同时间点之间的 TNF-α

A. 浓度的比较分析（pg/ml）；B. 各样品组中的 TNF-α 浓度变化趋势

**$P<0.01$

2. 在同一时间点内的不同样品组之间的 TNF-α 浓度比较分析　在 24h 时间点内（图 14-3）：PBS 组与 TB 组、1ng 组、50ng 组、100ng 组皆有显著（$P<0.01$）统计学差异。

在 48h 时间点内（图 14-3）：PBS 组与 TB 组、1ng 组、50ng 组、100ng 组皆有显著（$P<0.01$）统计学差异；TB 组与 50ng 组、100ng 组皆有显著（$P<0.01$）统计学差异；1ng 组与 50ng 组、100ng 组有显著（$P<0.01$）统计学差异；50ng 组与 100ng 组有显著（$P<0.01$）统计学差异。

在 72h 时间点内（图 14-3）：PBS 组与 TB 组、1ng 组、50ng 组、100ng 组皆有显著（$P<0.01$）统计学差异；TB 组与 50ng 组、100ng 组皆有显著（$P<0.01$）统计学差异；1ng 组与 50ng 组、100ng 组有显著（$P<0.01$）统计学差异。50ng 组与 100ng 组有显著（$P<0.01$）统计学差异。

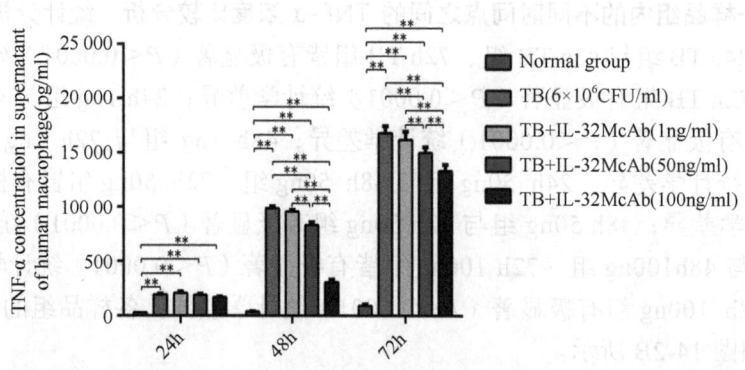

图 14-3　同一时间点内不同样品组之间的 TNF-α 浓度的比较分析（pg/ml）

**$P<0.01$

第二节　IL-32 在经结核分枝杆菌感染后的巨噬细胞中的作用

本节实验将采用 ELISA 技术和 TaqMan 探针法 Real-time PCR 技术分别从蛋白质层面和 DNA 分子生物学层面进一步探讨 IL-32 在巨噬细胞抗 MTB 过程中的作用。实验使用 THP-1 细胞经 PMA 诱导后分化成的巨噬细胞为研究对象，分别以 PBS、MTB 及 MTB+IL-32McAb 处理巨噬细胞，在不同时间点分别收集细胞上清液、细胞和 MTB 的总 DNA。随后检测上清液中的 TNF-α 的浓度和总 DNA 中 MTB 特异性基因的拷贝数，进而得到细胞内结核杆菌的载量。我们以期通过监测上述两项检测指标的变化情况进一步对 IL-32 的抗 MTB 功能做一个直观评估。本节实验中用于检测 MTB 载量的基因 *IS6110*（GenBank：X52471）是结核分枝杆菌特异性基因[5, 6]，由于其高度的物种特异性，故常被作为检测 MTB 的特异性目标 DNA 片段[7-9]。实验中使用的内参基因为人类 *β-actin*（GenBank：NG_007992.1）。

实验技术流程图见图 14-4。

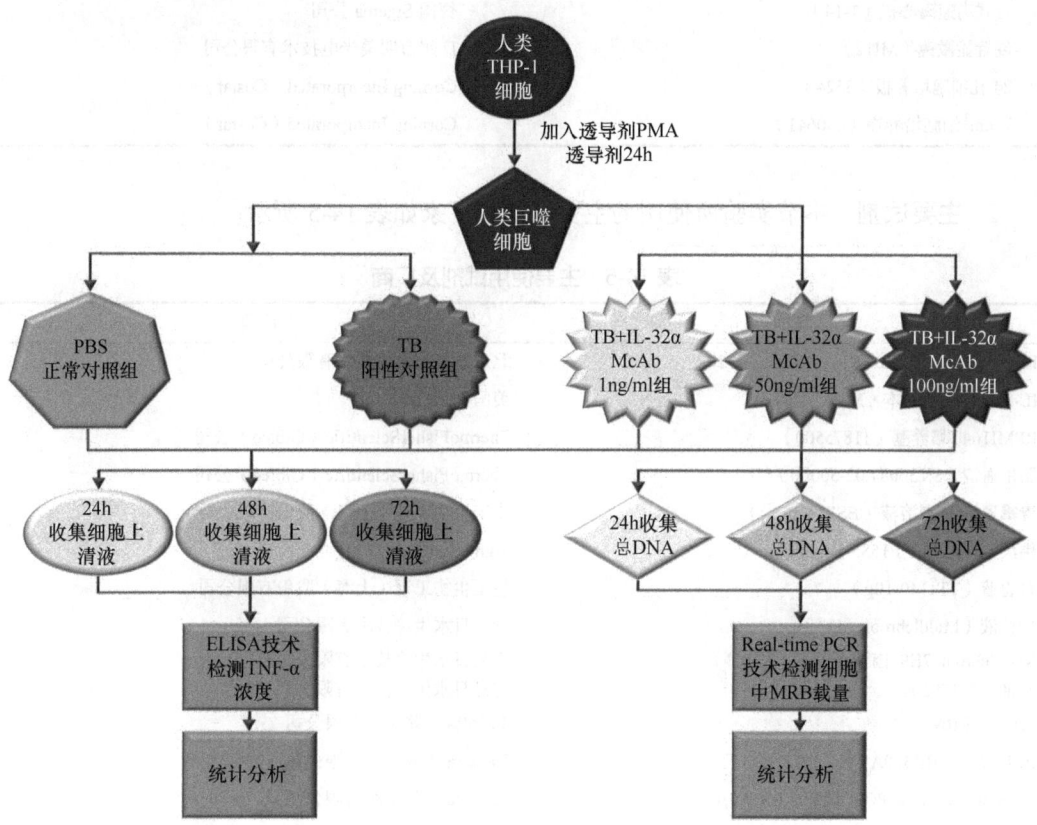

图 14-4　实验技术流程图

（一）实验材料

1. **主要仪器**　本节实验所用的主要仪器、耗材及其生产厂家如表 14-4 所示。

表 14-4　主要使用仪器及厂商

仪器	厂商
Real-timePCR 仪（CFX Connect）	美国 Bio-Rad 公司
PCR 仪（C1000 Touch）	美国 Bio-Rad 公司
酶标仪（iMark）	美国 Bio-Rad 公司
洗板机（ImmunoWash 1575）	美国 Bio-Rad 公司
−80℃超低温冰箱（Forma 900 Series）	ThermoFisher Scientific 公司
核酸蛋白微量检测仪（NanoDrop2000）	ThermoFisher Scientific 公司
生物安全柜（1285 REL）	ThermoFisher Scientific 公司
超纯水机（HF Super NW）	力康生物医疗科技股份有限公司
CO_2 培养箱（HF90）	力康生物医疗科技股份有限公司
低速离心机（LC-4012）	科大创新股份有限公司中佳分公司
Countstar 自动细胞计数仪（IC1000）	上海睿钰生物科技有限公司
生化培养箱（SHP-250）	上海森信实验仪器有限公司
台式高速离心机（1-14）	德国 Sigama 公司
倒置显微镜（MI12）	广州市明美光电技术有限公司
24 孔细胞培养板（3524）	Corning Incorporated（Costar）
$75cm^2$ 细胞培养瓶（430641）	Corning Incorporated（Costar）

2. 主要试剂　本节实验所使用的主要试剂和厂家如表 14-5 所示。

表 14-5　主要使用试剂及厂商

试剂	厂商
Human TNF-α ELISA Kit（DKW12-1720）	北京达科为生物技术有限公司
IL-32α 单克隆抗体（MAB30401）	美国 R&D 公司
RPMI1640 培养基（11875500）	ThermoFisherScientific（Gibico）公司
胎牛血清（SV30087.02-500ml）	ThermoFisherScientific（Gibico）公司
青霉素/链霉素溶液（BS732-10ml）	生工生物工程（上海）股份有限公司
佛波酯（PMA，P1585-1mg）	Sigma 公司
台盼蓝（TT1140-10g）	生工生物工程（上海）股份有限公司
增菌液（Middlebrook ADC）	青岛日水生物技术有限公司
Middlebrook 7H9 肉汤培养基（12163）	青岛日水生物技术有限公司
甘油（201702）	青岛日水生物技术有限公司
Trizol（9109）	TaKaRa 生物工程有限公司
PCR 试剂（RR320A）	TaKaRa 生物工程有限公司
TaqMan Real-time PCR 试剂（RR390A）	TaKaRa 生物工程有限公司
Real-time PCR 标准品稀释试剂（9160）	TaKaRa 生物工程有限公司
20bp DNA 核酸电泳 Marker（3420）	TaKaRa 生物工程有限公司
PCR、Real-time PCR 引物及探针	生工生物工程（上海）股份有限公司
琼脂糖（75510-019）	ThermoFisherScientific（Invitrogen）公司
DNA 核酸染料 Gelview（0020151110）	北京百泰克生物技术有限公司

3. 主要溶液试剂配制

（1）10%胎牛血清 RPMI1640 培养基（完全培养基）：①吸取 RPMI1640 细胞培养基 90ml 置于灭菌后的容器中；②加入胎牛血清 10ml；③加入青霉素/链霉素溶液 1ml；④混匀后于 4℃保存。

（2）无血清 RPMI1640 培养基（无血清培养基）：①RPMI1640 培养液 99ml；②抗生素溶液（含青链霉素）1ml；③配置时需在无菌条件下进行，4℃保存。

（3）台盼蓝染液：①称取 0.2g 曲利苯蓝；②加入 100ml 细胞培养用 PBS 后搅拌溶解；③用 0.22μm 的滤器过滤除菌，于室温保存。

（4）PMA 储存液的配制：①在包装规格为 1mg PMA 干粉的瓶中直接加入 10ml 二甲基亚砜；②混匀，配制 PMA 浓度为 0.1mg/ml 的储存液；③0.22μm 滤器过滤除菌；④小份（100μl/份）分装，于-20℃保存。

（5）IL-32α 单克隆抗体储存液的配制：①取装有 100μgIL-32α 单克隆抗体干粉的包装瓶；②在包装瓶中直接加入 200μl 经过滤的 PBS 溶液，混匀；3、配制成浓度为 0.5mg/ml 的储存液，分装后于-70～-20℃保存。

（6）100mL 结核分枝杆菌 DNA 提取试剂（含 10%乙醇的 0.1mol/L 枸橼酸钠）：①称取枸橼酸钠 2.94g；②加入 10ml 无水乙醇和 40ml 蒸馏水，搅拌至枸橼酸钠溶解；③继续使用蒸馏水定容至 100ml。

（7）PCR 引物、TaqMan Real-time PCR 引物及探针的配制：①将引物和探针放入离心机，12 000r/min，1min，离心；②根据试剂公司说明书指示，在探针和引物中加入相应体积的 TE 溶液或超纯水，混匀，配制成 100μmol/L 储存液。分装后放入-20℃冰箱保存；③使用探针和引物时用超纯水稀释为 10μmol/L 的工作液，放于 4℃冰箱保存。

（二）实验方法

1. 蛋白质水平和 DNA 分子水平的实验样品的制备

（1）结核分枝杆菌 H37Rv 的复苏：配制肉汤培养基，称取肉汤培养基干粉 1.88g。加入 360ml 蒸馏水和 0.8ml 甘油，搅拌溶解。此处甘油与水的体积比例为 0.2ml：90ml。甘油用量需根据水的体积按比例加入。将配制好的肉汤培养基放入高压灭菌锅，灭菌 20min。取出灭菌完毕的肉汤培养基，放入生物安全柜中，冷却至 45～50℃。

将 Middlebrook 增菌液放入水浴锅中。35℃水浴 10min 后加入到冷却的肉汤培养基中（增菌液分为 A 液和 B 液，添加量须按说明书指示确定），混匀。此步骤要严格执行无菌操作原则，以免培养基污染。

将配制好的肉汤培养基分装至 15ml 离心管中，每管不超过 9ml。打开紫外灯，灭菌 30min 以上。在生物安全柜中将菌种接种于上述分装好的培养基中，在管壁用接种环轻轻研磨菌落，再混匀至液体培养基中。将接种好的培养基放入 37℃恒温培养箱培养至对数生长期。

（2）THP-1 细胞的复苏：从液氮罐中取出 2 支冻存的 THP-1 细胞，用 75%乙醇溶液喷洒后擦干，放入培养箱约 3min，使其完全解冻。将解冻的细胞转入 50ml 离心管，加入 3ml 完全培养基，轻柔吹打混匀后将离心管放入低速常温离心机，1000r/min，5min，离心，弃上清。加入 10ml 完全培养基，轻柔吹打混匀，完成一次细胞清洗。再清洗 2 次细胞，以充分清除细胞冻存液中的二甲基亚砜。在细胞中加入 15ml 新鲜的完全培养基，混匀后转移至 75cm² 细胞培养瓶中。将培养瓶放入细胞培养箱中，37℃，5% CO_2 条件下培养。待细胞汇合度达 80%左右时（通常需要 3 天时间）可传代一次。

（3）THP-1 细胞的传代：将培养瓶中的细胞摇匀后全部转移至 50ml 离心管中。将离心管放入低速常温离心机，1000r/min，5min，离心，弃上清。再在细胞中加入 2～3ml 完全培养基，轻柔吹打混匀。将混匀后的细胞液平均转移至两个新的 75cm² 细胞培养瓶中。分别在每个培养瓶中加入完全培养基，使其总培养基体积约为 15ml。将培养瓶放入细胞养箱中，37℃，5%CO_2 条件下培养。

（4）诱导 THP-1 细胞分化成巨噬细胞后进行饥饿处理：将传代 2～3 次的细胞取出，充分混匀后转移至新的 50ml 离心管。1000r/min，5min，离心，弃上清。加入 3ml 完全培养基，轻柔吹打混匀。

吸取 10μl 细胞液至 500μl 离心管中。将 50ml 离心管中余下的细胞盖上盖子，用乙醇喷洒并擦干后放入培养箱中保温。稍微拧松盖子，以保持细胞液中 CO_2 充足。在吸取出的 10μl 细胞液中再加入 10μl 台盼蓝染液。充分混匀后吸出 20μl 混合液加入细胞计数板中。将计数板放入自动计数仪，计数 3 次，得出细胞活率和活细胞数（cells/ml）的平均值。当细胞活率大于 90%时，证明细胞状态良好适宜后续实验。根据计数结果和实验所需细胞液的体积和细胞数，计算出所需细胞原液的体积。

用 1640 完全培养基配制 PMA 浓度为 0.6ng/μl 的诱导培养基。取出暂时存放于细胞培养箱中的细胞原液，按照上一步计算结果，吸取出所需体积的细胞原液转移至一支新的 50ml 离心管中。加入配制好的 PMA 培养基，轻柔吹打混匀。依照实验分组设定，将配制好的细胞液加入 24 孔细胞培养板中，每孔加 500μl。最终使得每孔的细胞总数为 $3×10^5$ 个，PMA 浓度为 0.6ng/μl。铺板前在准备使用的孔中预先用 200μl 无血清培养基润洗一遍，以便细胞铺板均匀。铺好板后将板水平前后左右晃动使细胞均匀分布在板中。然后将板放入培养箱中 37℃，5% CO_2 培养 24h。若细胞长出伪足且形状变为椭圆形或梭形则表示诱导成功。将诱导成功的细胞上清液吸除，再在每孔加入 500μl 无血清 1640 培养基。然后放入培养箱中 37℃，5% CO_2 培养 12h，以完成饥饿处理。

（5）测定结核分枝杆菌浓度：从 37℃恒温生物培养箱中取出两支装有生长至对数期的结核分枝杆菌 H37Rv 的 50ml 离心管。放入常温离心机，3000r/min，10min，离心。将离心完毕的离心管用 75%乙醇溶液喷洒后放入生物安全柜中。倒掉上清，加入少量生理盐水（约 500μl），吹打混匀。吸取 200μl 混匀的菌液加入到无菌的 96 孔细胞培养板中任意一孔。将培养板放入酶标仪中，调整酶标仪照射波长至 530nm，读取菌液的 OD 值。将 OD 值带入如下公式：

Log10 结核菌的浓度=6.85+1.9×OD，或 $10^{6.85}$+1.9×OD=结核菌的浓度。

将测定好浓度的结核菌液分装并密封好，4℃冰箱中保存。

（6）加 IL-32 单克隆抗体和结核分枝杆菌 H37Rv 共同处理巨噬细胞：实验设置三个组，PBS 正常对照组、MTB 组、IL-32McAb+MTB 组。IL-32McAb+MTB 组中根据 IL-32McAb 浓度不同进一步分为三个亚组，即：1ng/ml 组、50ng/ml 组和 100ng/ml 组。24 孔细胞培养板中每孔细胞数为 $3×10^5$ 个细胞，每孔细胞中所加入的结核菌数量为 $3×10^6$CFU。每孔加液总体积为 500μl。用 1640 完全培养基和 PBS 溶液配制 PBS 体积比为 15%的正常对照组所需的处理工作液。用 1640 培养基和结核分枝杆菌按所需浓度配制 MTB 工作液。

在 PBS 组中加入 PBS 工作液。在 MTB 组和 IL-32McAb+MTB 组的细胞需要先加入

MTB 工作液，然后将细胞放入培养箱中。刺激细胞 6h 后，将细胞取出。吸除 MTB 组和 IL-32McAb+MTB 组的上清液，并用 PBS 溶液清洗细胞 2～3 次。然后在 MTB 组中加入 500μL 纯 1640 完全培养基。在 IL-32McAb+MTB 组中按分组设定，分别加入 IL-32McAb 浓度为 1ng/ml、50ng/ml 和、100ng/ml 的 1640 培养基。将加好液的细胞培养板放入培养箱中，37℃，5% CO_2 培养。

分别于 24h、48h、72h 将细胞板取出，收集并分装上清液。在收集完上清的孔中每孔加入 500μl Trizol 裂解液，轻轻晃动培养板，并静置 5min 后将各孔 Trizol 溶液分别收集。所有上清液样品和 Trizol 样品放入 –20℃ 冰箱保存备用。

2. 细胞上清液中的 TNF-α 含量的检测　根据预实验结果，将细胞上清液样品稀释 80 倍后方可正常进行实验。样品稀释及 ELISA 实验步骤按试剂盒说明书指示进行。实验在 18～25℃ 条件下进行。

3. 细胞内结核分枝杆菌载量的 Real-time PCR 绝对定量

（1）引物、探针的设计、比对与合成：根据文献介绍确定用于扩增的目标基因。在 NCBI 网站中的 Nucleotide 数据库中查找到结核分枝杆菌 *IS6110* 基因（GenBank：GenBank：X52471）和人类 *β-actin* 基因（GenBank：GenBank：NG_007992.1）完整序列。将查到的序列粘贴至 "Primer3 version 4.0.0" 网页版引物设计软件中。根据实验要求设定设计引物的条件：扩增产物长度为 70～150bp，同时设计出探针。其他设计条件使用默认设定。待软件设计出引物序列后进行特异性比对，以验证引物质量。

登录 NCBI 网站，进入 Primer-BLAST 数据库中，将设计好的引物输入数据库，选定用于比对物种，然后等待比对结果。如果比对结果显示引物的扩增产物单一，则表示引物特异性良好，可用于后续实验。将引物和探针序列交由生工生物工程（上海）股份有限公司进行合成。

（2）细胞中总 DNA 提取：取出收集到的裂解过细胞和 MTB 的 Trizol 试剂样本，室温解冻。加入 500μl 氯仿，混匀后室温静置 15min。12 000r/min 离心 10min。分层后，弃上层的 RNA 水相层（若要提取 RNA 的话可以使用该层水相溶液继续提取步骤）。加入 200μl 无水乙醇，混匀。室温静置 3min，使 DNA 沉淀。常温或 4℃，2000×g，5min，离心。弃上清，加入 1ml 含 10%乙醇的 0.1mol/L 枸橼酸钠溶液，混匀后室温静置 30min，洗涤 DNA 沉淀。常温或 4℃，2000×g，5min，离心，弃上清。重复本步骤一次。加入 1ml 75%乙醇溶液，室温放置 15min（不时颠倒混匀），常温或 4℃，2000×g，5min，离心，弃上清。室温放置 5min，晾干 DNA。用 dH_2O 或 TE 溶液溶解 DNA。

（3）制作结核菌 Real-time PCR 绝对定量标准品：以提取出的总 DNA 为模板，用针对结核杆菌特异基因 *IS6110* 的引物进行 PCR 扩增。引物序列如下：

目的基因	结核分枝杆菌 *IS6110* 基因
正向引物	5'- accgaagaatccgctgagat -3'
反向引物	5'- gacgcggtctttaaaatcgc -3'
产物长度	83bp

PCR 反应体系配制如下：

EmeraldAmp MAX PCR Master Mix（2X Premix）　25μl

Template		<500ng
Forward Primer(10μmol/L)		0.5μl
Reverse Primer(10μmol/L)		0.5μl
dH$_2$O		补足至50μl
Total		50μl

PCR 扩增条件为:

预变性	98℃	12min
变性	98℃	10s
退火	55℃	30s
延伸	72℃	60s
终末延伸	72℃	10min

变性、退火、延伸 循环40次

PCR 反应结束后将产物进行核酸电泳,检验产物纯度。用 TAE 溶液配制 4%琼脂糖凝胶。电泳条件:110V,38min。待验证 PCR 产物纯度良好后,用微量核酸蛋白检测仪检测 PCR 产物的 DNA 浓度。根据 PCR 产物 DNA 浓度计算出目的片段的拷贝数。计算公式如下:

拷贝数(copies/μl)= DNA 浓度(ng/μl)$\times 6.02 \times 10^{23} \times 10^{-9}$ / 相对分子质量

相对分子质量=碱基对数目$\times 660$

用 Real-time PCR 标准品稀释试剂将计算出拷贝数的 PCR 产物进行 10 倍系列倍比稀释,稀释8~10个稀释度,涵盖待测样本中目的基因可能出现的全部浓度范围。

(4)检验结核菌 Real-time PCR 绝对定量标准品的质量:以倍比稀释好的标准品为模板进行 TaqMan Real-time PCR 扩增,以最终检验标准品质量和稀释效果。引物序列如下:

目的基因	结核分枝杆菌 *IS6110*
正向引物	5′- accgaagaatccgctgagat -3′
反向引物	5′- gacgcggtctttaaaatcgc -3′
TaqMan 探针	5′- cgggacaacgccgaattg-3′

TaqMan Real-time PCR 反应体系配制如下:

Premix Ex Taq(Probe qPCR)(2×)	12.5μl
Template	2.0μl
Forward Primer(10μmol/L)	0.5μl
Reverse Primer(10μmol/L)	0.5μl
TaqMan Probe(10μmol/L)	1μl
dH$_2$O	8.5μl
Total	50μl

TaqMan Real-time PCR 扩增条件:

预变性	95℃	1min
变性	95℃	30s
退火/延伸	55.3℃	30s
终末延伸	72℃	10min

变性、退火/延伸 循环40次

当扩增结果显示标准曲线的相关性（R^2）大于98%，且扩增效率（E）在95%～105%之间时表明标准品质量良好，可以用于后续的Real-time PCR绝对定量实验。由于PCR产物中目的片段浓度过高，因此稀释倍数较低的标准品无法用于后续实验。故需根据扩增结果，选取扩增效果良好的标准品稀释度以作为后续正式实验用的标准品。

（5）制作人类 β-actin 基因 Real-time PCR 绝对定量标准品：以提取出的总DNA为模板，用针对人类内参基因 β-actin 的引物进行PCR扩增。引物序列如下：

目的基因	人类 β-actin 基因
正向引物	5′- actaacactggctcgtgtga-3′
反向引物	5′- cttgggatggggagtctgtt -3′
产物长度	105bp

PCR反应体系配制如下：

EmeraldAmp MAX PCR Master Mix（2X Premix）	25μl
Template	<500ng
Forward Primer（10μmol/L）	0.5μl
Reverse Primer（10μmol/L）	0.5μl
dH$_2$O	补足至50μl
Total	50μl

PCR扩增条件为：

预变性	98℃	12min
变性	98℃	10s
退火	55℃	30s
延伸	72℃	60s
终末延伸	72℃	10min

循环40次（变性、退火、延伸）

PCR反应结束后将产物进行核酸电泳，检验产物纯度。用TAE溶液配制4%琼脂糖凝胶。电泳条件：110V，38min。待验证PCR产物纯度良好后，用微量核酸蛋白检测仪检测PCR产物的DNA浓度。根据PCR产物DNA浓度计算出目的片段的拷贝数。计算公式如下：

拷贝数（copies/μl）= DNA浓度（ng/μl）×6.02×10^{23}×10^{-9} / 相对分子质量

相对分子质量=碱基对数目×660

用Real-time PCR 标准品稀释试剂将计算出拷贝数的PCR产物进行10倍系列倍比稀释，稀释8～10个稀释度，涵盖待测样本中目的基因可能出现的全部浓度范围。

（6）检验人类 β-actin 基因 Real-time PCR 绝对定量标准品的质量：以倍比稀释好的标准品为模板进行 TaqMan Real-time PCR 扩增，以最终检验标准品质量和稀释效果。引物序列如下：

目的基因	人类 *β-actin* 基因	
正向引物	5′- actaacactggctcgtgtga -3′	
反向引物	5′- cttgggatggggagtctgtt -3′	
TaqMan 探针	5′- catgaggctggtgtaaagcg -3′	

TaqMan Real-time PCR 反应体系配制如下：

Premix Ex Taq（Probe qPCR）（2×）	12.5μl
Template	2.0μl
Forward Primer（10μmol/L）	0.5μl
Reverse Primer（10μmol/L）	0.5μl
TaqMan Probe（10μmol/L）	1μl
dH₂O	8.5μl
Total	50μl

TaqMan Real-time PCR 扩增条件：

预变性	95℃	30s
变性	95℃	10s
退火/延伸	55.3℃	30s
终末延伸	72℃	10min

（变性和退火/延伸循环40次）

当扩增结果显示标准曲线的相关性（R^2）大于98%且扩增效率（E）在95%~105%之间时表明标准品质量良好，可以用于后续的 Real-time PCR 绝对定量实验。由于 PCR 产物中目的片段浓度过高，因此稀释倍数较低的标准品无法用于后续实验。故需根据扩增结果，选取扩增效果良好的标准品稀释度以作为后续正式实验用的标准品。

（7）Real-time PCR 定量结核菌 *IS6110* 基因拷贝数：以提取出的总 DNA 样品和制作好的结核杆菌 *IS6110* 基因标准品为模板进行 TaqMan Real-time PCR 扩增。每个样品设一个副孔。

引物序列如下：

目的基因	结核分枝杆菌 *IS6110*
正向引物	5′- accgaagaatccgctgagat -3′
反向引物	5′- gacgcggtctttaaaatcgc -3′
TaqMan 探针	5′- cgggacaacgccgaattg-3′
产物长度	83bp

TaqMan Real-time PCR 反应体系配制如下：

Premix Ex Taq（Probe qPCR）（2×）	12.5μl
Template	2.0μl
Forward Primer（10μmol/L）	0.5μl
Reverse Primer（10μmol/L）	0.5μl
TaqMan Probe（10μmol/L）	1μl
dH₂O	8.5μl
Total	50μl

TaqMan Real-time PCR 扩增条件：

预变性	95℃	30s
变性	95℃	20s ⎫
退火/延伸	59℃	30s ⎬ 循环40次
终末延伸	72℃	10min

(8) Real-time PCR 定量人类 *β-actin* 基因拷贝数：以提取出的总 DNA 样品和制作好的人类 *β-actin* 基因标准品为模板进行 TaqMan Real-time PCR 扩增。每个样品设一个副孔。引物序列如下：

目的基因	人类 *β-actin* 基因
正向引物	5'- actaacactggctcgtgtga -3'
反向引物	5'- cttgggatggggagtctgtt -3'
TaqMan 探针	5'- catgaggctggtgtaaagcg -3'
产物长度	105bp

TaqMan Real-time PCR 反应体系配制如下：

Premix Ex Taq（Probe qPCR）（2×）	12.5μl
Template	2.0μl
Forward Primer（10μmol/L）	0.5μl
Reverse Primer（10μmol/L）	0.5μl
TaqMan Probe（10μmol/L）	1μl
dH$_2$O	8.5μl
Total	50μl

TaqMan Real-time PCR 扩增条件：

预变性	95℃	30s
变性	95℃	20s ⎫
退火/延伸	59℃	30s ⎬ 循环40次
终末延伸	72℃	10min

(9) 计算细胞样品中的结核分枝杆菌载量：经过 TaqMan Real-time PCR 扩增后根据计算出的每个总 DNA 样品中所含的结核杆菌 *IS6110* 基因和人类 *β-actin* 基因拷贝数计算出该样品中的结核杆菌载量。计算公式如下：

结核杆菌载量 = 结核杆菌 *IS6110* 基因拷贝数 / 人类 *β-actin* 基因拷贝数

4. 统计学分析 将细胞上清液中 TNF-α 浓度的检测结果和细胞中的结核杆菌载量用统计软件 GraphPad Prism6.0 进行统计分析。统计过程采用双因素方差分析法进行分析（2-way ANOVA）。

（三）实验结果

1. 检测细胞上清液中的 TNF-α 浓度 实验使用 Human TNF-α ELISA Kit 试剂盒（北京达科为生物技术有限公司）进行检测，所得结果使用 GraphPad Prism6.0 统计学软件进行双因素方差分析（2-way ANOVA）。各个样品组中的 TNF-α 浓度的检测结果如表 14-6 所示。

表 14-6　细胞上清液中 TNF-α 浓度的检测结果（pg/ml）（平均浓度±标准误）

时间(h)	组别				
	PBS 正常对照组	TB（$3×10^6$CFU/ml）组	TB+IL-32McAb（1ng/ml）组	TB+IL-32McAb（50ng/ml）组	TB+IL-32McAb（100ng/ml）组
24	180.072±0.452	6391.073±100.6	5394.357±34.439	3959.608±215.70	3473.713±363.337
48	390.352±7.589	14396.7±107.43	14509±185.565	11873.27±115.562	6800.134±274.809
72	672.778±41.15	18871.060±54.1	18492.39±192.96	16567.14±110.531	14328.75±149.905

（1）在同一样品组内的不同时间点之间的 TNF-α 浓度比较分析：在同一样品组的不同时间点之间的比较中（如图 14-5A）：24h TB 组与 48h TB 组、72h TB 组皆有极显著（$P<0.01$）统计学差异；48h TB 组与 72h TB 组有极显著（$P<0.01$）统计学差异；24h 1ng 组与 48h 1ng 组、72h 1ng 组皆有极显著（$P<0.01$）统计学差异；48h 1ng 组与 72h 1ng 组有极显著（$P<0.01$）统计学差异。24h 50ng 组与 48h 50ng 组、72h 50ng 组皆有极显著（$P<0.01$）统计学差异；48h 50ng 组与 72h 50ng 组有极显著（$P<0.01$）统计学差异。24h 100ng 组与 48h 100ng 组、72h 100ng 组皆有极显著（$P<0.01$）统计学差异。48h100ng 组与 72h 100ng 组有极显著（$P<0.01$）统计学差异。TNF-α 浓度变化趋势如图 14-5B 所示。

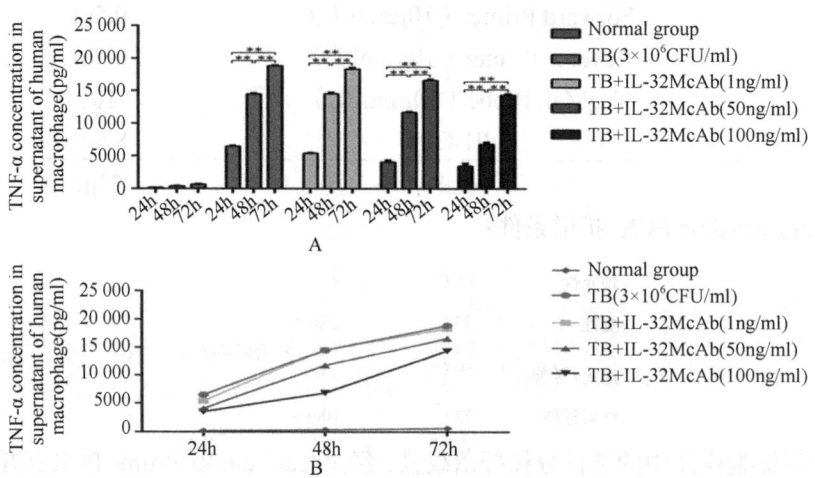

图 14-5　A. 各样品组中不同时间点 TNF-α 浓度的比较分析（pg/ml）；B. 各样品组中的 TNF-α 浓度变化趋势

**$P<0.01$

（2）在同一时间点内的不同样品组之间的 TNF-α 浓度比较分析：在 24h 时间点内（图 14-6）：PBS 组与 TB 组、1ng 组、50ng 组、100ng 组皆有显著（$P<0.01$）统计学差异；TB 组与 1ng 组、50ng 组、100ng 组皆有显著（$P<0.01$）统计学差异；1ng 组与 50ng 组、100ng 组有显著（$P<0.01$）统计学差异；50ng 组与 100ng 组有显著（$P<0.01$）统计学差异。

在 48h 时间点内（图 14-4）：PBS 组与 TB 组、1ng 组、50ng 组、100ng 组皆有显著（$P<0.01$）统计学差异；TB 组与 50ng 组、100ng 组皆有显著（$P<0.01$）统计学差异；1ng 组与 50ng 组、100ng 组有显著（$P<0.01$）统计学差异；50ng 组与 100ng 组有显著（$P<0.01$）统计学差异。

在 72h 时间点内（图 14-6）：PBS 组与 TB 组、1ng 组、50ng 组、100ng 组皆有显著

（$P<0.01$）统计学差异；TB 组与 50ng 组、100ng 组皆有显著（$P<0.01$）统计学差异；1ng 组与 50ng 组、100ng 组有显著（$P<0.01$）统计学差异。50ng 组与 100ng 组有显著（$P<0.01$）统计学差异。

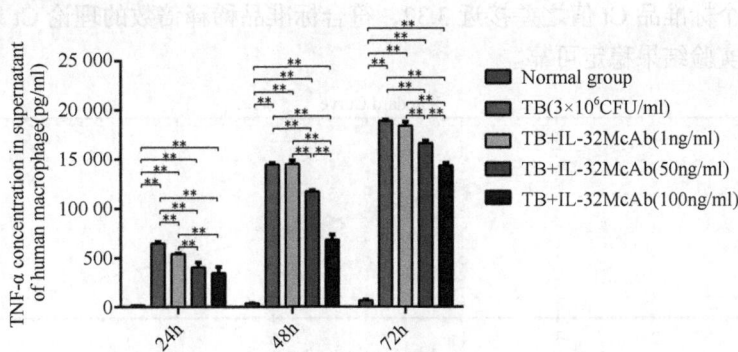

图 14-6　同一时间点内不同样品组之间的 TNF-α 浓度的比较分析（pg/ml）

**$P<0.01$

2. TaqMan Real-time PCR 扩增曲线和标准曲线图像

（1）结核杆菌 *IS6110* 基因扩增曲线和标准曲线图像：如图 14-7 所示，标准曲线扩增效率（E）为 95.7%，相关系数（R^2）为 0.999，表明标准曲线质量良好，可靠性高，可以对实验样品中的目的片段拷贝数进行精确定量。如图 14-8 所示，样品和标准品扩增曲线平滑；相邻浓度的两个标准品 Ct 值之差接近 3.32，符合标准品稀释倍数的理论 Ct 差值。因此，我们认为此次实验结果稳定可靠。

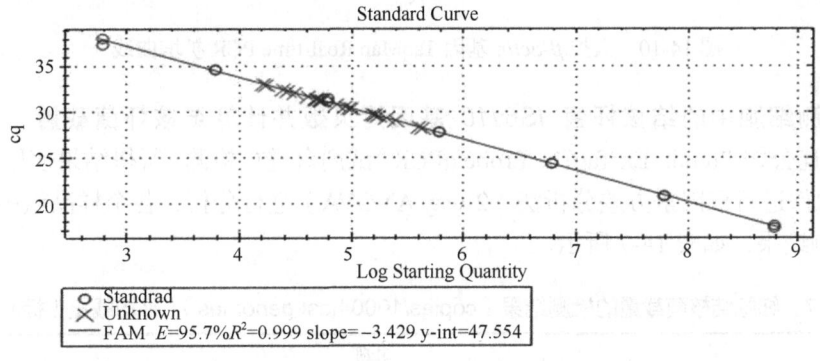

图 14-7　结核杆菌 *IS6110* 基因 TaqMan Real-time PCR 标准曲线

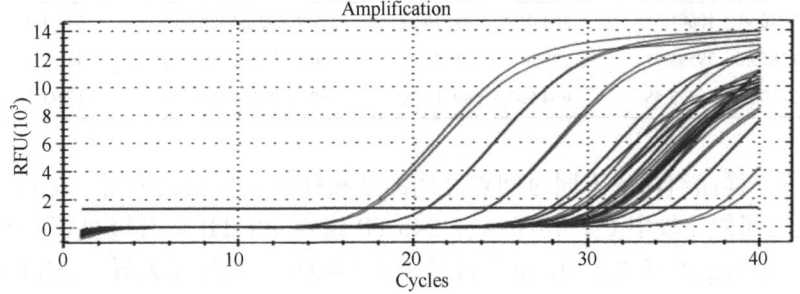

图 14-8　结核杆菌 *IS6110* 基因 TaqMan Real-time PCR 扩增曲线

（2）人类 β-actin 基因扩增曲线和标准曲线图像：如图 14-9 所示，标准曲线扩增效率（E）为 97.3%，相关系数（R^2）为 0.993，表明标准曲线质量良好，可靠性高，可以对实验样品中的目的片段拷贝数进行精确定量。如图 14-10 所示，样品和标准品扩增曲线平滑；相邻浓度的两个标准品 Ct 值之差接近 3.32，符合标准品稀释倍数的理论 Ct 差值。因此，我们认为此次实验结果稳定可靠。

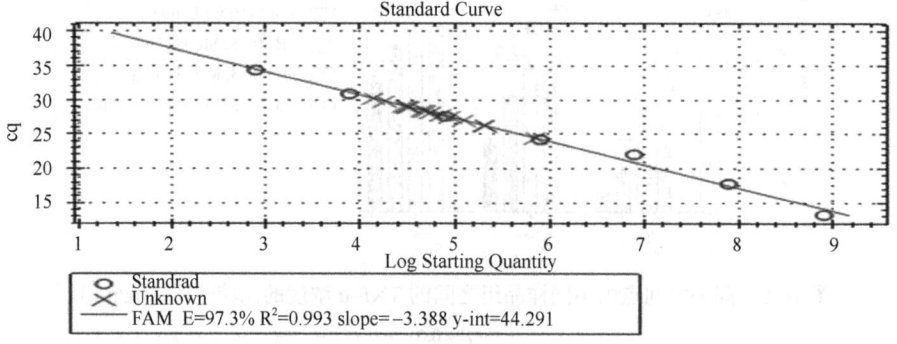

图 14-9　人类 β-actin 基因 TaqMan Real-time PCR 标准曲线

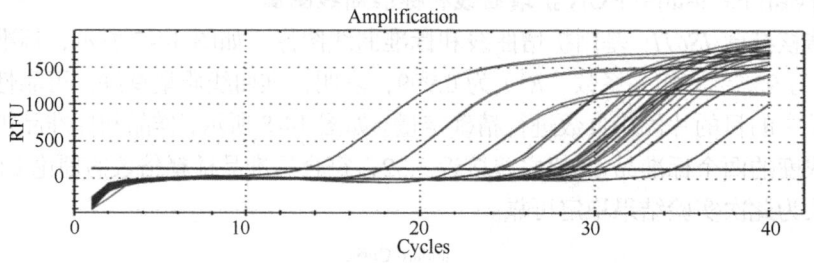

图 14-10　人类 β-actin 基因 TaqMan Real-time PCR 扩增曲线

3. 检测细胞中的结核杆菌 *IS6110* 基因拷贝数并计算结核杆菌载量　实验使用 TaKaRa 大连公司 Premix Ex Taq™（Probe qPCR）试剂盒进行检测，所得结果使用 GraphPad Prism6.0 软件进行双因素方差分析法（2-way ANOVA）进行分析，各个样品组中的结核菌载量的检测结果，如表 14-7 所示。

表 14-7　细胞结核菌载量的检测结果（copies/1000 host genomes）（平均载量±标准误）

时间 (h)	组别			
	TB（$3×10^6$CFU/ml）组	TB+IL-32McAb（1ng/ml）组	TB+IL-32McAb（50ng/ml）组	TB+IL-32McAb（100ng/ml）组
24	67 740.91±10601.31	284 418.2±73576.38	280 392±53202.01	273 785.4±53 775.72
48	20 1853.6±39591.91	330 667.8±21926.25	402 425.9±4910.35	581 188.7±78 837.02
72	420 108.8±18373.48	604 907.5±40716.59	893 105.1±23776.81	1 793 376±175 994.1

（1）在同一样品组内的不同时间点之间的结核杆菌载量比较分析：在同一样品组的不同时间点之间的比较中（图 14-11A）：24h TB 组与 72h TB 组有极显著（$P<0.01$）统计学差异；24h 1ng 组与 72h 1ng 组有极显著（$P<0.01$）统计学差异；48h 1ng 组与 72h 1ng 组有极显著（$P<0.01$）统计学差异。24h 50ng 组与 72h 50ng 组有极显著（$P<0.01$）统计学差异；48h 50ng 组与 72h 50ng 组有极显著（$P<0.01$）统计学差异。24h 100ng

组与 48h100ng 组、72h 100ng 组皆有极显著（$P<0.01$）统计学差异。48h 100ng 组与 72h 100ng 组有极显著（$P<0.01$）统计学差异。各样品组中的结核杆菌载量变化趋势如图 14-11 所示。

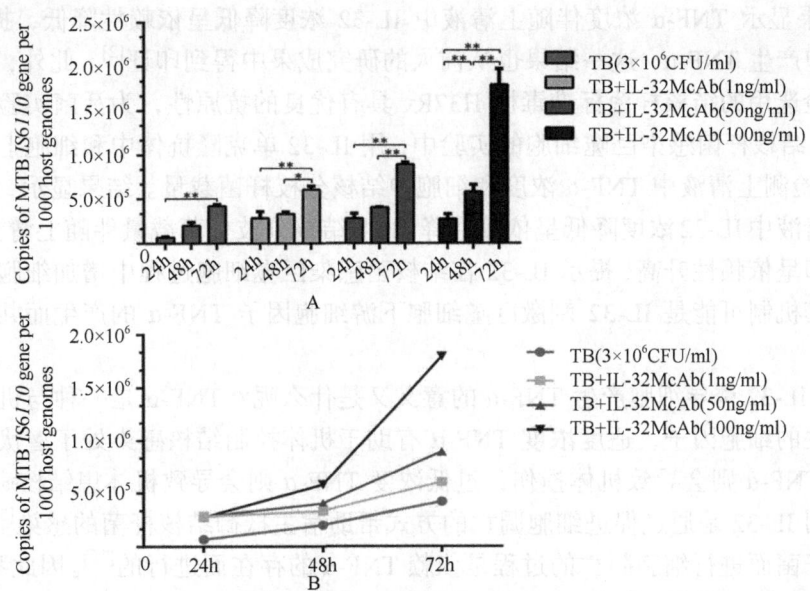

图 14-11　A. 各样品组中不同时间点之间结核杆菌载量比较分析（copies/1000 host genomes）；B. 各样品组中的结核杆菌载量变化趋势

$*P<0.05$；$**P<0.01$

（2）在同一时间点内的不同样品组之间的结核杆菌载量比较分析：在 24h 时间点内（图 14-12）：各组样品间结核杆菌载量比较分析均无统计学差异。在 48h 时间点内（图 14-12）：TB 组与 100ng 组有显著（$P<0.01$）统计学差异；其余各组均无统计学差异。在 72h 时间点内（图 14-12）：TB 组与 50ng 组、100ng 组皆有显著（$P<0.01$）统计学差异；1ng 组与 50ng 组、100ng 组有显著（$P<0.01$）统计学差异。50ng 组与 100ng 组有显著（$P<0.01$）统计学差异。

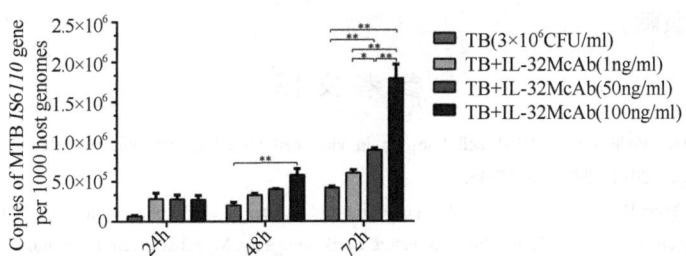

图 14-12　同一时间点内不同样品组之间的结核杆菌载量比较分析（copies/1000 host genomes）

$*P<0.05$；$**P<0.01$

第三节　总　　结

IL-32 是一种新发现的具有抗炎症抗感染作用的细胞因子，与多种疾病免疫调节过程密切相关。IL-32 有 9 种亚型，其中 α 型的分泌量最大，推测其为主要发挥功能的亚型。因此，使用 IL-32α 为研究对象，尝试探索其在巨噬细胞抗结核菌过程中的作用。

使用灭活结核杆菌刺激巨噬细胞株并用 IL-32 单克隆抗体中和细胞上清液中的 IL-32。结果显示 TNF-α 浓度伴随上清液中 IL-32 浓度降低呈依赖性降低，提示 IL-32 可诱导细胞产生 TNF-α，这一结果也从前人的研究成果中得到印证[2]。此外，该实验也证实本实验选用的结核杆菌标准毒株 H37Rv 具有优良的抗原性，为活菌实验提供参考依据。在活结核杆菌感染巨噬细胞的实验中，用 IL-32 单克隆抗体中和细胞上清液中的 IL-32 后，检测上清液中 TNF-α 浓度和细胞中结核分枝杆菌载量。结果显示，TNF-α 浓度伴随上清液中 IL-32 浓度降低呈依赖性降低；而结核分枝杆菌载量伴随上清液中 IL-32 浓度降低却呈依赖性升高，提示 IL-32 在结核菌感染巨噬细胞过程中增加细胞的抗菌免疫功能，其机制可能是 IL-32 刺激巨噬细胞下游细胞因子 TNF-α 的产生而共同发挥作用的。

但是，IL-32 诱导细胞产生 TNF-α 的意义又是什么呢？TNF-α 是一种与机体免疫应答密切相关的细胞因子，适度浓度 TNF-α 有助于机体控制结核感染处于潜伏期，而过高浓度的 TNF-α 则会导致机体损伤，过低浓度 TNF-α 则会导致机体患结核病[3]。有研究结果表明 IL-32 是通过促进细胞凋亡的方式帮助宿主抵御结核杆菌的感染[3]。在细胞抵御结核杆菌而进行细胞凋亡的过程是依赖 TNF-α 的存在而进行的[10]。因此我们推测，IL-32 可能是通过诱导细胞分泌 TNF-α，进而引发细胞凋亡，发挥增强细胞抗菌免疫功能作用的。

结核病是严重威胁人类健康的慢性传染病。当前全球结核病防治面临新挑战，即结核分枝杆菌耐药型菌株的出现[11]。因此，针对新型抗结核药物和治疗方法的研究是未来一个时期结核病防治的迫切需求。IL-32 与多种疾病的免疫调节过程密切相关，在其他一些传染病中起到增强免疫的作用。因此，针对 IL-32 抗结核功能的研究有望为结核病防治提供新思路和新方法。在对 IL-32 的研究中，还存在一些关键问题尚未明确。其一，细胞表面的 IL-32 受体还没有找到，其作用机制还有待深入探索；其二，IL-32 共有 9 种异构体，它们之间存在一定的结构和生物学功能差异，这些差异的机制与意义仍属未知[12]。相信在这些方面研究的突破将会对 IL-32 应用于结核病临床治疗有极大的促进作用，为结核病防治做出重要帮助和贡献。

参 考 文 献

[1] Chanput W, Mes JJ, Wichers HJ. THP-1 cell line: an in vitro cell model for immune modulation approach. International Immunopharmacology, 2014, 23（1）: 37-45.

[2] Kim S, Han S, T, Yoon D, et al. Interleukin-32: A cytokine and inducer of TNF alpha. Immunity, 2005, 22（1）: 131.

[3] Bai X, Kim SH, Azam T, et al. IL-32 is a host protective cytokine against Mycobacterium tuberculosis in differentiated THP-1 human macrophages. J Immunol, 2010, 184（7）: 3830-3840.

[4] Ndlovu H, Marakalala MJ. Granulomas and Inflammation: Host-Directed Therapies for Tuberculosis. Front Immunol, 2016, 7.

[5] Mcadam RA, Hermans PW, Van SD, et al. Characterization of a Mycobacterium tuberculosis insertion sequence belonging to the IS3 family. Molecular Microbiology, 1990, 4（9）: 1607-1613.

[6] Chandler M, Fayet O. Translational frameshifting in the control of transposition in bacteria. Molecular Microbiology, 1993, 7（4）: 497-503.

[7] Albuquerque YM, Lima AL, Lins AK, et al. Quantitative real-time PCR（q-PCR）for sputum smear diagnosis of pulmonary tuberculosis among people with HIV/AIDS. Rev Inst Med Trop Sao Paulo, 2014, 56（2）: 139-142.

[8] Rao NA, Albini TA, Kumaradas M, et al. Experimental Ocular Tuberculosis in Guinea Pigs. Archives of Ophthalmology, 2009, 127（9）: 1162-1166.
[9] Hwang SH, Kim DE, Sung H, et al. Simple Detection of the IS6110 Sequence of Mycobacterium tuberculosis Complex in Sputum, Based on PCR with Graphene Oxide. Plos One, 2015, 10（8）: e0136954.
[10] Saini NK, Sinha R, Singh P, et al. Mce4A protein of Mycobacterium tuberculosis induces pro inflammatory cytokine response leading to macrophage apoptosis in a TNF-α dependent manner. Microbial Pathogenesis, 2016, 100: 43-50.
[11] Kendall EA, Azman AS, Cobelens FG, et al. MDR-TB treatment as prevention: The projected population-level impact of expanded treatment for multidrug-resistant tuberculosis. PloS one, 2017, 12（3）: e0172748.
[12] Bai X, Dinarello CA, Chan ED. The role of interleukin-32 against tuberculosis. Cytokine, 2015, 76（2）: 585-587.

第十五章 白细胞介素-32在结核杆菌感染人树突细胞株中抗结核菌的作用研究

有文献报道，结核分枝杆菌（MTB）能够刺激健康人的外周血单核细胞（PBMC）产生高浓度的IL-32[1]。在我们团队的研究基础上，为进一步探究IL-32在活动性肺结核病中的作用，更清楚地了解结核杆菌的感染机制和机体的对它的免疫应答作用。本实验主要在体外细胞实验的层面，探究结核杆菌标准菌株H37Rv在体外感染树突细胞后，在IL-32McAb的作用下，检测TNF-α和IFN-γ的表达和结核菌在树突细胞中的情况。

第一节 MTB感染人THP-1细胞诱导的树突细胞后TNF-α的检测

（一）实验材料

1. 主要仪器 见表15-1。

表15-1 主要仪器及厂商

仪器	厂商
0.22μl过滤器	Millipore公司
50ml/15ml离心管	KIRGEN公司
50ml/10ml移液管	KIRGEN公司
96孔培养板	Corning，New York
Countstar自动细胞计数仪（IC1000）	上海睿钰生物有限公司
FASTPETTE电动移液枪	美国Labnet公司
Hair立式冷藏柜	青岛海尔特种电冰箱
Hair卧式低温冷柜	青岛海尔医用低温科技有限公司
Heal Force二氧化碳培养箱（HF90）	上海立申科学仪器有限公司
Heal Force二氧化碳培养箱（HF160W）	上海立申科学仪器有限公司
iMark酶标仪	美国Bio-Rad公司
Mshot倒置显微镜（M12）	广州明美科技有限公司
SIGMA小型台式高速离心机（1-14）	德国SIGMA公司
SIGMA高速低温离心机（2-16KL）	德国SIGMA公司
SHP-250型生化培养箱	上海森信实验仪器有限公司
Thermo超低温冰箱	Thermo Fisher Scientific
超声细胞破碎仪（SCIENTZ-950E）	宁波新芝生物科技有限公司
低速离心机（LC-4012）	科大创新股份有限公司中佳分公司
分析电子天平	上海精密科学仪器有限公司
双人单面净化工作台（SW-CJ-2FD）	苏州净化设备有限公司

续表

仪器	厂商
洗板机	美国 Bio-Rad 公司
生物安全柜	ESCO
低速离心机	长沙湘仪离心机仪器有限公司
电热恒温水浴箱	上海跃进医疗器械厂

2. 主要试剂 见表 15-2。

表 15-2 主要试剂及厂商

试剂	厂商
1×磷酸盐缓冲液	Gibco 公司
DMEM 培养基	Gibco 公司
Human TNF-α ELIS 试剂盒	北京达科为生物技术有限公司
Human interferen-γ ELIS 试剂盒	北京达科为生物技术有限公司
Human interleukin-32 ELIS 试剂盒	天根生物公司
IL-32McAb	R&D 公司
Middlebrook 7H9 肉汤培养基	青岛日水生物技术有限公司
Middlebrook OADC 增菌液	青岛日水生物技术有限公司
Penicillin/Streptomicin	生工生物工程（上海）股份有限公司
RPMI1640 培养基	Gibco 公司
Recombinant Human GM-CSF（215-GM-010/CF-10μg）	R&D 公司
Recombinant Human TNF-α（210-TA-020/CF-20μg）	R&D 公司
Recombinant Human IL-4（204-IL-010/CF-10μg）	R&D 公司
TRIzon（总 RNA 提取试剂-100ml）	Takara 公司
甘油	青岛日水生物技术有限公司
过氧化氢酶	青岛日水生物技术有限公司
结核杆菌标准菌株 H37Rv	由本实验室分离保存
胎牛血清	Gibco 公司
台盼蓝（TT1140-10g）	Gibco 公司
二甲基亚砜（DMSO）	西陇化工股份有限公司
细胞株：人单核/巨噬细胞株 THP-1 细胞	购自昆明动物所
脂多糖（LPS，L-2880-10mg）	Sigma 公司

3. 主要溶液试剂配制

（1）Middlebrook 7H9 肉汤培养基的配制

1）称取 Middlebrook 7H9 肉汤培养基 1.88g 放入干净的三角瓶内，加入 360ml 蒸馏水和 0.8ml 甘油（每配制 90ml 培养基加入 0.2ml 的甘油），混匀。

2）高温灭菌。待培养基冷却至 15～50℃时，取 Middlebrook OADC 增菌液中 A 组分

（氯化钠 8.5g；葡萄糖 20g；牛血清白蛋白 V 50g；油酸 0.6ml）1 支和 B 组分（过氧化氢酶 0.03g）2 支在 35℃水浴 10min，加入到灭菌后的 180ml 肉汤培养基中，混匀。

3）进行将其分装至 50ml 无菌的离心管中，美观不超过 45ml，标记离心管，在紫外灯下照射 30min。

（2）10%胎牛血清 RPMI 1640 培养基和 DMEM 的配制

1）在 50ml 无菌离心管中：加入 RPMI 1640 培养基 45ml，胎牛血清（FBS）5ml，双抗 500μl。

2）50ml 无菌离心管中：加入 DMEM 培养基 45ml，胎牛血清（FBS）5ml，双抗 500μl。

（3）无血清 RPMI 1640 培养基

1）RPMI 1640 培养基 99ml。

2）抗生素溶液（含青链霉素）1ml。

3）配置时需在无菌条件下进行。

（4）胎牛血清

1）根据培养基配制所需的量将胎牛血清分装，冷冻保存（-20℃）。

2）用 0.22μm 的过滤器过滤除菌后加入培养基中。

（5）台盼蓝染液

1）称取 10mg 曲利苯蓝。

2）加入 100ml 细胞培养用 PBS 后搅拌溶解。

3）用 0.22μm 的过滤器过滤除菌，于室温保存。

（6）LPS 的配制

1）称取 10mg LPS。

2）加入 5ml 细胞培养用 PBS 中，此时浓度为 2mg/ml。

3）小份（50μl/支）分装，于-20℃保存。

（7）IL-32 单克隆抗体（McAb）

1）按实际质量加入无菌 PBS 溶解成 500μg/ml。

2）用 200μl EP 管分装，10μl/管。

3）实验前，需将分装冻存的 IL-32McAb（500μg/ml）用培养基配制成 1000ng/ml 的浓度再使用。方法：取 10μl 的 IL-32McAb 加入 4990μl 培养基中。

（8）Recombinant Human GM-CSF

1）取一支 10μg 集落刺激因子（CSF）。

2）加入 100μl 细胞培养用 PBS 中，此时浓度为 100μg/ml。

3）分装于 200μl EP 管中，每个 EP 管 10μl，于-20℃保存。

（9）Recombinant Human TNF-α

1）取一支 20μg 的肿瘤坏死因子 α（TNF-α）。

2）加入 200μl 细胞培养用 PBS 中，此时浓度为 100μg/ml。

3）分装于 200μl EP 管中，每个 EP 管 5μl，于-20℃保存。

（10）Recombinant Human IL-4

1）取一支 10μg 的白细胞介素 4（IL-4）。

2）加入 100μl 细胞培养用 PBS 中，此时浓度为 100μg/ml。

3）分装于 200μl EP 管中，每个 EP 管 10μl，于-20℃保存。

（二）实验方法

1. 结核杆菌标准菌株 H37Rv 的活化与鉴定 结核杆菌标准菌株的接种：在生物安全柜中，用移液枪吸取冻存管内的结合杆菌标准菌株 H37Rv 至一管分装好的 Middlebrook 7H9 肉汤培养基中，吹打混匀后，盖好并放入生化培养箱中，备用。

结核杆菌的抗酸染色鉴定：采用抗酸染色法检测活化的结核杆菌标准菌株 H37Rv，具体步骤如下。

（1）图片的干燥与固定：在生物安全柜中，用接种环蘸取活化的结核菌稀释液涂布在载玻片上，涂抹均匀后，自然干燥，直到形成一个白色固定圆圈。

（2）初染：将石炭酸复红染液滴加在涂片上，并在涂片下方用酒精灯火焰上方加热，至蒸汽冒出时，远离火焰，期间染液若干涸，需补充适量染液，直至染色时间在 5min 左右。

（3）脱色：待玻片冷却后，用水轻轻从玻片的一端冲洗染液，然后用 3%盐酸酒精脱色直至玻片上无颜色脱下为止，其脱色时间在 1min 左右。

复染：将脱色后的涂片用水冲洗，在酒精灯附近烘干水分，用亚甲蓝染色液复染 1min，用水从玻片的一端冲洗，并烘干。

（4）油镜观察：如图 15-1 所示，染色后，在油镜视下，可见结核杆菌呈红色弯曲分枝杆状，成团聚集。

2. 结核菌的浓度测定及超声破碎 从生化培养箱中取出 1 管（50ml）培养在液体培养基中并已活化好的结核菌，最好是已经处于对数生长期：10^8CFU/ml。经 3500~4000r/min 离心 5min，弃去培养基，加 2~4ml 生理盐水，用移液枪充分吹打均匀，必要时可用灭菌的玻璃研磨器使菌体充分散开。悬浮后，将菌悬液移入无菌的试管中，用比浊管对比，初步确定菌悬液的浓度，使其浓度定位在所需菌悬液浓度配制的母液浓度；也可以直接吸取 0.1ml 或 0.2ml 菌悬液放入 96 孔板的两空孔，在另外两孔中加入等量的生理盐

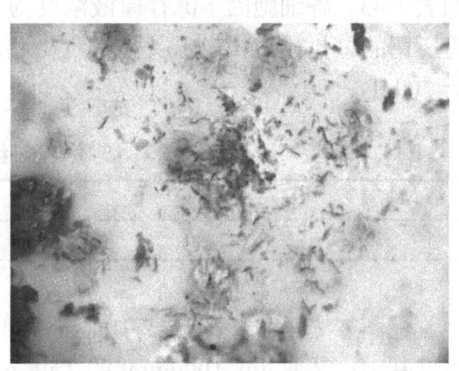

图 15-1 结合杆菌标准菌株 H37Rv 活化增殖后，经抗酸染色下的结核杆菌标准菌株

水。加好样后，用封口胶将 96 孔板封紧，放入酶标仪中，在 530nm 处测定其 OD 值。

配制浓度计算公式：

$$\text{Log}_{10}^x \text{CFU/ml}=6.85+1.90（样品_{OD530}-生理盐水_{OD530}）$$

计算出菌悬液浓度后，于安全生物柜内分装入 1.5ml EP 管中，如果需要的是活结核杆菌进行感染实验，即可直接取活菌悬液在 P2 实验室用于实验。若需灭活的结核杆菌实验，则分装后封口，采用巴氏消毒法灭活处理 H37Rv；将结核菌加热到 62~65℃，保持 30min，后急速冷却到 4~5℃，将配好的一定浓度结核杆菌进行超声破碎，条件为：能量：60%；超声：10s；停顿：20s；总时间：8min；破碎 2 次。

可以在灭活结核杆菌后再配制实验所需浓度，也可以稀释到所实验所需浓度后再进行灭活，灭活后放置在 4℃冰箱中保存。

3. 人 THP-1 细胞株的培养与传代 从液氮罐中取出 2 支冻存的人 THP-1 细胞株，在

37℃培养箱中解冻2~3min,使管中还残留有一小块未融化的冰块,此时即可拿出到超净工作台进行复苏。

取一支50ml离心管,将冻存管内解冻的细胞用移液枪全部吸到离心管中,在低速离心机中进行离心:1000r/min,5min,用移液枪吸去上层冻存液(注意不要吸到管底的细胞),再加入10ml配制的10%FBS的1640培养基,进行1000r/min,5min的离心。重复洗一次。充分洗去冻存液中的DMSO(二甲基亚砜),因该物质对细胞有毒性。最后一次离心完,吸去培养基,加入3ml新培养基,用移液枪将细胞充分吹打后均匀悬浮。

取一个无菌T75细胞培养瓶,用电动移液枪吸取10ml新配制造的10% FBS的1640培养基加入培养瓶中(注意无菌操作),再将3ml细胞悬液转移到T75细胞培养瓶中。

显微镜下观察细胞状态后,酒精擦拭培养瓶底部,并放入37℃,5.0%CO_2培养箱中培养,每隔2~3天换一次细胞液。换液时可观察到瓶中细胞液变橙黄,此时既需换培养液。当细胞数抱团生长且较多时,可进行传代培养。传代比例为1:2。传代至第二代或者第三代时,即可达到实验所需的细胞数量和95%以上的活率要求。

4. 人THP-1细胞诱导成树突细胞(DC) THP-1细胞悬液的配制:将培养好的THP-1细胞进行离心,用无血清培养基重悬浮细胞后,用台盼蓝和细胞悬液等比例混合,在细胞计数仪上进行细胞数量和活率的检测,检测后用无血清调整细胞悬液至$4×10^5$cells/ml。

细胞因子混合液的配制:在96孔培养板中,诱导树突细胞所添加的各细胞因子体积如表15-3。各细胞因子冻存原液浓度为100μg/ml;细胞铺板最终浓度为$2×10^5$cells/ml;实验所用的总孔数为105孔(按照110孔计算),每孔细胞悬液和细胞因子混合液的总体积为200μl。

表15-3　配制细胞因子混合液所需的体积

孔数	总体积	IL-4	GN-CSF	Ionomycin	TNF-α
110	22 000μl	44μl	22μl	44μl	4.4μl

配制方法:①取表15-3中前三种细胞因子的量加入1/4总体积(即5390μl)的无血清培养基中;②取4μl 100μg/ml的TNF-α加到4996μl培养基中。获得80μg/ml的TNF-α配液;③再取1/4总体积的TNF-α配液加到前面配制的三种细胞因子的混合培养基中。

铺板:将$4×10^5$cells/ml的细胞悬液充分混匀,每孔加100μl;混合细胞因子液诱导剂每孔加100μl,每孔总量200μl。在培养箱中诱导培养1~3天后,即可在显微镜下观察到细胞形态的改变和贴壁生长。铺板和分组如图15-2所示。

在进行下一步实验前,将树突细胞的培养基替换成适合贴壁细胞生长的培养基:DMEM(含10%胎牛血清),使树突细胞在培养箱中适应12~24h。

加外界因素刺激树突细胞。

5. 灭活结核菌感染树突细胞实验

(1)将保存的一定浓度的灭活结核菌悬液用DMEM(含血清)培养基按结核菌数:细胞数=10:1的浓度比例配制,TB组和实验组中,每孔加200μl体积菌悬液,并和正常组(未加结核菌菌悬液)一起放入培养箱中培养。

(2)在树突细胞感染结核菌共培养6h后,用1×PBS进行结核菌感染的洗脱。

(3)在实验组63孔中:(按65孔计算),按分组加入用DMEM培养基配制的不同浓度的 IL-32 McAb：100ng/ml、50ng/ml、1ng/ml，每孔 250μl。

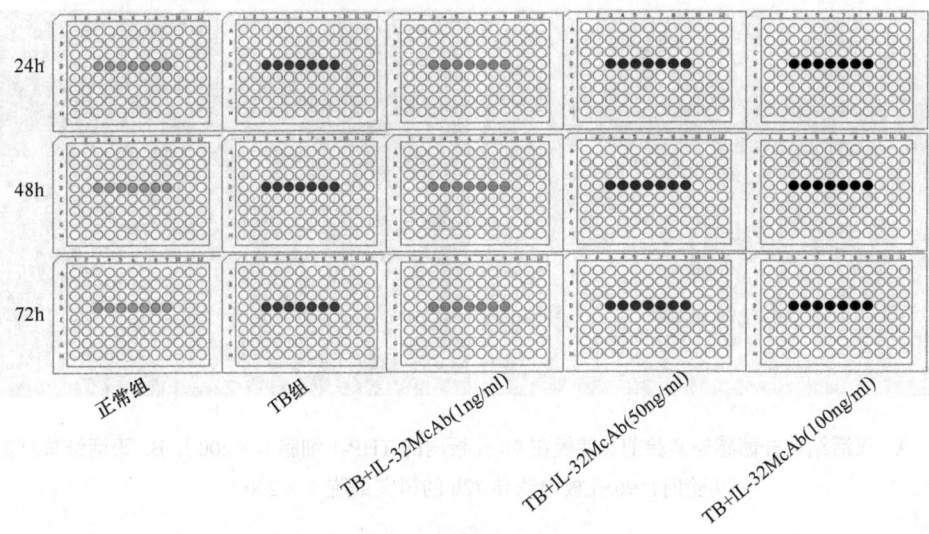

图 15-2　实验铺板和分组

在正常组 21 孔中（按 25 孔计算），每孔加含血清 DMEM 培养基 250μl。
在 TB 组 21 孔中（按 25 孔计算），每孔加含血清 DMEM 培养基 250μl。
（4）将加好后的培养板放入培养箱中继续培养，从放入培养箱开始计时，按 24h、48h 和 72h 时间点分别收取各个组的培养物上清和细胞裂解液。
（5）吸取完培养物上清后，每孔加 250μl TRIzon 放入取完上清的孔中（在冰上操作），将收取细胞裂解液分收好后，迅速放入-80℃冰箱保存。

6. 活结核杆菌的感染树突细胞实验
（1）将 THP-1 细胞和树突细胞提前在 P2 实验室进行培养和诱导，诱导方法同前。
（2）将结核杆菌配制成 2×10^6 CFU/ml 活菌悬液，进行活菌的 6h 定时感染。感染方法同前。
（3）在实验组 63 孔中：（按 65 孔计算），按分组加入用 DMEM 培养基配制的不同浓度的 IL-32 McAb：100ng/ml、50ng/ml、1ng/ml。每孔 250μl。
在正常组 21 孔中（按 25 孔计算），每孔加 10%血清的 DMEM 培养基 250μl。
在 TB 组 21 孔中（按 25 孔计算），每孔加 10%血清的 DMEM 培养基 250μl。
（4）在冰上收取细胞培养上清和细胞裂解液，将样品收集后迅速放于-80℃保存。

（三）实验结果

1. 抗 IL-32McAb 干预经灭活结核杆菌标准菌株 H37Rv 处理的树突细胞中 TNF-α 含量的测定

（1）细胞培养形态观察：96 孔板中，THP-1 细胞以 2×10^5 cell/ml 在无血清的 RPMI1640 培养基中生长良好，显微镜下可见视野中其形态为圆润清亮，细胞膜完整，无死亡和破碎的细胞（图 15-3A）。
THP-1 细胞在加入 IL-4，GM-CSF 等诱导细胞因子 48h 后，显微镜下观察，可见 THP-1 在诱导因子的作用下形态发生改变，生长出伪足，并且贴壁生长，生长状况良好，无细胞的死亡（图 15-3B）。

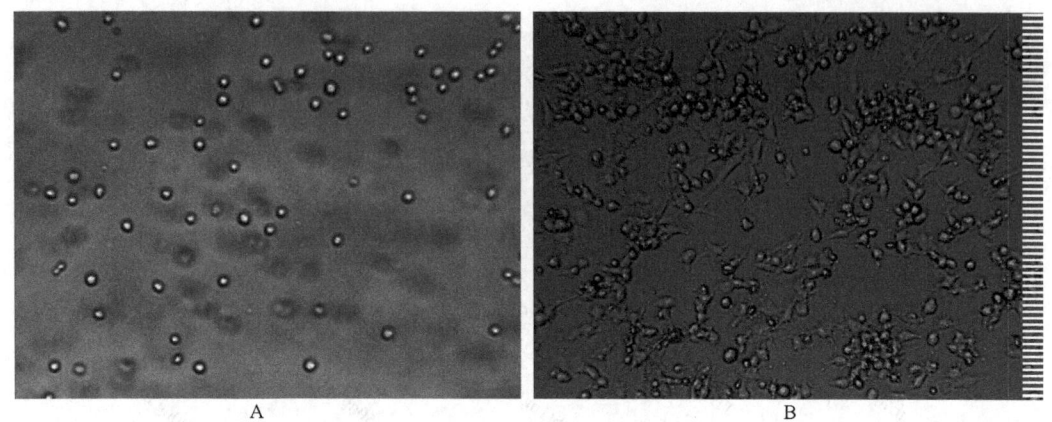

图 15-3　A. 灭活结核杆菌感染实验前，铺板在 96 孔板内的 THP-1 细胞（×200）；B. 灭活结核杆菌感染实验前，96 孔板内诱导 72h 的树突细胞（×200）

（2）ELISA 检测 TNF-α 的含量：分别收集 24h、48h、72h 的树突细胞培养上清液，用酶联免疫吸附试验（ELISA）测定上清液中 TNF-α 的含量。应用 SPSS 软件统计其含量见表 15-4，根据统计结果表明，树突细胞被灭活结核杆菌感染后，在 TB 组的细胞上清中，TNF-α 的含量随着感染时间的延长而显著上升；而在实验组中，IL-32McAb 的浓度越高，TNF-α 的含量呈减少趋势（图 15-4）。

而在同一个处理组中的结果统计表明，在 TB 阳性感染组中，TNF-α 的含量随时间的加长而上升。而在 IL-32McAb 的干预组中 TNF-α 的含量均值总体低于 TB 感染组，并随抗体浓度的升高而 TNF-α 含量降低（图 15-5）。

表 15-4　树突细胞培养上清液中 TNF-α 浓度 ELISA 检测结果

组别	24h	48h	72h
正常对照组 IL-32McAb 组	77.0271±14.63271	36.4865±2.94520	56.7568±8.25459
TB 组	297.2297±29.39772	479.6622±13.56409	586.1270±59.04282
1ng/ml	183.0315±13.23642	139.1802±5.37165	96.1172±9.14572
50ng/ml	161.0721±2.61368	127.9640±16.12735	91.8379±4.86627
100ng/ml	157.6937±14.13201	98.0090±5.31184	84.9910±4.55535

注：表中数值以（均值±标准差）表示

2. 抗 IL-32McAb 干预经活结核杆菌标准菌株 H37Rv 感染的树突细胞中 TNF-α 表达的测定

（1）细胞培养形态观察：将 THP-1 细胞以 $2×10^5$cells/ml 的浓度铺板在 96 孔板中后，可在显微镜下观察到 THP-1 细胞在无血清培养基中悬浮生长，细胞圆润透明，细胞膜完整，无细胞死亡情况，无细胞碎片（图 15-6A）。

THP-1 细胞在 IL-4、GM-CSF 等细胞因子诱导作用 48h 后，细胞贴壁生长，生出伪足，细胞膜完整，细胞生长状况良好。图 15-6B 所示为吸走含诱导因子培养基，再经过 PBS 冲洗完后孔内的树突细胞状态。

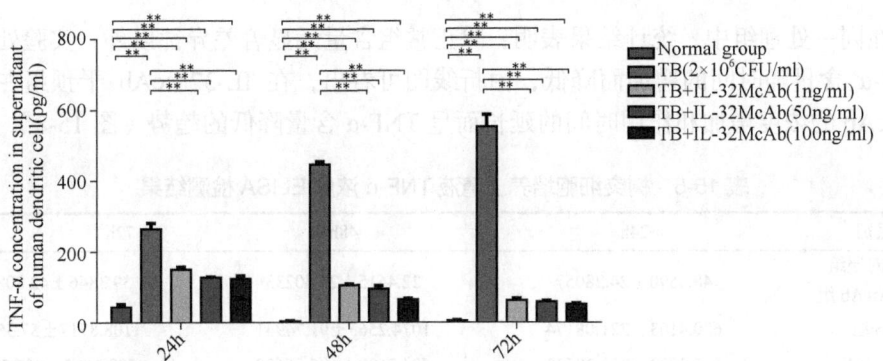

图 15-4 经灭活的结核杆菌标准菌株 H37Rv 处理树突细胞 6h 后,在同一时间点不处理组中的 TNF-α 表达的差异

图中短线代表标准差,*代表两组之间的比较差异的显著性,$P<0.05$;**代表两组之间比较差异的显著性,$P<0.01$

(单位:pg/ml)

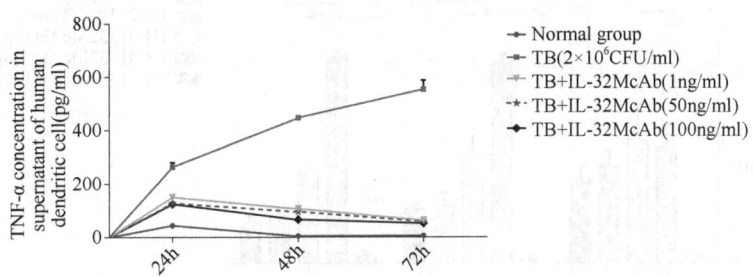

图 15-5 在灭活的结核菌标准菌株 H37Rv 处理树突细胞的实验中,相同处理组的树突细胞下,TNF-α 随时间的变化的折线图

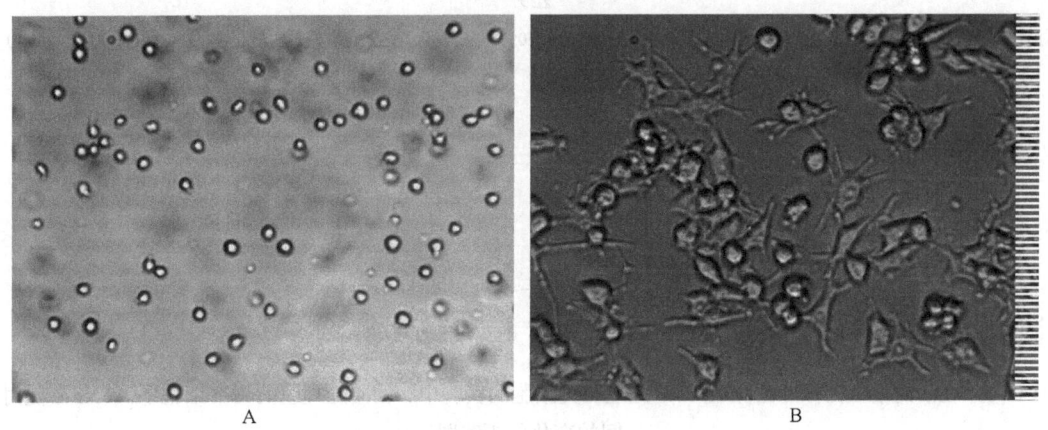

图 15-6 A. 活结核杆菌感染实验前,铺板在 96 孔板内的 THP-1 细胞(×200);B. 诱导 72h 后的树突细胞(×400)

(2)ELISA 检测 TNF-α 的含量:同样分别收集不同时间点 24h、48h、72h 的细胞培养上清后,用 ELISA 方法测定培养上清中 TNF-α 的含量,应用 SPSS 软件统计其含量如表 15-5。统计结果表明:同一时间点内,TB 感染组中 TNF-α 的含量与正常组相比较显著升高,而且在相同时间下,在有 IL-32McAb 干预的实验组中,其 TNF-α 的含量比 TB 感染组低,并随着时间的作用增长而 TNF-α 含量显著呈降低趋势(图 15-7)。

而在同一处理组中，统计结果表明：除正常组含量无显著差异性以外，实验处理组中的 TNF-α 含量随时间的增加而降低，由折线图可看出，在 IL-32McAb 干预组在中，随 IL-32McAb 的浓度增加和作用时间的延长而呈 TNF-α 含量降低的趋势（图 15-8）。

表 15-5　树突细胞培养上清液 TNF-α 浓度 ELISA 检测结果

组别	24h	48h	72h
正常对照组	48.3590±24.28057	22.4615±29.40233	39.3846±42.80823
IL-32McAb 组			
TB 组	620.4103±221.08174	1074.2565±91.74941	1108.8717±57.35953
1ng/ml	665.2822±323.30532	604.7692±185.86600	502.4615±95.15788
50ng/ml	520.6667±142.20649	311.6923±115.43848	261.6923±53.43251
100ng/ml	448.1026±148.24482	296.5641±40.64811	227.0769±47.89657

注：表中数值以（均值±标准差）表示

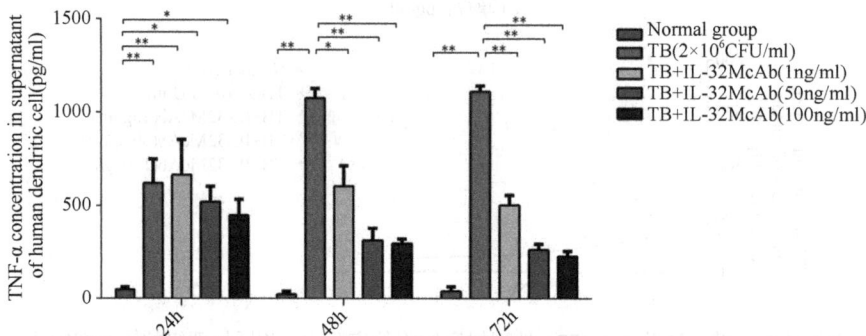

图 15-7　经活的结核杆菌标准菌株 H37Rv 感染树突细胞 6h 后，在同一时间点不处理组中 TNF-α 表达的差异

图中短线代表标准差，*代表两组之间的比较差异的显著性，$P<0.05$；**代表两组之间比较差异的显著性，$P<0.01$（单位：pg/ml）

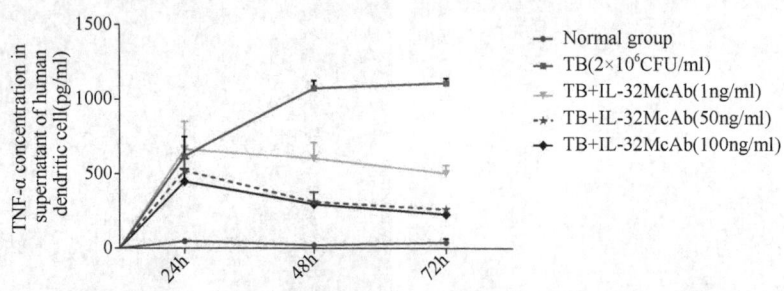

图 15-8　在活的结核菌标准菌株 H37Rv 处理树突细胞的实验中，相同处理组的树突细胞下，TNF-α 随时间的变化的折线图

第二节　绝对定量 PCR 检测 H37Rv 在树突细胞中的感染率

树突细胞作为体内的一种专职抗原提呈细胞，能够对抗原进行摄取加工，并将抗原以 MCH 复合物的形式呈递给效应 T 细胞，为进一步探讨 IL-32 作用下树突细胞中结核菌的感染率，本节是对从第一节实验中分别收集的各时间点的细胞裂解液（树突细胞+结核菌）进行 RNA 和 DNA 的提取。由于我们的实验目的是计量样本中的树突细胞中结核菌的感染

具体数量，所以，我们用绝对定量 PCR 的方法，检测树突细胞作为抗原呈递细胞对体外结核菌的摄取和感染情况。并且，我们选用探针法进行物种特异性目的基因的扩增，不同于普通荧光染料法，探针法能够更加减少目的基因在扩增过程中的非特异性扩增，达到实时定量的准确性。

探针法的原理：探针是一段被人工荧光标记的小片段寡聚核苷酸序列，利用 Taq 或者其他具有 5'外切酶活性的酶类，将 5'端的荧光基团和 3'端荧光淬灭基团的探针进行两基团的酶切分离。本实验中使用的荧光基因为荧光素（FAM，发绿光），淬灭基团为 BHO1，当探针完整时，由于两个基团的距离比较近，淬灭基团会使报告基因的荧光基团淬灭，使得机器无法检测到荧光信号，当在扩增反应的退火和延伸合并阶段，探针和靶基因杂交，Taq 等酶会特异性地从探针的 5'往 3'把报告基因切除，因此，两个基团分离，并且产生的荧光信号和样本中的扩增产物的量成正比。

本实验中，我们特异性地选取结核杆菌（包括活菌和死菌）中的基因 *IS6110* 和只有活结核杆菌中才能表达的基因 *cyp141* 及人的高表达基因 *β-actin*。并且针对这几个基因设计出它们的一对常规引物和一条探针引物。根据选取上述的结核菌的特异性基因和人 THP-1 细胞诱导成的树突细胞特异性基因，进行绝对定量 PCR 扩增后，计算结核菌在树突细胞中的感染率和活结核菌感染率，方法为：结核杆菌感染率=*IS6110* 基因拷贝数/ *β-actin* 基因拷贝数；活菌感染率= *cyp141* 基因拷贝数/ *β-actin* 基因拷贝数。

（一）材料

1. 主要仪器　见表 15-6。

表 15-6　主要仪器及厂商

仪器	厂商
−20℃冰箱	日本 SONY
−80℃超低温冰箱	中科美菱低温科技有限公司
4℃冰箱	中国海尔集团有限公司
Heal Force 低温离心机	上海立申科学仪器有限公司
Q-PCR 八连管	Corning 公司
实时定量 PCR 仪	美国 Bio-Rad 公司
反转录仪	美国 Bio-Rad 公司
水浴恒温箱	上海跃进医疗器械厂
超低温冰箱	德国 Thermos 公司
分析电子天平	上海精密科学仪器有限公司
单通道手动移液枪	百德实验仪器（苏州）有限公司
大龙 TopPette8 通道移液枪	上海万岛仪器科技有限公司
微量核酸蛋白测量仪	德国 Thermo 公司
无份乳胶手套	海门市扬子医疗器械有限公司
磨砂防滑 PE 手套	海门市海盈康玻璃仪器厂
医用无纺布口罩	扬州洋生医药科技有限公司

2. 主要试剂　见表 15-7。

表 15-7　主要试剂及厂商

试剂	厂商
反转录试剂盒	TaKaRa 大连宝生物公司
探针法试剂盒	TaKaRa 大连宝生物公司
RNase-free water	TaKaRa 大连宝生物公司
Total RNA 提取试剂盒	TaKaRa 大连宝生物公司
引物合成	上海生工生物工程股份有限公司
氢氧化钠（NaOH）	广东汕头市西陇化工厂
无水乙醇	天晶石大茂化学试剂厂
枸橼酸钠	北京化工厂

3. 主要试剂的配制

（1）引物的稀释：①取出冻存的引物进行短暂高速离心；②按照引物 OD 值规格，用 RNase-free water 将引物稀释成保存浓度；③将引物按照试验需求分装−20℃冻存。

（2）0.1mol/L 枸橼酸钠（含 10%乙醇）：①用电子分析天平称取 29.41g 枸橼酸钠（用折好的硫酸纸），投入 200ml 烧杯中用适量蒸馏水溶解；②将溶解液转移到 1000ml 的容量瓶，加入 100%乙醇 10ml；③用蒸馏水定容到 1000ml。转移到干净试剂瓶中，贴标备用。

（3）本部分实验的其他试剂配制主要依照各试剂盒配置的说明书进行。

（二）试验方法

1. 引物的设计与合成

（1）通过 NCBI 网站分别查找到结核分枝杆菌 H37Rv 特异性 DNA 序列和 mRNA，本实验所用的结核菌 DNA 序列为结核菌 *IS6110* 基因，选择的 mRNA 序列为结核菌 *cyp141* 基因编码区及人 *β-actin* 序列。

（2）用 NCBI 中的引物设计功能分别设计 *IS6110* 基因和 *cyp141* 基因的前后引物。

2. 绝对定量标准品的制备

（1）分别提取实验室保存的纯结核分枝杆菌菌株 H37Rv 的总 DNA（结核菌 DNA 的提取已申请专利）和总 RNA，分别扩增结核杆菌特异基因 *IS6110* 和 *cyp141*，以及人 *β-actin* 基因。

（2）PCR 反应体系配制：

EmeraldAmp MAX PCR Master Mix（2X Premix）	25μl
Template	<500ng
Forward Primer（10μmol/L）	1μl
Reverse Primer（10μmol/L）	1μl
dH$_2$O（Sterile distilled water）	补足至 50μl
Total	50μl

PCR 扩增条件：

预变性	98℃	30s
变性	55℃	30s
退火/延伸	72℃	60s
终末延伸	72℃	5min

}循环40次

PCR 反应结束后将产物进行核酸电泳，检验产物纯度。用 TAE 溶液配制 4%琼脂糖凝胶。电泳条件：110V，38min。待验证 PCR 产物纯度良好后，用微量核酸蛋白检测仪检测 PCR 产物的 DNA 浓度。根据 PCR 产物 DNA 浓度计算出目的片段的拷贝数。计算公式如下：

拷贝数（copies/μl）= DNA 浓度（ng/μl）$\times 6.02 \times 10^{23} \times 10^{-9}$ / 相对分子质量

相对分子质量=碱基对数目$\times 660$

用 Real-time PCR 标准品稀释试剂将计算出拷贝数的 PCR 产物进行 10 倍系列倍比稀释，稀释 8～10 个稀释度，涵盖待测样本中目的基因可能出现的全部浓度范围。

3. RNA 的提取 从-80℃冰箱中取出收集的细胞裂解液样本，室温解冻后，按照下列步骤进行同一裂解液样本中 DNA 和 RNA 的提取。

（1）在解冻好的细胞裂解液加入 0.3ml 的氯仿，剧烈振荡 15s，室温放置 5min。

（2）2～8℃12 000r/min 离心 15min。离心后样品分为三层：底层为黄色有机相，上层为水相，中间为蛋白有机物相，RNA 主要分布在上层水相中，一般水相体积是所用 TRIzon 体积的 60%。

（3）用去 RNA 酶移液枪将水相转移到新的 RNase-free EP 管中，用于样本 RNA 的提取。可将中间和下层的有机相用乙醇沉淀在原 EP 管中并存放 4℃冰箱，用于样本 DNA 或者蛋白质的提取（每使用 1ml TRIzon 加 0.3ml 无水乙醇）。

（4）每使用 1ml TRIzon 加入 0.5ml 异丙醇，室温放置 10min。

（5）4℃12 000r/min 离心 10min，弃去上清。

（6）用 75%的乙醇洗涤 RNA 沉淀，每使用 1ml TRIzon 至少加 0.5ml 75%乙醇。4℃ 5000r/min 离心 5min，弃上清。

（7）在室温下干燥 RNA 沉淀，5～10min 即可，不能过干，或导致 RNA 溶解性降低，加入 20～30μl 去 RNase-free 水，冰上溶解 RNA 10min。

（8）用微量核酸蛋白仪测量 RNA 的浓度和纯度。

（9）将提取 RNA 反转录成 cDNA，于-80℃冰箱保存。

4. DNA 的提取

（1）将上述 RNA 提取过程中第三步保存的有机相取出，4℃不超过 $2000 \times g$ 离心 5min。

（2）弃上清，用含 10%乙醇的 0.1mol/L 的枸橼酸钠洗涤 DNA 沉淀。每使用 1ml TRIzon 加入 1ml 枸橼酸钠，室温静置 30min，4℃ $2000 \times g$ 离心 5min，弃上清。重复一次。

（3）用 75%乙醇再洗涤 DNA 沉淀一次，每使用 1ml TRIzon 加 1.5ml 75%的乙醇，室温放置 10～20min，时间内不时颠倒混匀，4℃ $2000 \times g$ 离心 5min，弃上清。

（4）室温放置干燥 DNA 5～10min，加入 50μl 无 RNase water 溶解 DNA。

（5）用微量核酸蛋白仪测定 DNA 的浓度和纯度。

（6）放于-80℃冰箱保存。

5. 探针法绝对定量 PCR 检测

（1）引物：本实验绝对定量探针法所采用的试剂为 TaKaRa 公司生产，对本实验所提取的样品中这三种基因进行绝对定量前。这三种基因的引物由在线引物设计网站 NCBI 设计，引物序列和探针引物见表 15-8 和表 15-9。

表 15-8　三种基因的常规引物序列

种属	基因名称	上游引物（5′—3′）	下游引物（5′—3′）	产物（bp）
人	β-actin	actaacactggctcgtgtga	cttgggatggggagtctgtt	105
结核菌	cyp141	tcttcacctcgcttacccag	tgatccccaccgaatgtagg	99
结核菌	IS6110	accgaagaatccgctgagat	gacgcggtctttaaaatcgc	83

表 15-9　三种基因的探针引物序列

种属	基因名称	探针引物（5′—3′）	5′荧光基团	3′淬灭基团
人	β-actin	catgaggctggtgtaaagcg	FAM	BHO1
结核菌	cyp141	caactcgcaagaccgtttga	FAM	BHO1
结核菌	IS6110	cgggacaacgccgaattg	FAM	BHO1

（2）扩增：本实验采用探针法绝对量 PCR，其反应体系为 25μl。在冰上进行 PCR 反应体系配制。

试剂	使用量
Premix Ex Taq（Probe qPCR）（2×）	12.5μl
PCR Forward Primer（10μmol/L）	0.5μl
PCR Revrse Primer（10μmol/L）	0.5 μl
Prob	1 μl
DNA 模板	2 μl
dH$_2$O（RNase-free water）	8.5μl
总体积	25μl

扩增条件：

人 β-act：
- 变性　95℃　30s
- 退火　95℃　5s ⎱ 循环40次
- 延伸　59℃　30s

cyp141：
- 变性　95℃　30s
- 退火　95℃　5s ⎱ 循环40次
- 延伸　58.5℃　30s

IS6110：
- 变性　95℃　30s
- 退火　95℃　5s ⎱ 循环40次
- 延伸　55.3℃　30s

（三）实验结果

扩增曲线和标准曲线

通过对活结核杆菌 H37Rv 感染诱导后的树突细胞，将不同时间点所收集的细胞裂解液进行核酸的提取后，用探针法绝对定量 Q-PCR 分析结核菌的在树突细胞中的感染率。图 15-9 为绝对定量 Q-PCR 对 *cyp141* 基因的检测，在 40 个循环的检测中，该基因的标准品能够在 40 个循环内检测到荧光阈值,而目的基因在 40 个循环后并没有峰值。而由标准曲线的扩增效率可知,该基因的引物扩增效率良好(R^2=0.995)。可能说明活结核杆菌感染树突细胞后,并没有被树突细胞吞噬或者吸附摄取。而在结核杆菌基因的 DNA 片段 *IS6110* 的检测中,进一步证明在树突细胞中并没有感染的结核菌 H37Rv,如图 15-10 所示,在该实验中,结核菌特异性 DNA 片段 *IS6110* 的扩增无峰值,表示在活菌感染的树突细胞中并无结核菌的感染。其标准曲线的扩增效率也显示良好(R^2=0.998)。

而在人树突细胞的肌动蛋白基因片段 *β-actin* 的扩增中,其扩增的荧光阈值基本在 40 个循环内能被检测得到。并且该基因的标准曲线的 R^2=0.999 如图 15-11,说明其扩增效率和扩增条件良好。

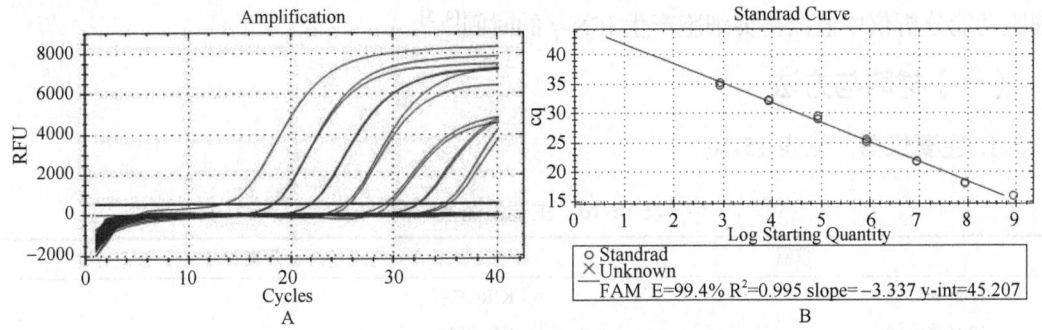

图 15-9　结核菌 cDNA *cyp141* 片段的扩增曲线(A)和标准曲线(B)

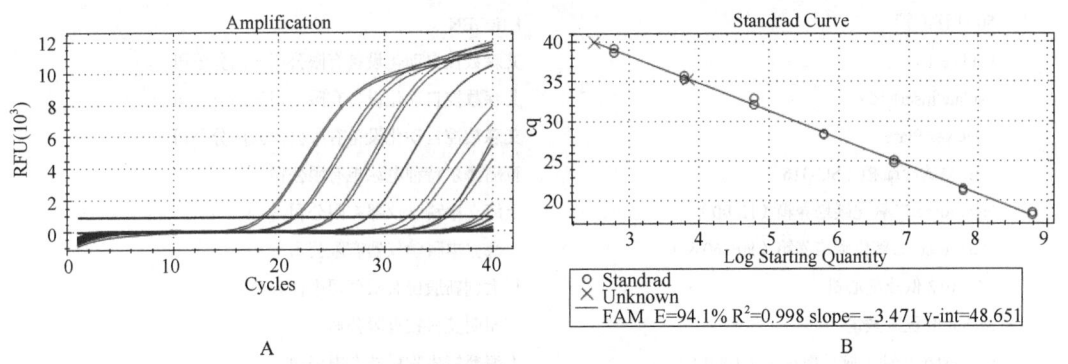

图 15-10　结核菌 DNA *IS6110* 片段的扩增曲线(A)和标准曲线(B)

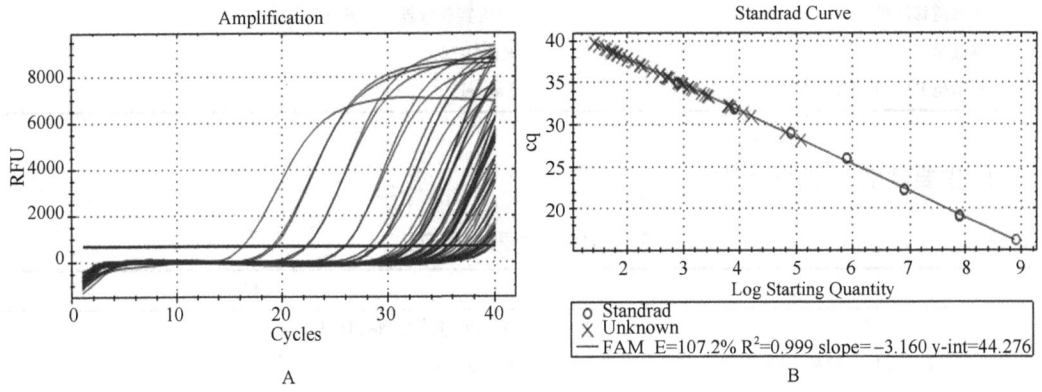

图 15-11　树突细胞 *β-actin* 片段扩增曲线(A)标准曲线(B)

第三节　共培养人A431细胞检测结核菌感染树突细胞后干扰素γ的表达

干扰素γ（IFN-γ）因其能够干扰病毒的复制而得名，也能够抑制多癌变细胞的增殖，为Ⅱ型干扰素。在生物体内，IFN-γ是机体抵御各种病毒感染和调节炎症的一种细胞因子，已经被证明IFN-γ能抑制宿主体内正常细胞和肿瘤细胞生长。在体外实验中，IFN-γ能抑制人A431细胞的增殖[2, 3]。

本节实验主要通过共培养人树突细胞株和人A431细胞株的实验方法，用灭活的结核杆菌标准菌株H37Rv刺激树突细胞后，与人A431细胞株共培养，在xCELLigence RTCA DP细胞功能分析仪中监测树突细胞产生IFN-γ的时间[4, 5]。

（一）材料与方法

1. 主要仪器　见表15-10。

表15-10　主要仪器及厂商

仪器	厂商
10ml 离心管	KIRGEN
10ml 移液管	KIRGEN
50ml 离心管	KIRGEN
50ml 移液管	KIRGEN
E-Plate 16	艾森数控自动化设备有限公司云南分公司
E-plate insert 16	艾森数控自动化设备有限公司云南分公司
Receiver Plate	艾森数控自动化设备有限公司云南分公司
Hair 立式冷藏柜（SC-316）	青岛海尔特种电冰柜有限公司
Heal force 二氧化碳培养箱（HF90）	上海立申科学仪器有限公司
Heal force 二氧化碳培养箱（HF160W）	上海立申科学仪器有限公司
LC-4012 低速离心机	科大创新股份有限公司中佳分公司
Mshot 倒置显微镜	广州明美科技有限公司
Countstar 自动细胞计数仪（IC1000）	上海睿钰生物科技有限公司
xCELLigence RTCA DP 细胞功能分析仪	艾森数控自动化设备有限公司云南分公司
单通道移液枪	百得实验仪器（苏州）有限公司
移液枪头	KIRGEN
移液枪 FASTPETTE V-2	Labnet

2. 主要试剂　见表15-11。

表15-11　主要试剂厂商

试剂	厂商
75%乙醇	昆明天亘消毒制品有限公司
DMEM 培养基（1×）	Gibco 公司
PBS 缓冲液	Gibco 公司
RPMI 1640 培养基（1×）	Gibco 公司

试剂	厂商
Recombinant Human GM-CSF（215-GM-010/CF-10μg）	R&D 公司
Recombinant Human TNF-α（210-TA-020/CF-20μg）	R&D 公司
Recombinant Human IL-4（204-IL-010/CF-10μg）	R&D 公司
Recombinant Human IFN-γ（204-IL-010/CF-10μg）	R&D 公司
台盼蓝（TT1140-10g）	生工生物工程（上海股份有限公司）
胎牛血清	Gibco 公司
胰酶（含酚红和 EDTA）	Gibco 公司

3. 主要试剂配制

（1）10% DMEM 培养基：①在无菌的 50ml 离心管内加入 45ml DMEM 培养基；②加入 5ml 胎牛血清；③加入 500μl 双抗。

（2）10% RPMI 1640 培养基：①在无菌的 50ml 离心管内加入 45ml DMEM 培养基；②加入 5ml 胎牛血清；③加入 500μl 双抗。

（3）重组蛋白人 IFN-γ 的稀释：①将一支 IFN-γ 用 ddH2O 稀释成 1000ng/ml；②用 200μl EP 管分装冻存在 –80℃冰箱。

（二）试验方法

1. 人 A431 细胞的培养

培养基的配制：在超净工作台配制含 10%FBS、1%双抗的 DMEM 的完全培养基，并提前将配置好的该培养基放置在 37℃ 5%CO_2 的培养箱中，让其 pH 和温度处在适合人 A431 细胞株生长的条件。

人 A431 细胞的复苏：在遵从细胞"慢冻速溶"的原则下，将从液氮罐中取出的细胞用酒精擦拭后放入 37℃培养箱中，3～5min 后，在超净工作台内将冻存管中的细胞用移液枪转移至 50ml 离心管中（每管的冻存体积为 1.5ml），并添加配制的新培养基至 10ml，盖好管盖，放置于低速离心机 1000r/min 离心 5min。离心后在超净工作台内用移液枪弃去管中培养基，保留离心管底部的 A431 细胞；之后加入新培养基重新悬浮细胞，重复离心一次。在 T75 规格的培养瓶中加入 7ml 完全培养基，将离心管中 3ml 重悬的 A431 细胞放入培养瓶内，用酒精擦拭瓶身后放入细胞培养箱培养（条件：37℃，5%CO_2），24h 后可见细胞贴壁、复苏和贴壁状态的人 A431 细胞（图 15-12）。

人 A431 细胞培养换液：每隔 3～4 天时，取出培养箱中的 T75 培养瓶，在超净工作台面水平轻轻摇晃，以去除状态不好的 A431 细胞；将培养瓶中的原有的培养基吸出，加入新配置的 DMEM 完全培养基 10ml，加培养基时，从细胞的贴壁面对侧加入；盖好，用酒精擦拭瓶身，放入细胞培养箱中。

人 A431 细胞的传代：当在显微镜下观察到培养瓶内 A431 细胞贴壁生长至铺满瓶底面积的 80%左右时，在超净工作台内，弃去瓶内培养基，用常温的 10ml 不含钙和镁离子的 PBS（1×）冲洗细胞瓶内细胞（每 10cm² 培养表面积需要用 2ml PBS），加入 PBS 时，从与贴壁细胞层相对的容器一侧轻轻加入冲洗液，避免搅动细胞，并轻轻晃动，之后弃去瓶内 PBS，另外加入 10ml PBS；重复洗涤 3～4 次。洗完后，加入提前解冻好的胰酶 2ml，常温消化 A431 细胞 5～10min。胰酶消化时，应注意以下几点。

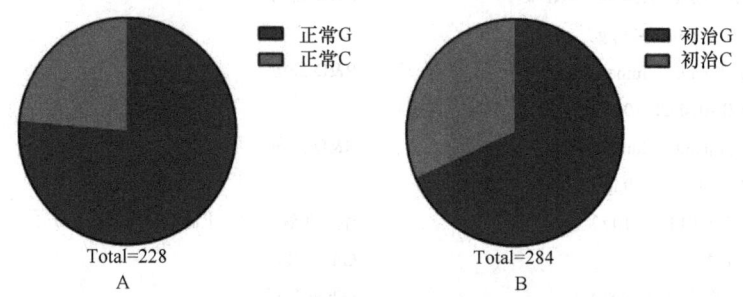

图 15-12　复苏的人 A431 细胞（A），人 A431 细胞贴壁生长后的状态（B）

（1）胰酶的量应足以覆盖细胞层（每 10cm² 大约 0.5ml），轻轻晃动容器，使胰酶完全覆盖细胞层。

（2）室温消化通常 5～10min，37℃消化 2～3min，可在倒置显微镜下观察消化情况，不同细胞系的消化时间根据实际情况而定。

（3）在显微镜下观察细胞解离情况。如果解离程度未达到 90%，可将孵育时间延长几分钟，每 30s 检查一次消化解离情况。也可以轻轻拍打培养容器以加快细胞的解离，一般以消化到细胞刚不贴壁时终止为宜。

（4）当细胞解离程度≥90% 时，倾斜培养容器，使细胞上液体尽快流尽。加入所用解离剂两倍体积的 37℃预热完全生长培养基（10%FBS）。吹打细胞层表面数次，使培养基分散，终止消化。

终止消化后，将细胞转移到 50ml 或 15ml 无菌离心管中，以 1000r/min 离心 5～10min（或 125×g 的离心力离心 5～10 min）。用 4ml 新的完全培养基重悬 A431 细胞，混匀后均匀分装在两个 T75 细胞培养瓶内，并补充瓶内培养基至 10ml，用酒精擦拭后放入细胞培养箱中培养。

2. 人 A431 细胞增长曲线的测定　当 A431 细胞传代至第二代时，将细胞用胰酶消化，用 DMEM（含 10%FBS）培养基重悬细胞，并计数，将计数的细胞浓度分别稀释为 $2×10^5$cells/ml、$1×10^5$cells/ml、$5×10^4$cells/ml、$2.5×10^5$cells/ml、$1×10^4$cells/ml、$1×10^4$cells/ml 和对照组。

将不同浓度的人 A431 细胞铺板在 E-plate 16 孔板中，每个浓度设置一个复孔，每孔 150μl 细胞悬液，加样后放于 DP 系统内对不同浓度的 A431 细胞进行生长曲线的测定，检测时间为 120h。

3. 不同浓度的 IFN-γ 对人 A431 细胞的生长抑制　经过检测，在不同浓度的人 A431 细胞生长曲线中，我们选取了 $5×10^4$cells/ml 作为一个敏感浓度，用该细胞浓度检测 A431 细胞对 IFN-γ 的抑制敏感性。用 DMEM（含 10%FBS）培养基将重组人干扰素 γ（recombinant human IFN-γ）稀释成 1μg/ml、100 ng/ml、10 ng/ml、1 ng/ml、100pg/ml、10pg/ml、1pg/ml 及对照组。

将不同 IFN-γ 浓度的完全培养基和同一终浓度（5×10^4cells/ml）的人 A431 细胞混合后，铺板在 E-plate 16 孔板中，每组设置一个复孔，每孔 150µl。加样后放于 DP 系统中检测不同浓度 IFN-γ 中的人 A431 细胞生长曲线，检测时间为 120h。

4. **人 THP-1 细胞株在 E-plate insert 16 中的培养和诱导** 人 THP-1 细胞的培养：在细胞间超净工作上台配制含 10%FBS 的 1640 培养基，用 T75 规格的细胞培养瓶将人 THP-1 细胞株在培养在 37℃、5%的二氧化碳培养箱中。每个 3 天换一次液，直至培养到细胞的第二代或者第三代，以确保实验时细胞的数量和 95%以上的活率要求。

人树突细胞诱导因子的配制：在 E-plate insert 16 孔培养板中，诱导树突细胞所添加的各细胞因子体积如表 15-13。各细胞因子冻存原液浓度为 100µg/ml；细胞铺板最终浓度为 2×10^5cells/ml；实验所用的总孔数为 16 孔（按照 20 孔计算），每孔细胞悬液和细胞因子混合液的总体积为 60µl。

表 15-12 配制细胞因子混合液所需的体积

孔数	总体积	IL-4	GM-CSF	Ionomycin	TNF-α
20	1200µl	8µl	4µl	8µl	0.8µl

配制方法：①取表 15-13 中前三种细胞因子的量加入 1/4 总体积（即 280µl）的无血清培养基中；②取 4µl 100µg/ml 的 TNF-α 加到 4996µl 培养基中。获得 80ng/ml 的 TNF-α 配液；③再取 1/4 总体积的 TNF-α 配液加到前面配制的三种细胞因子的混合培养基中。

人 THP-1 细胞的计数：将培养好的人 THP-1 细胞转移至 50ml 离心管内，进行 1000r/min 5min 离心处理，离心后在超净净工作台弃去管内上层培养基，加入 3ml 1640 无血清培养基，用移液枪充分吹打分散细胞。用台盼蓝与细胞悬液 1∶1 混合后，在 Countstar®细胞计数仪上进行细胞数量和活率的检测。

人 THP-1 细胞的铺板与诱导：细胞计数达到实验所需数量和活率后，将 THP-1 细胞用无血清 1640 培养基稀释到 4×10^5cells/ml，每孔 30µl；另外，每孔添加 30µl 诱导因子。加样时，枪头尽量靠近孔的底部侧壁，避免气泡产生。铺板后放入细胞培养箱中诱导 1～3 天。

5. **灭活结核杆菌刺激树突细胞** 树突细胞诱导后第二天，在超净工作台内用 DMEM 完全培养基配制结核菌菌悬液，浓度为 2×10^6CFU/ml。从培养箱中取出 E-plate insert 16 孔板，吸出孔内原有的培养基，在不同时间加入灭活的结核杆菌悬液，每孔 60µl，分为感染组（感染时间为 2h、6h、12h、24h、48h、72h）及 INF-γ 组和正常组；感染后，用 PBS 冲洗掉孔内多余的结核菌，并加入 60µl DMEM 完全培养基。

6. **人树突细胞和 A431 细胞株的共培养** 实验时细胞准备：用胰酶消化分养瓶中的人 A431 细胞，转移至 50ml 离心管内，在 1000r/min 6min 条件离心，重悬后，计数细胞的数量和活率，用 DMEM 完全培养基将人 A431 细胞配制成浓度为 3×10^5cells/ml 的细胞悬液。

E-Plate 16 准备和细胞接种：在 E-plate 16 孔板中，每孔加入 50µl DMEM 完全培养基，放入 DP 系统中进行基线检测。检测完后，取出 E-plate 16 孔板，每孔加入 100µl A431 细胞悬液，室温静置 30min。

E-plate insert 16 放入 E-Plate 16 板中：将不同时间感染组及 IFN-γ 组和正常组培养小室放入 E-plate 16 孔板内，盖好，放入预先设置好的 DP 系统中进行 IFN-γ 的监测，检测时间为120h。

(三)实验结果

1. 人A431细胞的增殖曲线测定 在120h内,经xCELLigence RTCA DP细胞功能分析仪检测不同浓度的人A431细胞生长曲线显示,孔内浓度越高的人A431细胞,其增长曲线的斜率越大,细胞指数(Cell index,CI)越高,细胞的增殖速度越快;浓度越低的细胞悬液,其增殖速度越低(图15-13),横坐标为检测时间,纵坐标为细胞增殖指数。

因此,为研究在不同浓度的IFN-γ对某一浓度A431细胞的抑制效果,我们选取了$5×10^4$cells/ml作为一个比较敏感和适中的细胞浓度。

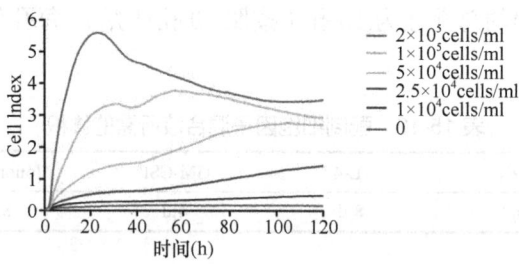

图15-13 不同浓度的A431细胞增殖曲线

2. IFN-γ对人A431细胞的增殖曲线测定 在120h内,由xCELLigence RTCA DP细胞功能分析仪检测不同浓度IFN-γ干预下的人A431细胞生长曲线显示,同一细胞浓度($5×10^4$cells/ml)在不同浓度的IFN-γ的作用下,IFN-γ的浓度越高,对人A431细胞的生长抑制作用越强,CI值越低,A431细胞殖速度越慢(图15-14)。

根据实验结果和文献参考[3,6],我们选择了10ng/ml和1pg/ml两个IFN-γ浓度作为共培养实验中的阳性对照组。

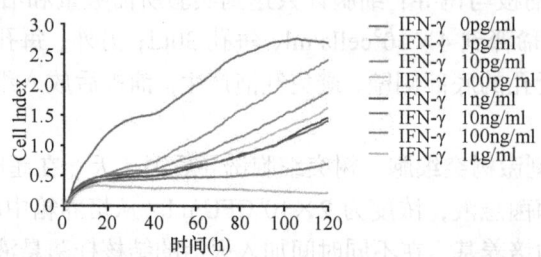

图15-14 不同浓度的IFN-γ对人A431细胞增殖抑制作用

3. 人树突细胞和A431细胞株共培养对IFN-γ的测定 在120h内,由xCELLigence RTCA DP细胞功能分析仪检测共培养实验结果显示:感染组中,结核菌感染树突细胞的时间越长,其CI指数越高,且都在正常组的CI值之上,而在IFN-γ的抑制作用下,A431细胞的生长曲线在正常组的CI值之下(图15-15)。

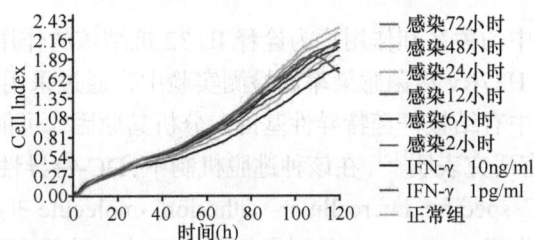

图 15-15 人树突细胞与 A431 细胞株共培养

第四节 总 结

（一）讨论

在前人研究的基础上，我们已经获知 IL-32 在结核病患者的血液中比正常人偏高[7]。在天然 IL-32 基因表达缺陷的小鼠模型中，经感染结核杆菌标准菌株 H37Rv 后，注射不同剂量的 IL-32 进行干预，通过 PCR 检测结果证实，小鼠体内的结核分枝杆菌感染数量明显受到 IL-32 蛋白浓度增高的抑制[7]。从人的群体层面和动物实验中初步得出 IL-32 在结核病中对宿主有一定的保护性作用，并有研究证明 IL-32 能够在体内免疫过程中促进 TNF-α 的产生[8]。

树突细胞作为一种重要的抗原提呈细胞，在机体的固有免疫应答和适应性免疫应答中都起着重要的作用，能够产生细胞因子 TNF-α、IL-1、IL-6、IL-15、IL-12、IL-4 和 IL-18 等。有报道发现 TNF-α、IFN-γ、IL-2、IL-13、IL-1α、GM-CSF 等[9]细胞因子和肺结核病的发生及发展有很大的关系，特别是细胞因子 TNF-α、IFN-γ[10]。而与活动性肺结核病相关的细胞因子 IL-32 单独在体外由人 THP-1 细胞株诱导成的树突细胞中的研究还比较少。

在活动性肺结核病的发病和炎性反应过程中，TNF-α 是一种重要的炎性因子和免疫调节因子[11]，已经有相关的研究报道在结核病活动期的患者中，其血清中的 TNF-α 表达量明显高于健康人[12, 13]。同样，IFN-γ 作为一种抗肿瘤和免疫调节作用的细胞因子，也和活动性肺结核病发生、发展、转归及治疗有着密切的关系[14]。有研究表明，除了 CD4$^+$Th1、CD8$^+$Th2 细胞能产生 IFN-γ 外，NKT 细胞、树突细胞和巨噬细胞也具有产生 IFN-γ 的能力[2]，也有报道在结核病患者外周血中的 IFN-γ 水平低，在经抗结核治疗的过程后升高，说明 IFN-γ 在结核病的发展过程中有重要的作用[14]。

本研究于对体外对由 THP-1 诱导成的树突细胞进行结核分枝杆菌标准菌株 H37Rv 的感染实验，并用 IL-32 单克隆抗体进行感染后的干预，在不同浓度 IL-32McAb 和不同时间点两个因素下，检测 TNF-α 在树突细胞培养物上清中的含量，并用 PCR 检测树突细胞中的结核杆菌感染率和活力。以上结果显示，TNF-α 在培养物上清中的含量随浓度逐渐增加的 IL-32McAb 的干预而减少，提示在结核杆菌感染树突细胞株的过程中，IL-32 通过刺激树突细胞的下游细胞因子 TNF-α 的产生而发挥作用。

另外，我们在探究同等重要的结核病相关细胞因子 IFN-γ 时，发现在用灭活结核分枝杆菌 H37Rv 处理树突细胞 6h 后，于 24h、48h、72h 内没有检测到 IFN-γ 的产生。通过共培养人树突细胞株和 A431 细胞株实验进行 IFN-γ 的产生情况检测，显示在 72h 感染组中，IFN-γ 检测时间到第 5 天时，A431 细胞有增殖受到抑制的情况，因此，我们可以在今后的试验中延长结核菌感染树突细胞的时间和检测 IFN-γ 时间。有望更好地阐明 IL-32 与 IFN-γ

在树突细胞抗结核杆菌中的关系和作用。为诠释IL-32抗结核的作用机制提供依据。

在结核菌标准菌株H37Rv活菌感染率的检测实验中，通过采用实时定量PCR技术，并没有检测到树突细胞中有结核杆菌特异性基因，分析其原因，可能跟结核杆菌逃脱树突细胞的免疫机制有关，有研究表明[15]，在该种逃脱机制中，DC-特异性细胞间黏附分子3结合的非整合素分子（DC specific intercellular- adhesion -molecule-3-grabbing nonintegrin, DC-SIGN）起着一定的作用，DC-SIGN是树突细胞表面的一种Ⅱ型跨膜蛋白，属于e型凝集素超级家族，在结核分枝杆菌感染机体的过程中，DC-SIGN是DC识别MTB的主要受体[16]，而结核分枝杆菌可以通过作用于树突细胞上的该蛋白来抑制树突细胞的功能；结核分枝杆菌表面的带甘露糖帽的脂阿拉伯甘露聚糖（mannose-capped lipoarabinomannan, ManLAM）能够和DC-SCGN结合后，通过TLR信号途径干扰树突细胞的成熟信号，从而抑制树突细胞的成熟，引起树突细胞形成抗原特异性耐受[17]。综上所述，该机制也可能是本实验中未检测到结核杆菌感染树突细胞株的原因。

（二）结论

1. 在第一节，实验将人THP-1细胞株在体外诱导成树突细胞，经灭活及活的结核杆菌感标准菌株H37Rv致树突细胞产生IL-32，实验中人为加入IL-32McAb结合细胞因子IL-32，TNF-α的含量随IL-32McAb浓度的升高和时间的延长而减少，提示在经感染结核菌标准菌株H37Rv感染的树突细胞中，IL-32在机体的结核病免疫过程中，能刺激下游细胞因子TNF-α的产生而发挥IL-32在细胞免疫结核病中的作用。

2. 在第二节，标准菌株H37Rv感染树突细胞的6h，后于24h、48h和72h均未检测到树突细胞内的结核分枝杆菌感染数。提示树突细胞不是结核分枝杆菌最适合的宿主细胞，据文献报道，结核杆菌H37Rv的感染能抑制树突细胞的成熟，导致树突细胞的抗原呈递功能受到影响。

3. 在第三节，通过树突细胞株和A431细胞的共培养实验，探测树突细胞在感染不同时间的结核杆菌标准菌株H37Rv后产生IFN-γ的程度，结果显示：在树突细胞感染不同时长结核杆菌后的120h内，未检测到IFN-γ的产生，可能说明在本次感染和检测的时间段上，IFN-γ的产生不明显。在今后的实验中，需延长结核杆菌标准菌株H37Rv感染树突细胞和检测IFN-γ的时间。

4. 综上所述，IL-32在活动性肺结核病中起着非常重要的作用，它能够促进相关炎症因子TNF-α的分泌，以此初步阐述IL-32在机体对抗结核分枝杆菌发挥的免疫作用。

参 考 文 献

[1] Netea MG, Azam T, Lewis EC, et al. Mycobacterium tuberculosis Induces Interleukin-32 Production through a Caspase-1/IL-18/Interferon-γ-Dependent Mechanism. PLoS medicine, 2006, 3（8）: e277.

[2] 杨生海, 殷宏, 刘永生, 等. 干扰素-γ研究进展. 生物技术通报, 2010（8）: 29-34.

[3] Burova EB, Smirnova IS, Gonchar IV, et al. Inhibition of the EGF receptor and ERK1/2 signaling pathways rescues the human epidermoid carcinoma A431 cells from IFNγ-induced apoptosis. Cell Cycle, 2014, 10（13）: 2197-2205.

[4] Prasadam I, Zhou Y, Du Z, et al. Osteocyte-induced angiogenesis via VEGF-MAPK-dependent pathways in endothelial cells. Molecular and cellular biochemistry, 2014, 386（1-2）: 15-25.

[5] Sabit I, Hashimoto N, Matsumoto Y, et al. Binding of a Sialic Acid-recognizing Lectin Siglec-9 Modulates Adhesion Dynamics of Cancer Cells via Calpain-mediated Protein Degradation. Journal of Biological Chemistry, 2013, 288（49）: 35417-35427.

[6] Azizuddin K, Kalka K, Chiu SM, et al. Recombinant human tumor necrosis factor alpha does not potentiate cell killing after

photodynamic therapy with a silicon phthalocyanine in A431 human epidermoid carcinoma cells. International journal of oncology, 2001, 18（2）：411.

[7] 徐翠平. 白细胞介素 32（IL-32）在活动性肺结核病中的作用研究. 昆明：昆明医科大学. 2016.

[8] Kim S. Interleukin-32 in inflammatory autoimmune diseases. Immune network, 2014, 14（3）：123-127.

[9] Nausch N, Lundtoft C, Schulz G, et al. Multiple cytokines for the detection of Mycobacterium tuberculosis infection in children with tuberculosis. The international journal of tuberculosis and lung disease：the official journal of the International Union against Tuberculosis and Lung Disease, 2017, 21（3）：270-277.

[10] 柳爱华, 宜群, 宝福凯. IL-32 及其与结核病的相关性研究进展. 中国病原生物学杂志, 2010（3）：215-217.

[11] Jacobs M, Togbe D, Fremond C, et al. Tumor necrosis factor is critical to control tuberculosis infection. Microbes & Infection, 2007, 9（5）：623-628.

[12] Silva BD, Da SE, do Nascimento IP, et al. MPT-51/CpG DNA vaccine protects mice against Mycobacterium tuberculosis. Vaccine. 2009, 27（33）：4402-4407.

[13] Colebunders R, John L, Huyst V, et al. Tuberculosis immune reconstitution inflammatory syndrome in countries with limited resources. International Journal of Tuberculosis & Lung Disease the Official Journal of the International Union Against Tuberculosis & Lung Disease, 2006, 10（9）：946.

[14] 刘媛媛, 宝福凯, 柳爱华, 等. γ-干扰素与结核病关系研究进展. 中国热带医学, 2012, 12（10）：1275-1281.

[15] Mahuad C, Bozza V, Pezzotto SM, et al. Impaired immune responses in tuberculosis patients are related to weight loss that coexists with an immunoendocrine imbalance. Neuroimmunomodulation, 2007, 14（3-4）：193-199.

[16] Tanne A, Ma B, Boudou F, et al. A murine DC-SIGN homologue contributes to early host defense against Mycobacterium tuberculosis. The Journal of experimental medicine, 2009, 206（10）：2205-2220.

[17] 刘平, 郭述良, 罗永艾. DC-SIGN 分子与结核病的发生. 中华结核和呼吸杂志, 2007, 30（6）：458-461.

[18] Van KY, Appelmelk B, Geijtenbeek TB. A fatal attraction：Mycobacterium tuberculosis and HIV-1 target DC-SIGN to escape immune surveillance. Trends in Molecular Medicine, 2003, 9（4）：153.